醫林纂要探源

清·汪紱 輯
婺源縣衛生和計劃生育委員會 整理

上

上海大学出版社

圖書在版編目(CIP)數據

醫林纂要探源 / （清）汪紱輯； 婺源縣衛生和計劃生育委員會整理. —上海：上海大學出版社，2018.10
ISBN 978-7-5671-3324-2

I. ①醫… II. ①汪… ②婺… III. ①中醫臨床—經驗—中國 —清代 Ⅳ. ①R249.49

中國版本圖書館CIP數據核字（2018）第241234號

責任編輯 鄒西禮

ISBN 978-7-5671-3324-2

醫林纂要探源
（清）汪紱 輯
婺源縣衛生和計劃生育委員會 整理
上海大學出版社出版發行
（上海市上大路99號 郵政編碼 200444）
（http://www.press.shu.edu.cn 發行熱綫 021-66135112）
出版人：戴駿豪
*
上海世紀嘉晋數字信息技術有限公司排版
上海世紀嘉晋數字信息技術有限公司印刷 各地新華書店經銷
開本 787×1092毫米 1/16 印張 111.75 字數 2235千字
2018年11月第1版 2018年11月第1次印刷

ISBN 978-7-5671-3324-2/R·008 定價：1800.00圓（精裝全2册）

#《醫林纂要探源》整理出版工作委員會

顧問　吴　曙　吴雲飛　俞春旺　江細蘭

主編　潘加武　程金生

编委　俞燎原　黃志成　劉夏菲

影印《醫林纂要探源》序

古人有「三不朽」之説，余謂醫雖一藝，若能做到「不傷陰騭、有補於當世、有功於後世」，亦可謂「三不朽」矣。吾邑大賢汪雙池先生，「片席一生常未煖，千秋大業續殘编」，自六經下逮樂律、天文、輿地、陣法、術數，無不究暢，曾文正公稱其爲「國朝有數名儒，朱子後一人無疑」；而先生於醫藥，尤所究心。嘗有感於歷代醫書汗牛充棟、源委紛雜，學者對之茫無頭緒，時難措手，以致往往捨本求末、不得要領，因言：「醫書人人能讀之，醫學亦人人能言之，而學爲醫者不見一人。」遂鉤沉稽古，發微抉隱，博采《素》《靈》之旨及各家之説，分門別類，輯爲《醫林纂要探源》一書。

是書凡十卷，乃綜合性醫書，輯成於清乾隆二十三年（一七五八）。現存版本有道光二十九年己酉（一八四九）婺源罩遺經堂初刻本、光緒二十三年丁酉（一八九七）江蘇書局重刻本等。

該書首探醫源，是爲全書「軸心」，主要闡述了陰陽五行、臟腑部位功能以及脈象。次論藥性，堪稱全書精華部分，辨析了一百八十餘味中藥之性狀、功效及用法，對李瀕湖《本草綱目》中諸多藥物之性味進行了校正，同時增補了十幾味婺源本土常用之藥物，如茶舖藤、老虎刺等。尤值一提的是，汪氏還將大量的古代自然科學知識融入醫理之中，令後學既可知其然，更能知其所以然，讀之頓有茅塞頓開、燭照洞明之樂，得以領略「醫者，意也」之堂奥，而無死讀《本草》、硬背湯頭之枯燥之味。最後則列方劑，並按臟腑、六淫、胎產、經帶、嬰幼、瘡瘍、損傷等分門論述，所引方劑也以仲景、丹溪、東垣、節庵諸賢居多。

汪氏文風高卓、結撰縝密，且能貫通內外。他以《內》《難》《傷寒》爲正宗，對明代釋經派醫家如吳崐等人的注釋條目進行了釐正，並第一次撥開「三焦」之迷霧，將其以具體部位來劃分，這對拓展中醫「三焦」學說、豐富中醫基礎理論殊有卓績。

汪氏爲學以釋義爲主，並不另立宗旨，卻能使盲者察、愚者明。其撰《醫林纂要探源》，「要欲人由此而或可以知經知權，不至有倚於一偏之失；窺治病之源，以不拂乎《靈》《素》」，使學者不致誤入歧途。故此書一經刊行，即深受金匱名醫過玉書、清末名臣趙舒翹、婺源名儒王曜南諸賢之推崇。婺北耆宿振文單翁曾感歎曰：「醫家言能闡《內經》之藴、發後學之矇者，無如是編！」

今天，中醫藥之振興適逢其時。作爲雙池先生桑梓之地的婺源，積極響應省委省政府「中醫藥強省」之戰略號召，在婺源縣委縣政府及上饒市衛生和計劃生育委員會之關心與支持下，在婺源縣衛生和計劃生育委員會的宣導、主持與籌劃下，決定紹前賢之餘緒，將清道光己酉婺源單遺經堂版《醫林纂要探源》予以影印出版。此舉無論於搶救保護珍稀鄉邦中醫藥文獻、弘揚新安醫學及婺源中醫藥文化而言，抑或於對接上饒市創建國家中醫藥健康旅遊示範區而言，意義均極爲深遠！

戊戌季秋　王劍輝於婺源

出版説明

《醫林纂要探源》，清·汪紱輯，成書於乾隆二十三年（一七五八）。

汪紱（一六九二——一七五九），初名烜，字燦人，號雙池，又號重生，徽州婺源（今屬江西）人，乾隆初年諸生。少家貧，嘗傭於江西景德鎮，爲畫碗之役；後漂泊至閩中，爲童子師。終生未仕，以著述授徒爲業。

汪氏學識極爲廣博，《清史稿·儒林傳》稱其「自《六經》下逮樂律、天文、輿地、陣法、術數，無不究暢」；其在當時，即頗受大學者如朱筠、唐鑑輩稱許。一生著述宏富，凡經學、理學、音樂、術數等均有涉及，此《醫林纂要探源》乃其一也。

《醫林纂要探源》凡十卷，緣汪氏有感於「不患人不知書，患在多知書而究不知書；不患人不知醫，患在多知醫而究不知醫，何則？其末、其委則似，而其本、其源則已失之」而輯；「要欲人由此而或可以知經知權，不至有倚於一偏之失；窺治病之源，以不拂乎《靈》《素》」。故此書之結撰，一以切乎臨牀實用爲旨歸，分別部居，頗爲切要；指要析疑，堪稱顯豁，殊便臨牀醫師臨證檢索。故在清代，即曾多次刊刻，有多個版本行世。

本次影印，以道光己酉婺源單遺經堂刻本爲底本。汪氏故里婺源縣衛生和計劃生育委員會組織整理，婺源中醫文獻收藏家王斌先生提供底本，謹此併致謝忱！

上海大學出版社
二〇一八年十月

目錄

影印《醫林纂要探源》序
出版説明

上冊

序……三
例言……九
醫林纂要探源目次……三九
卷一　醫源
目錄……四三
五行相生……四七
五行相克……四七
五臟……四七
六腑……四八
七門……四九
腹中臟腑部位……四九
脊骨臟腑次第……五二
左脈三部……五四
右脈三部……五五
人迎氣口……五七
臟脈本象……五七
三部本象……五九
四時脈象……六二
脈象大略……六三
外感六淫……六五
內傷七情……六五
用勞五形……六六
過傷五化……六六
五色……六七
五聲……六七

五味……六八
五臭……六八
五液……六九
五臟所主五體……六九
五臟所藏五化……七〇
五臟所開七竅……七一
五臟榮餘……七二
十二經脈絡……七三
十二時血氣貫注……八八
奇經八脈……八九
五臟苦欲補瀉……九一
苦欲補瀉論……九四
六淫治法……九八
治寒熱論……一〇二
風淫……一〇四
寒淫……一〇九
暑淫……一一七
濕淫……一二一
燥淫……一二八
火淫……一三三
七情……一四〇
五勞……一四二
先天後天陰陽氣血論……一四四
天癸娠孕……一五一
五運六氣……一五八
十干化氣……一六一
十二支合化……一六三

共四十七條

卷二　藥性

目錄……一七五
穀部……一九八
稻……一九八
粳……一九八

穀芽……一九九
稉……一九九
黍……一九九
秬黍……二〇〇
稷……二〇〇
粱……二〇一
陳廩米……二〇一
秫……二〇二
麥……二〇二
來……二〇二
麪……二〇二
浮麥……二〇三
麥麩……二〇三
麪筋……二〇三
麥奴……二〇三
麰……二〇四
麥芽……二〇四
菽……二〇四
黑大豆……二〇五
黑小豆……二〇五
青豆……二〇五
黃豆……二〇五
泥豆……二〇五
大白豆……二〇五
小白豆……二〇六
豆腐……二〇六
腐皮……二〇六
菉豆……二〇六
豆粉……二〇六
赤小豆……二〇六
飯豆……二〇七
豌豆……二〇七
藿……二〇七
豆芽……二〇七

豍豆……二〇七
麻……二〇七
　蕡……二〇七
　麻仁……二〇八
　胡麻……二〇八
　麻油……二〇九
苽……二〇九
蕎……二〇九
　葉……二一〇
　苦蕎……二一〇
穇……二一〇
稗……二一〇
薏苡……二一〇
　根……二一一
　孤兒星……二一一
御麥……二一一
罌粟……二一一
　殼……二一一
醋……二一二
糗……二一二
飴……二一二
酒……二一三
　燒酒……二一三
醬……二一四
　醬油……二一四
神麴……二一四
　酒麴……二一四
紅麴……二一五
淡豉……二一五
共二十二種（內正穀十四種分之實三十三種附用十四種外制造用八種附造三種實共有五十八種）
蔬部……二一六
蔥……二一六

大蒜……二一七
韭……二一八
　韭汁……二一八
　韭子……二一八
　韭根……二一八
薤……二一九
　葍……二一九
葵……二二〇
菘……二二〇
芥……二二〇
　白芥子……二二一
　芥醬……二二一
蕓薹……二二一
　菜油……二二二
來服……二二二
　子……二二二
葑……二二三
　子……二二三
菠稜……二二三
莙薘……二二三
苦蕒……二二四
萵苣……二二四
莧……二二四
馬齒莧……二二五
藜……二二五
茼蒿（菊花菜）……二二六
鼠麯……二二六
蔞蒿……二二六
馬蘭……二二七
胡蘿蔔……二二七
蕹……二二七
石莧……二二八
芹……二二八
蓴……二二八

荇……………………二二八
蘋……………………二二九
藻……………………二二九
蕺……………………二二九
芫荽……………………二二九
冬瓜……………………二三〇
子……………………二三〇
南瓜……………………二三〇
黄瓜……………………二三一
甜瓜……………………二三一
蒂……………………二三一
絲瓜……………………二三一
瓜網……………………二三一
子……………………二三一
苦瓜……………………二三一
匏……………………二三二
苦匏……………………二三二
落蘇……………………二三二
根……………………二三二
扁莢……………………二三二
白扁豆……………………二三三
豇豆……………………二三三
刀豆……………………二三四
殼……………………二三四
根……………………二三四
虎沙……………………二三四
貍沙……………………二三四
薑……………………二三五
生薑……………………二三五
乾薑……………………二三六
炮薑……………………二三六
黑薑……………………二三六
薑炭……………………二三六
薑皮……………………二三七

百合……二三七
山藥……二三七
薯蕷……二三八
番薯……二三八
芋……二三八
芋荷……二三八
萱……二三九
紅百合……二三九
槿……二三九
葉……二三九
根……二三九
薺……二三九
苦蘵……二四〇
苦板……二四〇
鵝腸……二四〇
雞腸……二四〇
蕨……二四〇
蕨粉……二四一
筍……二四一
苦筍……二四一
竹……二四一
竹瀝……二四一
竹茹……二四二
竹葉……二四二
天竹黃……二四三
蘆筍……二四三
根……二四三
茭白……二四四
蒟蒻……二四四
海帶……二四四
昆布……二四四
石花……二四五
苔……二四五
蕈……二四六

木耳……二四六
石耳……二四七
共七十種（內附用三十一種附類三種）
果部……二四七
李……二四七
郁李仁……二四七
梅……二四八
烏梅……二四八
白梅……二四八
杏……二四九
杏仁……二四九
棗……二四九
酸棗仁……二五〇
桃……二五〇
桃梟……二五〇
桃仁……二五一
花……二五一
葉……二五一
櫻桃……二五一
楊梅……二五一
橄欖……二五二
核……二五二
仁……二五二
山棗……二五二
柿……二五二
柿乾……二五三
柿霜……二五三
柿蒂……二五三
梨……二五三
木瓜……二五三
山楂……二五四
蘋婆果……二五四
林檎……二五四
石榴……二五五

皮……二五五
枇杷……二五五
葉……二五五
荔枝……二五五
核……二五五
龍眼……二五六
橘……二五六
橘皮……二五六
橘紅……二五七
橘核……二五七
青皮……二五七
柑……二五七
金橘……二五七
金柑……二五七
橙……二五七
柚……二五七
香橼……二五八

蜜羅……二五八
佛手……二五八
核桃……二五八
榧……二五九
白果……二五九
松子……二六〇
松節……二六〇
松脂……二六〇
松葉……二六〇
茯苓……二六〇
茯苓皮……二六一
茯神……二六一
茯神木……二六一
栗……二六一
枝皮……二六二
芧栗……二六二
榛……二六二

苦櫧……二六二
甜櫧……二六二
柞子……二六二
槲子……二六二
梧桐子……二六三
南燭子……二六三
羊矢棗……二六三
枳椇……二六三
無花果……二六四
葡萄……二六四
蘡薁……二六四
羊桃……二六四
落花生……二六五
西瓜……二六五
子……二六五
蔗……二六五
白糖……二六六
沙糖……二六六
蓮子……二六六
薏……二六七
石蓮子……二六七
蓮鬚……二六七
蓬殼……二六七
藕……二六七
藕節……二六八
藕粉……二六八
荷葉……二六八
芡……二六九
菱……二六九
蔦茈……二六九
嚮日葵……二六九
共五十四種（內附用三十七種制用五種附一種）

草部上……二七〇

甘草……二七〇
黃芪……二七一
白朮……二七二
蒼朮……二七二
紫參……二七三
丹參……二七四
人參……二七四
沙參……二七六
元參……二七六
苦參……二七七
黃精……二七八
玉竹……二七八
狗脊……二七八
當歸……二七九
芎窮……二七九
芍藥……二八〇
生地黃……二八〇
乾地黃……二八一
熟地黃……二八一
何首烏……二八二
遠志……二八三
石菖蒲……二八三
牛膝……二八四
土牛膝……二八五
天門冬……二八五
麥門冬……二八五
紫菀……二八六
女菀……二八六
百部……二八六
桔梗……二八七
薺苨……二八八
白芨……二八八
白前……二八八
貝母……二八八

半夏……二八九
半夏麯……二九一
天南星……二九一
膽南星……二九一
獨活……二九二
羌活……二九二
防風……二九三
藁本……二九四
白芷……二九四
細辛……二九五
杜蘅……二九六
升麻……二九六
葛根……二九六
生葛汁……二九七
葛粉……二九七
葛花……二九七
葛實……二九七
天麻……二九七
赤箭……二九八
白附子……二九八
秦艽……二九八
柴胡……二九九
銀柴胡……三〇〇
前胡……三〇〇
黃芩……三〇〇
枯芩……三〇〇
子芩……三〇〇
黃連……三〇一
胡黃連……三〇二
大黃……三〇二
知母……三〇三
澤瀉……三〇四
附子……三〇四
烏頭……三〇六

烏喙……三〇六
天雄……三〇六
側子……三〇七
草烏頭……三〇七
香附……三〇七
木香……三〇八
威靈仙……三〇九
續斷……三〇九
骨碎補……三〇九
白薇……三〇九
延胡索……三一〇
大薊……三一〇
小薊……三一〇
地榆……三一一
三七……三一一
土三七……三一一
䕡茹……三一一

鬱金……三一二
薑黃……三一二
莪蒁……三一二
荊三稜……三一三
白茅根……三一三
茅針……三一三
仙茅……三一四
苧根……三一四
花……三一五
野苧根……三一五
薔薇根……三一五
花……三一五
營實……三一六
芭蕉根……三一六
甘露……三一六
蕉芽……三一六
甘遂……三一六

大戟……三一七
防己……三一七
商陸……三一八
赤商……三一八
常山……三一八
蜀漆……三一九
藜蘆……三一九
巴戟天……三一九
甘松……三二〇
山柰……三二〇
良薑……三二〇
紅荳蔻……三二〇
射干……三二〇
山豆根……三二一
山慈菰……三二一
貫眾……三二一
漏盧……三二一
白蘚皮……三二二
五茄皮……三二二
萆薢……三二二
菝葜……三二三
土茯苓……三二三
白蘞……三二三
赤蘞……三二四
烏蘞……三二四
共九十一種（內分用二十四種制用三種附用八種）
草部下……三二四
艾……三二四
蘄艾……三二五
青蒿……三二五
茵陳蒿……三二六
香薷……三二六
角蒿……三二七

紫蘇……三二七
蘇子……三二八
白蘇……三二八
荊芥……三二八
薄荷……三二九
雞蘇……三二九
藿香……三二九
夏枯草……三二九
益母草……三三〇
子……三三〇
蘭草……三三〇
澤蘭……三三一
幽蘭根……三三二
龍膽草……三三二
大青……三三二
蒲公英……三三三
紫花地丁……三三三
紫背天葵……三三三
雷丸……三三四
淡竹葉草……三三四
三葉酸……三三四
扁蓄……三三五
豨薟草……三三五
茵芋……三三六
澤漆……三三六
旱蓮草……三三六
馬鞭草……三三六
劉寄奴……三三七
淫羊藿……三三七
白頭翁……三三七
紫草……三三八
茜草……三三八
天仙藤……三三八
蒲黃……三三八

海金沙……三三九
石韋……三三九
毛……三四〇
瓦韋……三四〇
虎耳草……三四〇
穀精草……三四〇
石蔛……三四〇
麻黄……三四一
根節……三四二
木賊草……三四二
燈草……三四三
灰……三四三
通草……三四三
木通……三四四
燕薁子……三四五
釣鉤藤……三四五
金銀花……三四五
欵冬花……三四六
旋覆花……三四六
根……三四七
瞿麥……三四七
紅藍花……三四七
凌霄花……三四八
芫花……三四八
根……三四八
蕘花……三四八
甘菊花……三四八
五味子……三四九
馬兜鈴……三五〇
青木香……三五一
瓜蔞仁……三五一
瓜蔞……三五一
天花粉……三五一
王瓜……三五二

根……三五二
連翹……三五二
蒼耳子……三五二
根葉……三五三
菴蕳子……三五三
黑牽牛……三五三
白牽牛……三五四
葶藶子……三五四
車前子……三五五
葉……三五五
地膚子……三五五
葉……三五六
菟絲子……三五六
莖苗……三五六
金櫻子……三五六
覆盆子……三五七
葉……三五七

蓬虆……三五七
白蒺藜……三五七
沙苑蒺藜……三五八
茴香……三五八
小茴……三五八
八角茴……三五九
使君子……三五九
益智子……三五九
砂仁……三五九
白豆蔻……三六〇
肉豆蔻……三六〇
草豆蔻……三六一
草果……三六一
蓽茇……三六一
胡椒……三六一
蓽澄茄……三六二
蛇牀子……三六二

鶴蝨……三六二
牛蒡子……三六二
根……三六三
續隨子……三六三
馬藺子……三六三
根葉……三六三
蓖麻子……三六四
冬葵子……三六四
花……三六五
黄葵花……三六五
青葙子……三六五
馬蹄決明……三六五
汪芒決明……三六六
蓼實……三六六
預知子……三六六
木鼈子……三六六
馬勃……三六七
肉蓯蓉……三六七
草蓯蓉……三六七
鎖陽……三六七
浮萍……三六七
卷柏……三六八
青黛……三六八
共一百種（内分用二十三種附用十種）

補遺

急性子……三六九
番椒……三七〇
地芫荽……三七〇
翳草……三七〇
鹿銜草……三七一
虎杖……三七一
黄藤……三七一
牛李子……三七二
補骨脂……三七二

共九種（內分用二種）

卷三　藥性

目錄……三七五

木部……三九七

肉桂……三九七
桂心……三九八
桂枝……三九八
牡丹皮……三九九
厚朴……四〇〇
桑白皮……四〇一
桑枝……四〇一
桑葉……四〇一
桑葚……四〇二
桑寄生……四〇二
黃檗……四〇二
地骨皮……四〇三
枸杞子……四〇四
葉……四〇四
杜仲……四〇四
烏藥……四〇五
葉……四〇五
椿白皮……四〇五
苗葉……四〇六
樗白皮……四〇六
榆白皮……四〇六
葉……四〇六
莢……四〇七
木槿皮……四〇七
秦皮……四〇七
杉……四〇七
烏桕……四〇八
子……四〇八
海桐皮……四〇八

芙蓉……四〇八
椶櫚……四〇九
椶子……四〇九
蘇方木……四〇九
沉香……四〇九
檀香……四一〇
紫檀……四一〇
降真香……四一〇
茶……四一一
薑茶散……四一一
孩兒茶……四一二
石南葉……四一二
苦丁茶……四一二
赤檉柳……四一二
水楊柳……四一三
辛夷……四一三
密蒙花……四一三
山茶花……四一四
山茱萸……四一四
女貞子……四一五
柏子仁……四一五
葉……四一六
梔子……四一七
枳實……四一七
枳殼……四一八
檳榔……四一八
大腹子……四一九
大腹皮……四一九
楮實……四二〇
皮……四二〇
槐角……四二〇
槐花……四二一
根皮……四二一
苦楝子……四二一

核……四二二
皮……四二二
蔓荊子……四二二
牡荊子……四二二
莖葉……四二二
荊瀝……四二三
皂角……四二三
子……四二四
刺……四二四
白蕤仁……四二四
訶子……四二五
椒……四二五
椒目……四二六
葉……四二六
吳茱萸……四二六
丁香……四二七
蕪荑……四二七

巴豆……四二七
沒石子……四二八
大風子……四二八
衛茅……四二九
漆……四二九
乳香……四二九
楓香……四三〇
豬苓……四三〇
沒藥……四三一
冰片……四三一
樟腦……四三二
血竭……四三二
蘇合油……四三二
阿魏……四三三
安息香……四三三
蘆薈……四三三
胡桐淚……四三四

共六十四種（內分用三十種附用五種）
火部……四三四
明火……四三四
木燧火……四三五
石火……四三六
稻薪火……四三七
桑柴火……四三七
荊柴火……四三八
蕭火……四三八
艾火……四三八
炭火……四三八
石煤火……四三九
糞火……四四〇
共一十一種
土部……四四〇
黃土……四四〇
伏龍肝……四四一
百草霜……四四一
墨……四四一
烏龍尾……四四二
石灰……四四二
鹻……四四二
堊……四四三
共八種
金石部……四四三
金……四四三
銀……四四四
銅……四四四
銅綠……四四四
古銅錢……四四四
自然銅……四四五
錫……四四五
鉛……四四五
鉛粉……四四六

鉛丹……四四六
鐵……四四六
鐵落……四四六
鐵精……四四七
鐵銹……四四七
鐵華……四四七
鐵砂……四四七
密陀僧……四四七
丹砂……四四八
水銀……四四九
銀硃……四四九
輕粉……四四九
玉……四五〇
水晶……四五〇
琥珀……四五〇
空青……四五一
雲母……四五一
石膏……四五二
凝水石……四五三
滑石……四五三
朴硝……四五四
芒硝……四五六
風化硝……四五六
元明粉……四五六
元精石……四五六
浮水石……四五七
蓬砂……四五七
硇砂……四五七
赤石脂……四五八
禹餘糧……四五八
磁石……四五八
青礞石……四五九
代赭石……四六〇
花蕊石……四六〇

爐甘石……四六〇
陽起石……四六〇
石鍾乳……四六一
白石英……四六一
紫石英……四六二
硫黃……四六二
雄黃……四六三
雌黃……四六四
白礬……四六四
膽礬……四六六
皂礬……四六六
礬紅……四六六
無名異……四六七
礜石……四六七
石蟹……四六七
石燕……四六七
砒霜……四六八

水部 ……四六八

共四十一種（內分用八種制用七種附用四種）

明水……四六八
露……四六九
霜……四六九
雨……四六九
雪……四六九
雹……四六九
泉水……四七〇
井水……四七〇
井華水……四七〇
無根水……四七一
新汲水……四七一
長流水……四七一
急流水……四七二
逆流水……四七二

池澤水……四七二
勞水……四七二
百沸湯……四七二
陰陽水……四七三
酸虀水……四七三
冰……四七三
米泔水……四七五
鹽……四七五
青鹽……四七七
共一十七種（內分用六種）

鱗部

……四七八
鯉……四七八
骨……四七八
金魚……四七八
鯇……四七九
鰱……四七九
鯆……四七九
青魚……四七九
膽……四七九
鯽……四八〇
鯿……四八〇
文魮……四八〇
竹魚……四八一
黃鯝……四八一
石斑……四八一
鯶……四八一
鱠……四八一
鱖……四八一
鯊……四八二
杜父……四八二
石首……四八二
魚鰾……四八二
首中石……四八三
勒魚……四八三

鯔……四八三
鰣……四八三
　鱗……四八三
鱸……四八三
嘉魚……四八三
白鰷……四八四
烏背……四八四
鯧……四八四
鱣……四八四
鮪……四八四
鮫鯊……四八四
　翅……四八五
　白……四八五
鱧……四八五
　膽……四八六
鮎……四八六
鰋……四八六

黃魞……四八六
鰌……四八六
鱓……四八六
　血……四八七
　骨……四八七
鰻鱺……四八七
骨……四八八
馬鮫……四八八
鯸鮐……四八八
帶魚……四八九
比目魚……四八九
銀魚……四八九
燕窩……四八九
針工魚……四九〇
拖槍魚……四九〇
桃花魚……四九〇
望燈魚……四九〇

麥魚……四九〇
黃雀魚……四九一
龍骨……四九一
龍齒……四九二
鼉……四九二
鮫鯉……四九二
肉……四九二
甲……四九二
共五十一種（內分用十三種）

羽部

羽部……四九三
雞……四九三
冠血……四九四
血……四九四
肝……四九四
膍胵……四九五
屎……四九五
卵……四九五
卵殼……四九六
雉……四九六
鵔鸃……四九六
鷳……四九六
鷊……四九七
鷓鴣……四九七
竹雞……四九七
鶉……四九七
鴽……四九八
鴨……四九八
血……四九八
卵……四九九
醃卵……四九九
變蛋……四九九
梟……四九九
鷗……四九九
鴛鴦……五〇〇

鸂鶒……五〇〇
鵝……五〇〇
脂……五〇一
卵……五〇一
鴻……五〇一
鴈……五〇一
鴿……五〇一
卵……五〇二
屎……五〇二
鵓鳩……五〇二
斑鳩……五〇二
鵲……五〇二
鶯……五〇三
啄木鳥……五〇三
雀……五〇三
屎……五〇四
卵……五〇四

白頭翁……五〇四
鶴骨……五〇四
鷹骨……五〇四
梟……五〇五
鵂鶹……五〇五
鵬……五〇五
五靈脂……五〇六
夜明砂……五〇七
蟬蛻……五〇七
蜣螂……五〇八
蜉蝣……五〇八
螳螂……五〇九
桑螵蛸……五〇九
五倍子……五一〇
鹽麸子……五一一
白蠟……五一一
蜂蜜……五一一

黄蠟……五一二
露蜂房……五一三
蠶蛾……五一三
蠶蛹……五一四
殭蠶……五一四
蠶退紙……五一四
蠶繭……五一五
繰絲湯……五一五
蠶綿……五一五
晚蠶沙……五一五
蝱……五一五
油蚻蟲……五一六
竈馬……五一六
斑蝥……五一六
共四十五種（内分用二十六種附用一種）

毛部

毛部……五一七
牛……五一七
血……五一八
肝……五一八
膽……五一八
心……五一九
胃……五一九
喉……五一九
乳……五一九
角笋……五二〇
牛黄……五二〇
黄明膠……五二一
牛屎……五二一
犛牛……五二一
犀牛……五二三
角……五二三
兕……五二三
角……五二三
羊……五二三

血……五二四
肝……五二四
膽……五二四
脛骨……五二四
角中蟲……五二五
乳……五二五
屎……五二五
山羊……五二五
血……五二五
角……五二五
羚羊……五二六
角……五二六
豬……五二七
血……五二八
膽……五二八
肚……五二九
肺……五二九

脂……五二九
蹄……五三〇
蹄甲……五三〇
野豬……五三〇
豪豬……五三〇
肚……五三一
地豬……五三一
犬……五三一
血……五三二
心……五三三
肝……五三三
脬……五三三
骨……五三三
豻……五三四
狐……五三四
豺……五三四
狼……五三五

貓……五三五
貍……五三五
　臍……五三六
虎……五三六
　肚……五三六
　骨……五三六
　膠……五三七
　虎威骨……五三七
　鬚……五三七
　睛……五三七
豹……五三八
　骨……五三八
貛……五三八
貉……五三八
獺……五三八
　肝……五三八
　骨……五三九

飛狐……五四〇
馬……五四〇
　溺……五四〇
驢……五四〇
　溺……五四一
　阿膠……五四一
騾……五四二
駱駝……五四二
象……五四二
　皮……五四三
　牙……五四三
　膽……五四三
鹿……五四三
　血……五四四
　鹿茸……五四四
　角……五四五
　膠……五四五

角霜……五四五
鹿鞭……五四五
麋……五四六
血……五四六
麋茸……五四六
麢……五四七
麂……五四七
麝……五四七
麝香……五四七
猴……五四八
猿……五四八
猱……五四八
熊……五四八
掌……五四八
膽……五四九
脂……五四九
羆……五四九
膽 脂……五四九
魋……五五〇
猩猩……五五〇
鼠……五五〇
腎……五五〇
膽……五五〇
矢……五五一
田鼠……五五一
松鼠……五五一
鼦……五五一
石鼠……五五二
兔……五五二
血……五五二
肝……五五三
明月沙……五五三
彙(同猬)……五五三
皮……五五三

脂……五五三
膽……五五三
共四十八種（內分用七十四種）
介部……五五四
龜……五五四
殼……五五五
膠……五五五
陰龜……五五五
瑇瑁……五五六
鼈……五五六
殼……五五六
卵……五五七
黿……五五七
蟹……五五八
蚌……五五九
殼……五五九
蜆……五五九
殼灰……五五九
蛤蜊……五五九
文蛤粉……五五九
淡菜……五六〇
抱魚……五六〇
西施舌……五六〇
江瑤柱……五六〇
蚶……五六〇
殼……五六一
蟶……五六一
鏡面魚……五六一
石決明……五六一
珠……五六一
牡蠣……五六三
殼……五六三
黃螺……五六四
青螺……五六四

土螺……五六四
蝸牛……五六五
車渠……五六五
貝……五六五
鰕……五六五
海馬……五六六
鱟……五六六
鰞鰂……五六六
　海螵蛸……五六六
鱝……五六七
鮀……五六七
海參……五六七
海粉……五六八
蟾蜍……五六八
　蟾酥……五六九
　脂……五六九
石蟳……五六九
蝦蟆……五六九
黃蛤……五七〇
蛤蚧……五七〇
守宮……五七〇
蚺蛇……五七一
　膽……五七一
白花蛇……五七二
烏梢蛇……五七二
　蛇蛻……五七三
蜈蚣……五七三
蠍……五七四
蜘蛛……五七四
蟢子……五七五
水蛭……五七五
蚯蚓……五七五
　蚯蚓泥……五七六
五穀蟲……五七六

人部 …… 五七七
共四十八種（內分用十五種制用二種）
血餘 …… 五七七
上池津 …… 五七八
人牙 …… 五七九
爪甲 …… 五七九
乳 …… 五七九
童便 …… 五八一
還元湯 …… 五八二
秋石 …… 五八二
秋冰 …… 五八三
人中白 …… 五八四
人中黃 …… 五八四
甘草黃 …… 五八四
金汁 …… 五八四
糞下土 …… 五八五
臍帶 …… 五八五
紫河車 …… 五八五
共九種（內分用三種制用四種）

卷四 方劑

目錄 …… 五八九
腎部 …… 五九五
腎氣丸 …… 五九六
加味腎氣丸 …… 五九八
六味丸 …… 五九九
桂附八味丸 …… 六〇二
知蘗八味丸 …… 六〇五
八仙長壽丸 …… 六〇八
滋腎丸 …… 六一〇
二至丸 …… 六一四
凡八方
肝部 …… 六一五
四物湯 …… 六一六

補肝丸……六二〇
羊肉湯……六二三
逍遙散……六二六
加味逍遙散……六二九
溫膽湯……六三一
凡六方

心部……六三五
孔聖枕中丹……六三六
補心丹……六四〇
牡蠣散……六四四
柏子仁丸……六四七
韭汁牛乳飲……六五一
凡五方

脾部……六五四
補中益氣湯……六五四
歸脾湯……六六〇
四君子湯……六六三
六君子湯……六六四
理中丸……六六六
健脾丸……六六八
當歸補血湯……六七〇
凡七方

肺部……六七三
生脈散……六七三
補肺湯……六七七
百合固金湯……六八〇
補肺阿膠散……六八三
加味百花膏……六八五
肺血丸……六八六
訶子散……六八八
養臟湯……六九〇
凡八方

三焦部……六九二
三才封髓丹……六九四

麥門冬粳米湯……六九八
中滿分消湯……七〇〇
五苓散……七〇五
三補丸……七一〇
麥門冬湯……七一一
中滿分消丸……七一四
通幽湯……七一八
當歸潤腸湯……七二一
連花乳散……七二三
人參白虎湯……七二四
地黃飲……七二六
竹葉黃芪湯……七二八
白茯苓丸……七三〇
瓜蔞薤白白酒湯……七三三
黃連湯……七三四
陰陽水……七三七
秬黍湯……七三八
琥珀散……七三九
六一散……七四二

凡二十方

卷五　方劑

目錄……七四七

寒部……七五五

桂枝湯……七五六
麻黃湯……七六二
桂麻各半湯……七六五
大青龍湯……七六七
小青龍湯……七七〇
茯苓甘草湯……七七三
乾薑甘草湯……七七五
芍藥甘草湯……七七六
桂枝二越婢一湯……七七七
十棗湯……七七九

五苓散（再見）……七八一
抵當湯……七八一
瓜蒂散……七八三
梔子豉湯……七八五
大黃黃連瀉心湯……七八七
附子瀉心湯……七九〇
大陷胸湯……七九二
大陷胸丸……七九四
小陷胸湯……七九六
葛根黃連黃芩湯……七九七
桂枝加大黃湯……七九九
葛根湯……八〇一
黃芩湯……八〇五
升麻葛根湯……八〇六
黃連湯（再見）……八〇九
白虎湯……八一〇
大承氣湯……八一三
小承氣湯……八一七
調胃承氣湯……八一八
豬苓湯……八二〇
桃仁承氣湯……八二三
茵陳湯……八二四
導法……八二五
代赭旋覆湯……八二六
竹葉石膏湯……八二七
吳茱萸湯……八二九
大柴胡湯……八三一
小柴胡湯……八三四
柴胡加芒硝湯……八四〇
半夏瀉心湯……八四一
理中湯……八四三
大建中湯……八四六
小建中湯……八四九
桂枝加芍藥湯……八五一

四逆湯……八五二
乾薑附子湯……八五七
白通湯……八五八
白通加人溺豬膽汁湯……八五八
真武湯……八六一
附子湯……八六五
四逆散……八六六
桃花湯……八六八
赤石脂禹餘糧湯……八七一
麻黃附子細辛湯……八七三
當歸四逆湯……八七四
烏梅丸……八七七
白頭翁湯……八八〇
炙甘草湯……八八一
神朮散……八八四
白朮湯……八八五
九味羌活湯……八八六
再造散……八八七
大羌活湯……八八七
益元湯……八八九
四神丸……八九〇
感應丸……八九二
導氣湯……八九四
荔枝散……八九六

風部

凡六十八方（內複見二）……八九八

神朮散……八九九
蔥豉湯……九〇一
香蘇飲……九〇二
參蘇飲……九〇三
川芎茶調散……九〇四
菊花茶調散……九〇七
牽正散……九〇八
改容膏……九〇九

冰解散……九一〇
普濟消毒飲……九一一
清震湯……九一四
朮附湯……九一五
甘草附子湯……九一六
越婢湯……九一七
防己黄芪湯……九一八
獨活湯……九二〇
天麻丸……九二三
順風勻氣散……九二五
四君子加竹瀝湯……九二六
四物加竹瀝湯……九二七
胃風湯（東垣）……九二八
胃風湯（易老）……九三〇
清空膏……九三一
通用痛風丸……九三四
蠲痺湯……九三六
史國公藥酒方……九三八
三生飲……九三九
稀涎散……九四一
星香散……九四二
大續命湯……九四二
小續命湯……九四四
侯氏黑散……九四七
風引湯……九五〇
消風散……九五三
沈香天麻丸……九五四
如聖飲……九五六

凡三十六方

下冊

卷六 方劑

目錄……九五九
暑部……九六七
黃芪人參湯……九六八
生脈散（再見）……九七一
桑螵蛸散……九七二
導赤散……九七三
竹葉石膏湯（再見）……九七四
人參白虎湯（再見）……九七五
獨聖散……九七七
陰陽水（再見）……九七八
燒鹽散……九八〇
六一散（再見）……九八二
香薷飲……九八二
五苓散（三見）……九八七
胃苓湯……九八九
薷苓湯……九九〇
柴苓湯……九九一
甘露飲……九九四
桂苓甘露飲（劉河間）……九九六
桂苓甘露飲（張子和）……九九七
蒼朮白虎湯……九九九
桂枝白虎湯……九九九
柴胡石膏湯……一〇〇〇
六和湯……一〇〇一
縮脾飲……一〇〇四
清暑益氣湯……一〇〇五
神朮散……一〇〇八
玉樞丹……一〇一〇
諸葛行營散……一〇一二
地漿治法……一〇一三
刺血法……一〇一四

薑茶飲……一〇一五
芍藥湯……一〇一七
左金丸……一〇一九
香連丸……一〇二〇
黃連阿膠丸……一〇二二
蒼朮地榆湯……一〇二三
芍藥地榆湯……一〇二三
凡三十六方（內複見六）
濕部……一〇二四
加味腎氣丸（再見）……一〇二六
參苓白朮散……一〇二九
升陽益胃湯……一〇三一
五苓散……一〇三四
實脾飲……一〇三五
腎著湯……一〇三七
禹功散……一〇三八
甘草麻黃湯……一〇四〇
麻黃附子湯……一〇四一
麻黃加朮湯……一〇四一
防己茯苓湯……一〇四二
防己黃芪湯（再見）……一〇四三
越婢湯（再見）……一〇四四
豬苓湯（再見）……一〇四四
麥門冬粳米湯（再見）……一〇四六
大半夏湯……一〇四七
小半夏湯……一〇四九
小半夏加茯苓湯……一〇五〇
苓桂甘朮湯……一〇五〇
厚朴大黃湯……一〇五一
疏鑿飲……一〇五一
大橘皮湯……一〇五四
茵陳蒿湯（再見）……一〇五六
白朮除濕湯……一〇五七
當歸拈痛湯……一〇五九

防己飲……一〇六一
蒼朮勝濕湯……一〇六二
神朮散……一〇六四
五皮飲……一〇六五
中滿分消丸……一〇六五
中滿分消湯（五見）……一〇六七
枳實導滯丸……一〇六八
白朮芍藥湯……一〇六九
痛瀉丸……一〇七〇
升陽除濕防風湯……一〇七一
平胃散……一〇七四
柴平湯……一〇七五
枳朮丸……一〇七七
解酲丸……一〇七八
二陳湯……一〇七九
蒼朮散……一〇八三
桂苓甘朮湯（再見）……一〇八三
生薑半夏湯……一〇八四
生薑白糖湯……一〇八五
金沸草湯……一〇八六
星香散（再見）……一〇八七
青州白丸……一〇八八
茯苓半夏湯……一〇九〇
二陳加梔連生薑湯……一〇九〇
桑皮十味煎……一〇九一
紫菀湯……一〇九四
順氣消食化痰丸……一〇九五
蘇子降氣湯……一〇九七
導痰湯……一〇九九
茯苓丸……一一〇〇
控涎丹……一一〇一
三仙丸……一一〇四
百花膏……一一〇五
半夏天麻白朮湯……一一〇五

白金丸……一一〇八
辰砂散……一一〇九
牛黃丸……一一一一
凡六十二方（內複見九）

卷七　方劑

目錄……一一一三
燥部……一一一九
升陽益胃湯（再見）……一一二〇
蘇子降氣湯（再見）……一一二四
定喘湯……一一二五
瓜蔞丸……一一二七
麻黃人參芍藥湯……一一二八
越鞠丸……一一三〇
四磨飲……一一三四
七氣湯……一一三六
四七湯……一一三八
養心湯……一一三九
人參養榮湯……一一四二
黃芪建中湯……一一四四
黃芪湯……一一四五
炙甘草湯……一一四七
甘草乾薑湯……一一四九
丁香柿蒂湯……一一五〇
橘皮竹茹湯……一一五三
秦艽扶羸湯……一一五五
清燥湯……一一五七
五磨飲……一一六〇
三解湯……一一六〇
小柴胡湯（再見）……一一六四
清脾飲……一一六五
柴平湯……一一六七
柴苓湯（再見）……一一六八
四獸飲……一一六九

常山飲……一一七〇
何首烏湯……一一七二
鼈甲飲……一一七四

火部……一一七六

凡二十九方（內複見四）

黃連解毒湯……一一七七
涼膈散……一一七九
升陽散火湯……一一八二
火鬱湯……一一八五
葛花解酲湯（再見）……一一八五
瀉黃散……一一八六
清胃散……一一八九
甘露飲（再見）……一一九一
補脾胃瀉陰火升陽湯……一一九二
瀉白散……一一九四
人參白虎湯（三見）……一一九七
二母散……一一九八
蒼耳散……一一九九
辛夷散……一二〇一
清骨散……一二〇三
石膏散……一二〇六
大補陰丸……一二〇七
腎熱湯……一二一〇
小薊飲……一二一三
左金丸（再見）……一二一五
瀉青丸……一二一七
龍膽瀉肝湯……一二一九
蓮子清心飲……一二二一
導赤散（再見）……一二二四
伏兔丹……一二二五
金鎖固精丸……一二二七
珍珠粉丸……一二二九
定志丸……一二二九
桔梗湯……一二三一

利膈湯……一二三四
元參升麻湯……一二三七
犀角地黃湯……一二三八
槐花散……一二四〇
秦艽白朮丸……一二四二
柏葉湯……一二四六
活血潤燥生津湯……一二四九
清燥養榮湯……一二五一
秦艽鼈甲散……一二五二
黃芪鼈甲散……一二五五
人參清肌散……一二五八
白朮除濕湯……一二六〇
三黃解毒湯……一二六一
秋葵油……一二六二
凡四十三方(內複見五)

卷八 方劑

目錄……一二六三
經帶部……一二六九
四物湯(再見)……一二七一
艾附煖宮丸……一二七二
婦寶丹……一二七三
四神湯……一二七四
薑附六合湯……一二七五
羌活六合湯……一二七六
人參荊芥散……一二七六
逍遙散(再見)……一二七八
小柴胡湯(三見)……一二八〇
調經湯……一二八一
梔連四物湯……一二八二
芩連四物湯……一二八二
益胃升陽湯……一二八三
連附四物湯……一二八五
陳朴四物湯……一二八六

芩朮四物湯……………………………一二八六
芎歸六君子湯…………………………一二八七
柏子仁丸………………………………一二八八
二連四物湯……………………………一二九〇
參脂四物湯……………………………一二九一
膠艾四物湯……………………………一二九二
膠艾湯…………………………………一二九三
正氣天香散……………………………一二九六
固經丸…………………………………一二九七
蓮子清心飲（再見）…………………一三〇〇
升陽舉經湯……………………………一三〇二
蘭室升陽舉經湯………………………一三〇四
固下丸…………………………………一三〇七
白芷散…………………………………一三〇八
當歸煎丸………………………………一三〇九
抑氣散…………………………………一三一〇
牡丹皮散………………………………一三一〇
雄雞馬蘭湯……………………………一三一二
歸圓酒…………………………………一三一三
啟宮丸…………………………………一三一三

胎產部

凡三十五方（內複見四）……………一三一四
當歸散…………………………………一三一七
膠艾湯（再見）………………………一三一八
膠艾湯（《良方》）…………………一三二〇
紫酒……………………………………一三二〇
銀苧酒…………………………………一三二一
黃芪芩朮湯……………………………一三二三
芎歸湯…………………………………一三二五
鉤藤湯…………………………………一三二六
羚羊角散………………………………一三二九
紫蘇飲…………………………………一三三一
竹葉湯…………………………………一三三三
天仙藤散………………………………一三三五

益胃升陽湯（再見）……一三三七
白朮湯……一三三八
鯉魚粥……一三三九
紫菀湯……一三四〇
安榮散……一三四一
腎氣丸（再見）……一三四三
參朮飲……一三四四
達生散……一三四六
瘦胎飲……一三四八
保生無憂散……一三四九
加味芎歸湯……一三五一
芎歸加黑豆湯……一三五三
平胃加硝湯……一三五五
黑神散（古方）……一三五六
黑神散（《局方》）……一三五七
失笑散……一三五九
生化湯……一三六一
當歸補血湯（再見）……一三六三
羊肉湯……一三六四
生地黃連湯……一三六六
愈風散……一三六九
四物湯（三見）……一三七〇
參朮膏……一三七一
蓖麻子餅敷法……一三七二
清魂散……一三七三
三合散……一三七四
逍遙散（三見）……一三七七
通脈湯……一三七八
返魂丹……一三八〇

凡四十一方（內複見六）

卷九　方劑

目錄……一三八三
嬰兒部……一三九一

朱蜜法……一三九三
白龍糝法……一三九四
茶清拭法……一三九五
甘草湯……一三九五
益脾散……一三九六
蟬蠶散……一三九七
龍膽湯……一三九八
天麻丸……一四〇〇
沉香天麻丸……一四〇一
風引湯（再見）……一四〇二
省風湯……一四〇三
青州白丸（再見）……一四〇四
蘇合香丸……一四〇五
大青丸……一四〇六
白餅子……一四〇七
惺惺散……一四〇七
大連翹湯……一四〇八
利驚丸……一四〇九
理中湯（再見）……一四一〇
人參毓神湯……一四一〇
開關左右散……一四一一
防風導赤散……一四一二
蟬蛻鈎藤飲……一四一二
當歸散……一四一三
花火膏……一四一四
蟬蛻散……一四一五
六神散……一四一五
抱龍丸……一四一六
白銀湯……一四一七
紫霜丸……一四一八
柴胡人參湯……一四二〇
當歸人參湯……一四二一
調氣散……一四二二
代赭石散……一四二三

天南星散……一四二五
蠍虎散……一四二七
磨消乳丸……一四二八
保和丸……一四二九
枳實消痞丸……一四三〇
白朮散……一四三二
肥兒丸……一四三三
胡黃連丸……一四三七
茯苓散……一四三八
換肌丸……一四三九
清肺飲……一四四〇
使君子地黃丸……一四四一
蓮子黃連丸……一四四二
蝦蟆丸……一四四三
蜘蛛膏……一四四四
使君子丸……一四四五
化蟲丸……一四四七
檳榔散……一四四八
烏梅湯……一四四九
烏梅丸（再見）……一四五〇
凡五十四方（內複見四）
痘疹部……一四五一
惺惺散（再見）……一四五三
參蘇飲（再見）……一四五五
升麻湯（再見）……一四五五
宣風散……一四五六
十神解毒湯……一四五七
羌防散鬱湯……一四五九
桔梗荊芥湯……一四六一
桔梗麥冬湯……一四六一
導赤散（三見）……一四六二
犀角地黃湯（再見）……一四六二
消毒飲……一四六二
快斑湯……一四六三

臙脂膏……一四六四
保元湯……一四六五
太乙保和湯……一四六九
益元透肌散……一四七〇
保元人乳湯……一四七二
保元固氣湯……一四七三
獨聖散……一四七三
牛李膏……一四七四
豬尾膏……一四七五
狗蠅散……一四七五
十宣散……一四七六
十全大補湯……一四七八
敗草散……一四七八
松花散……一四七九
木香散……一四七九
異功散……一四八一
枳殼湯……一四八二
寬中散……一四八三
麥門冬湯……一四八四
滋燥養榮湯（再見）……一四八五
保嬰八補湯……一四八五
八珍加木香牛蒡子湯……一四八六
八珍加黃芩知母湯……一四八七
八珍加麥門冬五味子湯……一四八八
八珍加肉菓木通湯……一四八八
木香歸蟬散……一四八九
桔梗消毒湯……一四八九
柴芩湯（再見）……一四九〇
益元散（三見）……一四九〇
內滌湯……一四九一
韶粉散……一四九一
玉髓膏……一四九二
花露膏……一四九二
決明散……一四九二

紫貝散……一四九三
附：痘瘡避忌……一四九四
附：稀痘方（五）……一四九七
凡四十七方（內複見八附二條）
麻疹部……一四九九
升麻葛根湯（再見）……一五〇〇
柴胡升麻湯……一五〇一
麻黃湯（再見）……一五〇一
參蘇飲（再見）……一五〇二
消毒飲（再見）……一五〇二
化斑湯……一五〇三
六一散（四見）……一五〇三
四物滋陰湯……一五〇四
黃連杏仁湯……一五〇五
黃芩知母湯……一五〇六
普濟消毒飲（再見）……一五〇七
四物湯（四見）……一五〇八
芎苓湯……一五〇八
香連丸（再見）……一五〇九
養陰消毒湯……一五一〇
蜘蛛膏（再見）……一五一一
桔梗消毒湯（再見）……一五一一
栗枝洗法……一五一一
四物加麴湯……一五一二
凡十九方（內複見十）

卷十　方劑

目錄……一五一五
癰瘍部……一五二五
金銀花酒……一五二八
蠟礬丸……一五二九
連翹湯（再見）……一五三〇
羌活散……一五三一
人參敗毒散……一五三三

托裏散……一五三四
十宣散（再見）……一五三六
當歸消毒飲……一五三八
飛龍奪命丹……一五三九
托裏溫中散……一五四〇
回毒金銀花湯……一五四二
托裏黄芪湯……一五四三
止痛當歸湯……一五四五
八珍湯……一五四六
十全大補湯（再見）……一五四六
生肌散……一五四七
生肌散……一五四八
黄連生肌散……一五四八
桃花生肌散……一五四九
消瘰化堅湯……一五四九
散腫潰堅湯……一五五四
龍膽瀉肝湯（再見）……一五五六
救腐湯……一五五八
山豆根湯……一五六〇
雄黄解毒丸……一五六一
桔梗湯（再見）……一五六二
皂莢丸……一五六三
保肺湯……一五六四
桂枝去芍藥加皂角湯……一五六五
加味紫菀湯……一五六六
逍遙散（三見）……一五六八
清庚丸……一五六八
清丙湯……一五七〇
丁壬湯……一五七二
皂蛤丸……一五七三
知乳湯……一五七五
化巖湯……一五七五
解懸湯……一五七七
少陽湯……一五七八

督會湯……一五七八
釋擎湯……一五七九
釋絆湯……一五八〇
釋擔湯……一五八一
祛寒去濕湯……一五八二
加味腎著湯……一五八四
利樞湯……一五八五
顧步湯……一五八六
秦艽白朮丸（再見）……一五八八
黑地黃丸……一五八八
石青解毒丸……一五八九
拔疔散……一五九一
緩脣湯……一五九二
天葵飲……一五九二
防己散……一五九三
涼膈散（再見）……一五九四
黃連解毒湯（再見）……一五九五
葛根白朮散……一五九六
防苓湯……一五九七
土茯苓湯……一五九九
羊肉大黃湯……一六〇〇
瀉毒散……一六〇一
破結湯……一六〇二
櫱桂湯……一六〇三
腎氣湯……一六〇四
蘄蛇酒……一六〇六
掃毒丸……一六〇八
血風瘡方……一六〇九
膿窠瘡方……一六〇九
疥瘡方……一六一〇
癬方……一六一〇
病指方……一六一一
禿瘡方……一六一二
足瘡流黃水方……一六一二

足凍皸裂方……一六一三
鐵箍散……一六一三
天烏散……一六一四
驚毒掩……一六一四
綠松膏……一六一五
百靈膏……一六一六
百靈丹……一六一七

諸傷部

……一六一七

凡八十方（內複見九）

乾薑膠艾湯……一六一八
軍門方……一六一九
續絕湯……一六二〇
續絕膏……一六二一
續絕丹……一六二三
升降飲……一六二四
獨白散……一六二五
蔥蜜掩……一六二六
大冶湯……一六二七
鼠璞散……一六二八
出箭鏃方……一六二九
蒲灰酒……一六三〇
三黃解毒湯（三見）……一六三一
秋葵油（再見）……一六三一
伏虎散……一六三一
降龍湯……一六三三
斑螯酒……一六三四
蠍傷方……一六三六
蜈蚣傷方……一六三七
壁虎傷方……一六三七
蚯蚓毒方……一六三八
蜘蛛毒方……一六三八
悞吞水蛭方……一六三八
毛蟚蟲螯方……一六三八
中蠱毒……一六三九

中砒毒……一六三九
中鉛粉毒……一六四〇
中鹽鹵毒……一六四〇
中蕈毒……一六四〇
中蒙汗藥……一六四〇
諸骨鯁……一六四一
吞髮繞喉……一六四二
悞吞銅鐵錫……一六四二
諸蟲入耳……一六四三

凡三十四方（內複見二）

目部……一六四三

生熟地黃丸……一六四四
駐景丸……一六四八
益氣聰明湯……一六四九
定志丸（再見）……一六五〇
地芝丸……一六五二
洗肝湯……一六五三
補肝散……一六五四
補肝行血湯……一六五六
防風明目湯……一六五七
羊肝丸（《濟生》）……一六五八
羊肝丸（《類苑》）……一六五九
望月砂湯……一六六〇
二百味草花膏……一六六一
百點膏……一六六三
圓明膏……一六六五
點眼方……一六六六
浴日方……一六六七
扶桑浴日方……一六六八
濟陰清露……一六六九
棗礬膏……一六七〇
蔥尖薄荷湯……一六七一
吹水法……一六七一
飛絲芒塵入目方……一六七二

凡二十三方（內複見一）

附錄

汪先生行狀……………………一六七三
汪先生墓表（並銘）……………一七〇七
徽州府志·儒林傳………………一七一七
跋（王曜南）……………………一七二一

醫林纂要探源

道光己酉新鐫

婺源汪雙池先生輯

醫林纂要探源

畢遺經堂藏板

序

天下之理。有本。則必有末。末則支。支則離。而本不復見矣。有源則必有委。委則紛。紛則雜。而源不可知矣。聖賢之書。人人能讀之。聖賢事業。亦人人能言之。而學爲聖賢者不見一人。其學之也。非以學聖賢也。醫。一藝爾。醫書人人能讀之。醫學亦人人能言之。而學爲醫者不見一人。其學之也。非以學醫也。雖然。亦以其末日支。人但知末而不知本。其委日紛。人但知委而不知源。故不患人不知書。患在多知書而究不知書。不患人不知醫。患在多知醫而究不知醫何則其末其委則似而其本其源則已失之蛇牀亂蘼蕪鄉原賊德今人鮮能知也而況內經難經之奧旨乎然匪獨今人過也先賢立說往往不能無偏若長沙東垣尚矣餘則彼此抵牾如節菴盡易成方伯仁全翻脈訣已使後學不知所從而或則多主寒涼或則壹談溫補致後人喜寒涼者以溫補爲鴆毒言溫補者視寒涼若寇讎方書日多閱者又無能折衷一是以窺內經難經之旨歸與先賢所以用藥制方之本意稍聰明者則且引古方以就已見其每下者又但言某藥某方可醫某病而憒不察其所

以然之故。是末之所以日支。而委之所以日紛也。是亦先賢之多過歟。近世言醫。亦有詳搜藥性。註釋古方。畧知纂集靈素者。而學本膚淺。多爲前人成見所籠絡。此著講章評先輩八比作文法爾。又毎擇焉不精。語焉不詳。於天人性命之理。六經四子之微。與夫聖賢所以律身而推之治世者。則固已隔膜數層。其何能析王陸之偏。剖毫釐千里之差。而爲中正無頗體用具足之學。使天下後世之人。皆有以瞿然覺憬然悟。而知所以探源求本耶。醫書汗牛充棟。愚又豈嘗涉獵。然小道可觀。醫尤切用。但病其說之支且紛也。邇歲坐藍渡。與朱滄霖談及於此。未免慨然。因手輯成編。非能於靈素微言。及藥性醫方之外。更有加奇。而於生人之道。則必探本乎陰陽。於臟腑之器。則必膠協乎五行。於經絡之行。則必合序於四時。於六淫之氣。則必詳疏其所以致病之故。於色脈之診。則必深參之朕兆之微於某藥某藥。則必考其所以能入某臟行某經治某病之由。於某方某方。則必明其所以因某脈用某藥以治某病之旨。要欲人由此而或可以知經知權。不至有倚於一偏之失。窺治病之源。以不拂乎靈素。其前人之不足法者。則不復及之。而亦或明辨之。不然而於末求之。方書其可盡也。故此編非言醫也。言醫之不易言也。若閱是編者。仍以脈訣藥性醫方視之。則醫者固自有脈訣藥性醫方等書。讀之不盡。且不必盡讀。而更何用此編爲。覆瓿已爾。抑予之有事是書。亦猶朱子之有事於參同契焉。因寄所託也夫然。則誰其能鑒之者。

乾隆戊寅仲冬月朔婺源汪紱自序

例言

此編首載五行生克。以及臟腑所屬。及臟腑之部位上下。此卑之無甚高論。而實醫家首入之門。昔人所傳。謂神農腹若琉璃。故能嘗百草。而知其性味之浮沉上下。扁鵲得長桑君異術。能視見垣一方人。以此視病。盡見五臟癥結。此雖不經。然苟非明於此數端。其又何以能制方療病而使無遁形也哉。況人之形氣所稟。不過此二五之精。使果能明於陰陽五行生克之理。而時爲調燮之。則其氣常和。而何病之不治。故首逐條數之。至於臟腑之各重幾斤幾兩。長短幾何。則於治病全無關繫。故雖難經所詳。而此不復載云。

知五行生克之理。及五臟六腑之部位所在。而後與之言脈。脈之上下。固應乎五臟之上下。其自下而上。即五行之相生。其左右對待。即五行之相克也。肺心最居上。故候之寸。肝脾居中。故候之關。二腎最下。故候之尺。其左手則腎水生肝木。肝木生心火。其右手則命火生脾土。脾土生肺金。皆自下而上。而右寸之肺金。又復下以生左尺之腎水焉。其左右對待。則左腎水制右腎火。左關肝木克右關脾土。左寸心火克右寸肺金。其稍尚右則肺金克肝木。脾土又制腎水也。此皆出於自然。非人之所能安排布置者。

古人三部九候。以足少陽候頭角。足少陽脈上行頭角。有動脈。以手少陽候耳目。手少陽脉上行出耳上角。至目銳眥。有動脉。以足陽明候口齒。足陽明脉上行於面。入口。行於齒。有動脉。見頰車。此首三部也。以太淵候肺即今人所候寸關尺。以神門候心。動脉在手小指掌下之銳骨端。與太淵相對。人或以兩尺名神門。則混矣。以合谷候膻中。本大陽經脉動見在手背大指食指兩骨相合處陷中。內經以此候膻中之氣。以大腸雖在下。而其脉則行於膻中。與肺相表裏故也。此手三部也。以太衝候肝。動脉在足大指本節後二寸陷中。以太谿候腎。動脉在足內踝下少許。近跟陷中。以衝陽候脾。本胃經脉。動見在足跗上五寸上承脛骨處骨間陷中。內經以腿內脾脉不便於候。故以此候脾。脾胃相表裏故也。此足三部也。今人既捨此不講。而診獨在太淵。以寸關尺爲三部。此因關骨爲主。而以關前爲寸。以關前至魚際間相去一寸也。以關後爲尺。以關後至尺澤。其相去有一尺也。凡人身尺寸。皆以屈手中指節間。兩紋尖相對爲一寸。所謂同身寸也。其一尺當今尺六寸四分弱。以三部各分浮中沉爲九候。其說固亦本内經。内經云。兩寸左外以候心。内以候膻中。右外以候肺。内以候胸中。兩關左内以候鬲。外以候肝。右内以候脾。外以候胃。兩尺外以候腎。内以候腹中。而王叔和祖之著爲脈經。其說本明切簡當。自高陽生作脈訣。而其說以煩而亂。七表八裏九道分之實難盡分。滑伯仁復駁之。則部位反失。其診法。自手背腕後高骨。以中指托定。乃轉上手面腕上定位。則其候皆比古法退後半指。失寸關尺名位矣。而易大小腸候之兩尺。此不達心肺小腸大腸爲手經。而肝脾腎命爲足經。以表裏相附。而即藏可以候腑之理故也。玆編所述。兩爲折衷以求至當。因註其脉象之大畧焉。大抵脉象難盡以言傳。所貴在心會。只就此編所細註者。以診人脉而想像之。宜自有得之於心者。病脉亦無遁形矣。

昔人多以脉象作爲歌訣。此非不便於學者之誦讀記憶。然愚意正恐學人滑口讀過。則實未嘗究心。不若細玩所言。而以手像之以心惟之之爲有心得也。且脉象變見錯綜。彼此相兼互見。尤有非可以一字定者。故此以臟脉本象。三部本象。四時脉象爲分註之。而於浮沉遲數弦滑長短之類。則只略各爲形容。使人自爲意會。舊脈歌訣。多言某脈則主某病。其實某脈亦何能定主某病。古人治病。先之以望聞問。既知其病之所由。得其大概。而後以脈參之。是以病合脈。而斷其順逆吉凶。以施治法。其或症脈不合。則以兩相權而審思其故。如陰盛格陽於外。則脈見浮洪數。且至無倫。而中實虛寒。此必沉按而不復見。其浮洪數者。乃欲散之陽耳。若內實熱盛。而脈或不見。或并無脈。且手足厥冷者。此熱結於中。而經絡不行。六脈四肢。反爲之閉。又痰氣壅滯。脈亦有時不行。此當更求之合谷衝陽太谿諸部以參驗之。而其症亦必或煩或渴。有不安之象。不同於全屬陰寒也。此前人所以有陰盛格陽陽盛格陰。從脈不從症。從症不從脈之說。顧陰盛有格陽。陽本在外。而爲陰所格。則不得入也。陽盛卻不可言格陰。陰在內。今陽氣內逼而陰亡。陽不外行。則外反無陽耳。非格陰於外也。從症不從脈。症有實可據。而脈見假象也。從脈不從症。脈已確辨陰陽虛實。而症或陰極似陽。陽極似陰也。要其幾微之辨。必有不同。合兩者而參決之耳。非有可專從有不從也。奈何可專指一脈象。而遂斷其當有某病哉。近醫家如龔雲林。欲以浮沉遲數爲四柱。以該七表八裏九道。其定之以浮風沉氣數熱遲寒爲訣。此亦只得大概。且脈有弦滑長短則又不在浮沉遲數之內。即如傷寒一證。在太陽則浮在陽明則長。在少陽則弦。在太陰則遲。在少陰則細。在厥陰則濇。又有症見太陽。而脈不浮反沉細者。安可以浮定之爲風。以數定之爲熱哉。又如暑固陽邪。而暑脈則多沉細無力。風亦陽邪。而中風有六脈皆閉者。又安得以浮風沉氣數熱遲寒定病情也哉。故此皆只言脈象大概。而不肯以其脈當其病實之。誠欲人以脈合病。觀其會通。而不欲掛一漏萬。使學者執泥不通。反至病脉相違失也。故凡診脉歌訣。藥性歌訣。湯頭歌訣之類。皆一切屏之不肯作云。

既識脉象。乃以病情合之。故繼之以六淫七傷五勞五過之目。可錯綜參互。以診人病故矣。

以脉合病。而又參之以五色五聲五味五臭五液。此五者皆五行之所變見。故宜互參之而後可以眞知病情之所在。不當徒執六脉。以盡無窮之變也。然此五者要亦多與脉象相符。顧審之而愈可知病矣。其有不符。則必有其故。宜更相權度而審思之。昔人所云從脈不從症從症不從脈之故。亦以此相參而可識也。此五條之說莫詳於難經。內經亦別有色脈之說。然亦恐以過詳而反有滯。既舉其略。學者宜可以默識而旁通矣。

既參之以色聲五者。而又繼及於五臟所主。五化所藏。七竅所開。併及其榮餘。凡此皆五臟之變見。而外有可徵者。蓋望之聞之問之。而後參之以切。古人之所以診人病者。如此其審也。微觀五化而意念精矣。更及榮餘而為法周且密矣。

病有在臟腑者。有在經絡者。有自臟腑而經絡者。有自經絡而臟腑者。傷自內者臟腑。如七情勞役酒色飢飽之傷。其病皆在臟腑。不在經絡。淫自外者經絡。如傷寒則每自太陽而迭傳於經。風無定經。而要多在三陽。傷暑則多在太陽少陽手經。濕則多在太陰少陰足經。清淫則只多在皮毛。而深之乃鬱於經也。然內者病見於外。外者傷亦及內。此如病在太陽而溺赤溺閉。病在陽明而脹滿嘔噦。若乃自經絡而臟腑。則外淫之深。或久積漸。亦內本虛也。如太陽傷寒有太陽腑症。陽明傷寒有陽明腑症。清淫致瘧。久瘧而入積爲痞。清寒感於肺。積久爲哮喘。寒積衝任。積久乃上攻心痛。痰濕溢於奇經。觸發乃有痰迷癲癇。寒積肝腎。久乃爲疝爲瘕。熱積肝腎。久乃爲癃爲濁。熱積腸胃。久乃爲瘻爲痔。自臟腑而經絡。則內傷之變。而使榮氣不從也。瘖瘍之類。其病多臟腑而發於各經。如背疽腦疽發自太陽。鬢疽發自少陽。瘰癧發自少陽陽明。其他癰疽。亦必各審所在經絡以知治本也。故言臟腑而後繼以十二經絡。及於奇經八脈。經絡之詳。穴道三百有六十。穴所注也。道所行也。著在靈樞甲乙等經。及銅人圖。爲鍼灸所宜詳。此編非能徧述。要其所經行。苟不了然於心目間。則何以能審病之所在而因經施治。如傷寒頭痛項强。則知病在太陽。額痛鼻乾。則知病在陽明。耳聾目眶痛。則知病在少陽。腹痛則知病在太陰。少腹痛則知病在少陰。舌捲囊縮。則知病在厥陰。他如傷風頭痛。則風在太陽。口眼喎斜。則風在陽明少陽。而餘淫可類推矣。蓋經絡標也。臟腑本也。內經診太陽陽明少陽太陰少陰厥陰。皆謂之標。於寒水風木君火相火濕土。皆謂之本。標本有相及有不相及。有先有後。有緩有急。此言病在經絡治經絡。病在臟腑治臟腑。不相及也。由經入內。治外兼扶內。由內及經。治內兼清外。相及者也。本急先治本。標急先治標。此權衡也。外而內之。引病入內。如傷寒下之早。反成結胷承氣諸症。內而外之。益虛其外。如當表而表之。乃致汗多亡陽。此經絡臟腑之辨不明也。是故方劑有治經者。有治內者。如麻黃桂枝葛根升麻柴胡諸劑。此行於經者。若人參白术黃耆甘草附子黃連。則行於內。而各入於臟腑。不可以經言也。今人於藥味方劑。必別言某經某經。亦失之矣。混臟腑而言經也。至於各經見病。則內經亦詳言之。如手太陰經。動爲喘滿咳。膨膨肺脹。缺盆痛。兩手交瞀爲臂厥。及胸滿結。臑臂前廉痛。肩背痛之類。十二經及奇經。各有見症。第既知脈所經行。則亦以知動所見病。

在醫者心會之。故不欲更僕數。亦恐執一以言。而反有掛漏。且或相混也。如手太陰有掌熱。手少陰亦有掌熱。手太陽有汗出。手少陽亦有汗出。明於病之所在。夫亦可知治矣。故述內經苦欲補瀉及治六淫之法而申論之。蓋氣歸於形。味歸於化。經絡榮衛及臟腑有形皆形。木散火軟土緩金收水堅及魂魄精神意志皆其化也。化本形標。由化而後成形。化於形寓。此猶形而上者謂之道。形而下者謂之器。道與器不相離也。調其化以味為主。若欲補瀉。專以味言。治其淫兼以氣劑。治六淫則亦主於味。而兼言寒熱溫涼平。而今人啓齒。惟問寒熱溫涼。是不知本治也。芍藥烏梅皆補肺而瀉肝。芍藥酸寒。烏梅酸溫。其補肺而瀉肝則一也。肉桂薄荷皆益肝而瀉肺。肉桂辛熱。薄荷辛寒。其補肝而瀉肺則一也。但薄荷輕而行表。肉桂之重則補肝爲多。若桂枝之輕則亦瀉肺矣。艾葉黃連皆能瀉心堅腎。艾葉苦溫。黃連苦寒。熱鹽硝石皆可瀉腎補心。熱鹽鹹溫。硝石鹹寒。硝石之輭堅去瘀。即以補心也。且無藥不補。即麻黃紫蘇。何嘗非補肝之藥。無藥不瀉。即人參甘草。何嘗不用以緩肝而瀉心火。而今人惟知參耆之補。麻黃大黃之瀉。是不知調劑之義也。五臟皆有宜補。其氣化不足則宜補。五臟皆有宜瀉。其邪有餘則宜瀉。而今人謂肝無補法。腎無瀉法。是不知正不足邪有餘之分也。腎主閉藏而成冬。肝主升散而爲春。而今人乃謂乙癸同源。是不知五行四時之各有專令也。言同源則五臟何莫非同

源。五行一陰陽也。陰陽一太極也。以言其分。則五行之生。各一其性矣。故標此二節而主宗之。所以示用藥之權衡。爲方劑之宗主也

知所以用藥味矣。而六淫之雜感。爲變無窮。非可執一端治也。故條舉六淫之所變症而悉數之。其猶或有遺。則亦當以類推而可識也。

外淫之變多。內傷之變少。然不可不講其治法也。大抵外淫或有无妄之疾。內傷則惟人保合太和爾。

前此分析爲言。未探其本。則或知五行之生各一其性。而不知五行一陰陽。陰陽一太極也。爲著先天後天陰陽

氣血論一篇。而臟腑經絡榮衛可綜於一。五殊二實探其源矣。

人物之生。必受形於父母。父母人之天地也。男女媾精。萬物化生。雖有嘉種。必藉良田。播種以時。且滋灌溉。不然何以能生。故著天癸娠孕一篇。

人之氣卽天地之氣。消息與通。迭相感應。故氣運之推移。偶失其和。詎有偏勝。則人必有感之而爲病者。六淫之症所以多也。故內經之言五運六氣詳矣。兹爲舉其略焉。雖未必盡符。要使人知所備焉。謹之於未病之先。時行或可不染也。

首一卷皆言治病之理。二卷以後。及於藥性方劑。藥性方劑。乃有九卷。幹約而枝不能不繁。然博學而詳說之。將以反說約也。閱者其反本求之。

天地間人與物皆資以相養。而養人惟穀爲良。蔬果輔之。且穀及蔬果。未嘗非藥也。而纂藥性者。或反遺之。傎矣。故此編以穀部爲首。次蔬。次果。及草。草藥爲多分上下二冊上冊皆用根下冊乃用枝幹葉花實。木。火。土。金。石。水。及鱗。凡游者皆鱗。羽。凡飛者皆羽。毛。凡走者皆毛。介。凡穴者皆介。及人身可用者。凡供人食者。雖不爲藥。亦備載之。而怪僻之藥。則所遺者或多矣。

夫草木難言。神農本經。百餘味爾。至名醫別錄而益廣。其餘歷代各有所增。至李時珍綱目而大備矣。然以言藥味。或此以爲苦。而彼以爲辛。以言藥性。或彼以爲寒。而此以爲熱。藥之性味固有定。而言或不同。蓋嘗之未眞且轉移以就已見也。如人參本甘苦微寒。而或以爲甘溫。彼蓋以爲寒則不補。且移就甘溫能除大熱之說耳。又古今方俗。或異其名。則展轉承訛。而難於是正。考本草者。固未能行遍天下。物物而親覩之。而親嘗之矣。夫以時珍之該博。且不能不一二訛。如以蓄爲薙。以鼻涕團言山查以大如桃桃李之羊桃爲姚弋長楚。況每下者。不出鄉閭。見聞未廣。而欲以所見翻前人哉。如今人有以蘆穄當黍稷。以幽蘭花葉。爲本經之蘭草者。此編於不可考者。則寧闕之。如白頭翁竟不敢決。其餘未經見者。則言形狀不可知云。

又古今本草。於凡藥皆言入某經某經。愚意藥不可皆以經言。當言補某臟瀉某臟爾。且同一祛痰而痰實不一。同一止泄。而泄或不同。是治症亦不可以臚言。恐用之有或誤也。雷斆炮炙。故作煩難。多可不必。故此編皆置不錄。要於其所以能入某臟某腑。所以專行某經之故則每爲詳道之。使人知所以用也。

明於藥性而後及方劑。因病制方。寧必前古。而必輯古人方者。示人以用藥之權衡。制方之規矩。規矩則無不範而應變則無窮也。首及腎部。繼以心肝脾肺三焦。此皆補劑。以治內以調元化。繼及寒風暑濕燥火。皆以治淫救弊補偏。繼及經胎產生。人之本也。繼及嬰兒痘疹。養之於萌芽也。繼及癰瘍諸傷。以盡變也。目之用要矣。而於諸症未有分屬。故特備一部終焉。

三焦一部。水火之交。陰陽升降之道路。而言醫者往往略之。此輯諸方加詳。謂其行命門之化。所關實重。不容略視也抑言醫者於三焦先未明的矣仲景方書之祖其論傷寒實可以該六淫而示人以分經治病之法故寒部所輯多仲景方誠以規矩準繩於斯已備神术散而後意欲圓融而分經之法失矣蒼白二术非太陽經藥且不足以祛寒其餘益元湯而下則亦皆列之寒部冷瀉及疝皆寒疾也然概以仲景分經法移治他淫如易老之加減小續命湯則又不盡然蓋寒爲專淫陰性專也而有傳經風多兼挾而陽經併受鮮及於陰且不復傳無庸作印版文字也惟冬月爲正傷寒若春夏而有感冒則皆傷風瘟疫亦

風淫挾火。故凡類傷寒、及風溫之治。皆列風部。不惟中風風痺乃謂之風。而痺症又不專屬風矣。痢症列暑部。痢兼清濕之淫。而暑爲主也。水氣著痺食積痰飲諸瀉。則皆列濕部。食擁濕生。痰即濕之所溢也。燥本清凉之氣。故內經又多言清。如風勝清復。清勝暑復之類。本近於寒。而今人言燥。則屬之火熱之症。是已失之。丹溪以六鬱爲燥。良得其情。蓋諸氣憤鬱。皆屬之肺。燥淫乘肺。氣血乃不得舒。此不獨在深秋。而實深秋氣也。瘧症亦列燥部。瘧兼暑濕而清燥之過之者深也。火部當次暑淫之後而此次燥部之後。以火淫無專屬。五臟氣有所逆則皆爲火。且亦猶三焦孤腑。而列部於五臟之後云爾。火部之後繼以經及胎產。三者皆婦人事。而分二部。以調經如墾田。胎產如稼穡也。繼以嬰兒痘疹。痘疹亦嬰兒事。而分二部。痘疹又嬰兒之變。且有專科也。癰瘍亦當屬火部。而外科症煩。治術多亂。故特分部詳之。凡此諸部之中。分晰條理。各有先後次第。細玩乃見。俱非信手拈錄。

輯醫方以治病。愚所以輯方。非徒爲治病。而欲治治病者之病。何則。今但云某方治某病。而不察某方之所以治其病。其藥入其經。而不察其藥之所以入其經。其輕重主佐。各有深心。而或肆爲增損。方守一隅。病情多變。爲之詭遇。則故步已忘。病或偶瘥。而隱傷已隨之。此非治病者之大病歟。注釋醫方者。若成無已。吳鶴臯。亦匪一人。而特見亦或有之。然循方附會者爲多。而又往往多生枝節。如分有汗爲傷風。無汗爲傷寒之類。臆見揣度。反失事情。如傳經爲熱邪。直中爲寒邪。又疑傷寒傳足不傳手之說爲不然之類。而方有治經病者。有治臟腑病者。今概謂其方爲其經之藥。則亦已失之。此於經字臟腑字。混而不分之過。大抵古人名方之可爲楷模者。其用心爲最苦。蓋用藥如用兵。制方如廟算。必非信手拈撮。撫劍疾視以敵一人。多算勝少算不勝。而況於無算乎。宜只就本方對所治本症而細按之。思其何以用某藥。何以不用某藥。何以重用某藥。何以輕用某藥。何以補表兼施。何以辛酸併用。何以寒熱並行。明其所以然而思過半。則戰勝於廟堂之道也。仲景方書之祖。次則莫如東垣。此編所輯。二家爲多。愚於藥性中。既詳言性味所趨。而於每方下。又每復詳述之。誠使人知其所以用之之故。而悟對症之宜。方後復總論之。以明其選將用師爲制勝當然之術。欲人能即此而推之。以得泛應之宜。夫豈徒抄謄壘卷歟。

仲景方藥簡而劑重。東垣方藥多而劑輕。故今人多疑仲景方之過峻而不敢用。抑知漢時斤兩升斗。與隋唐而後之斤兩升斗本不同。每輕如三之一。三兩當今一兩三升當今一升文當時藥草蓋賤。每大劑剉合服。使病痊而止。不盡者乃遂棄之。不必盡劑。其於麻黃湯下已言之。蓋諸方概然也。今爲之說者。乃謂古人體厚。可當重劑。今人體弱。則不可用。是欲併仲景方而廢之也。夫古今人體則或有厚薄之殊。亦何爲獨至隋唐間爲厚薄分界。且自漢至唐。不過六百年。而厚薄頓殊如此。則自唐至今。且千餘年。其厚薄相去又當若何。而思邈東垣之方。又宜皆不可用矣。豈其然哉。大抵後人識力不如古人。其認症先已不的。用藥因亦不敢直前。多方詭隨。習爲鄉原之行。以人試藥。以藥試病。蓋往往而然。而遂自以爲得計焉爾。循至今人。見用藥稍峻者。遂謂之霸藥。其平庸不足恃。不痛不癢者。乃謂之王道。是既不識醫。又安識王霸。夫湯武救暴安民。不期而會孟津者八百國。詩稱湯曰如火烈烈則莫我敢遏武之誓師曰尚桓桓如虎如貔如熊如羆是以芑有三蘖莫遂莫達肆伐大商會朝淸明此何等動地驚天事業齊桓晉文假仁託義費幾籠絡始獲一盟召陵費幾陰謀始獲一勝城濮且不旋踵而楚之強梁如故由是觀之其孰王孰霸耶然則東垣之方又何以稱善乎曰東垣力量亦實不如仲景而其智獨搯心脾胃是謂操之有本且其用藥雖多而實各有條理譬之爲將仲景直擣其中堅東垣務翦其羽翼而其先爲不可勝則無不同所以同稱善將自非可

與鄉原並譏也。自二家而外。他方之可以爲法者。固未嘗不收。且有傳其方而未知所出者。又已所制方有成效者亦間見一二。要以示人知取法。務於審症的而用藥當。毋徒爲以藥試人也。

此編所輯藥性凡六百八十餘。而所常用之藥。則不過百餘味。蓋取材欲多。韓子所謂俱收並蓄。待用無遺。雖不必皆用。而其材所能否。則不可不知。其亦或有待也。方劑亦六百三十餘。而附見加減之方。則所不悉數。蓋病情萬變。莊子所謂得其環中。以應無窮。豈一一而豫之而變化之法。觸類引伸。庶可以盡天下之能事也。大抵首一卷言性命之大原。舉醫道之大略。其言雖約。而其指已無不該。二卷以下。記載雖詳。而論其本原。其實要歸於一。蓋詳於藥性者。格物致知之學。知崇效天。以盡其虛。而具衆理之體。稽實待虛。存體應用也。用之方劑者。誠意正心之事。禮卑法地。以盡其靈。以應萬事之用。慎獨審幾。克己復禮也。知此意而參之。則毋輕言醫矣。則亦可與言醫矣。

婺源汪紱燦人氏再書

醫林纂要探源目次

卷一

醫源 凡四十七條

卷二

藥性 穀部二十二 蔬部六十九 果部五十四

草部上九十一 草部下一百 補遺九

卷三

藥性 木部六十四 火部十一 土部八

金石部四十 水部十七 鱗部五十

羽部四十六 毛部四十八 介部四十八

卷四

方劑　腎部八　肝部六　心部五　脾部七　肺部八　三焦部二十

卷五

方劑　寒部六十八　風部三十六

卷六

方劑　暑部三十六　濕部六十二

卷七

方劑　燥部二十九　火部四十二

卷八

方劑　經帶部三十五　胎產部四十一

卷九

方劑嬰兒部五十四

痘疹部六十六

卷十

方劑癰瘍部七十九　諸傷部三十五

目部二十二

附錄行狀　儒林傳

墓表

醫林纂要 目次 二

醫林纂要探源卷一目錄

醫源

五行相生　五行相克
五臟　六腑
七門　腹中臟腑部位
脊骨臟腑次第　左脈三部
右脈三部　人迎氣口
臟脈本象　三部本象
四時脈象　脈象大略

外感六淫　內傷七情

用勞五形　過傷五化

五色　五聲

五味　五臭

五液　五臟所主五體

五臟所藏五化　五臟所開七竅

五臟榮餘　十二經脈絡

十二時血氣貫注　奇經八脈

五臟苦欲補瀉　苦欲補瀉論

六淫治法　治寒熱論
風淫　寒淫
暑淫　濕淫
燥淫　火淫
七情　五勞
先天後天陰陽氣血論　天癸娠娃
五運六氣　十干化氣
十二支合化
共四十七條

醫林纂要探源卷一

婺源汪　紱雙池輯

後學　單芳宗香輪梓行
董鴻起靜菴
程鸞池愚亭仝校

醫源

五行相生

水生木　木生火　火生土　土生金　金生水

五行相克

水克火　火克金　金克木　木克土　土克水

五臟

肝屬木　心屬火　脾屬土　肺屬金　腎屬水　但腎有兩枚。右腎屬火。又主命門。乃水中之火也。

六腑

膽屬木。附於肝。氣與肝相表裏。小腸屬火。其氣與心相爲表裏。胃屬土。附於脾。氣與脾相表裏。大腸屬金。其氣與肺相爲表裏。膀胱屬水。其氣與腎相爲表裏。三焦屬火。爲無形之腑。命門之火之所行也。故脈訣以屬右尺。然火氣自下而上。達於膻中。蓋下焦當闌門間。主泌別屎溺。中焦當幽門以上。主腐爛水穀。上焦當賁門以上。主升達氣血。皆命門火之所熏蒸而已。凡飲食之入。則自上焦而中焦而下焦。乃屎溺以出。故內經又曰。三焦者決瀆之官。水道出焉。然三焦水道。所以下行而決之使通行者。則火氣之上達也。命門火氣之通行。自下焦起。則以下焦屬之右尺。附右腎可也。

七門

飛門口脣。嚌門齒牙。吸門咽喉。吸門之間，分爲二道，曰喉者，下達於五臟，人之氣所由呼吸言語也。曰咽者，下達於胃腸。人之飲食所由入腹而生化氣血也。賁門人之咽。又名食管。在氣喉之後。並肺而下達於胃。胃之上口謂之賁門。飲食入胃之口也。幽門胃之下口。接小腸處也。飲食入胃。脾土運化。而挹水穀之精以爲氣血。穀之精爲氣。水之精爲血。氣上行於膻中而肺主之。血上輸於膈上而心主之。故內經曰。氣會膻中。血會膈俞。闌門小腸之下口。接大腸膀胱處也。胃中水穀之精既化而蒸爲氣血。其糟粕則并下入於小腸。小腸之火氣。又爲泌別之。水之濁者爲溺。滲入膀胱。乃自膀胱達於前陰而出。穀之糟穢。下入大腸。達於魄門以出。闌門。泌別屎溺分道之門也。魄門大腸下口。卽屎孔也。

腹中臟腑部位

喉氣管也。有軟骨九節。下達於肺。**肺**上接氣管。下覆心主。後附於脊骨之第三椎。五臟肺最居上。故曰肺爲五臟華蓋。又曰肺朝百脈。**心包絡**此包於心上之黃脂。而別爲一經。與上焦爲表裏云。**心**緊承肺下。外有包絡裹之。上有管。上接肺管。其旁又分有三管。下通於肝脾腎。心附於脊骨之第五椎。下有膈膜。以分上下。凡穢濁不得干焉。**膻中**即胸中膈膜之上。心肺所居。其邊旁之空處也。膻中乃上焦清氣之所會。故上焦與心包相表裏。而亦別爲一官。內經曰。膻中者。臣使之官。喜樂出焉。是也。**膈**橫膜。在心之下。肝之上。前當胸前窩上。後附脊骨之第七椎。所以隔別上下也。膈上爲心肺所居。上焦清氣所升。膈下爲肝脾所居。中焦化氣所存。脾生血而上輸於心。必循膈而上。故膈爲血之大會。**肝**當膈之下。居胃之右。後附於脊骨之第九椎。其上有管。上通於膈上心肺之間。**脾**在膈下。附胃之左。脂膜相連。後附於脊骨之第十一椎。其脾上管。上通於膈上心肺之間。**腎**在肝脾下。後附於脊骨之第十四椎。腎有兩枚。夾處脊骨左右。相去各一寸五分。中有細管。白膜相連。繫於脊骨。其當中一點是爲命門。但左腎主水。主藏精。右腎主火主作強。故難經遂以右腎爲命門云。**命門**當脊骨十四椎下。即兩腎中間一點白膜也。其上有細管。循脊骨上膈。上通於心肺之間。兩腎中間一點。乃元陽所聚。爲人生命之原。故曰命門。其位居水中。其氣則眞陽之氣。爲水中之火。故曰相火。又曰雷龍之火。三焦之火之原也。但其氣寄於右腎。故其脈亦動見右尺焉。

○以上五臟部位

咽食管也。軟管並肺管之後。下膈而下接賁門通於胃。**賁門**當膈之間。即胃上口。**胃**在膈下。居肝脾之間。脂膜與脾相附。正當胸下腹中。爲中焦運化水穀之所。故診脈者必以有胃氣爲主。**幽門**當臍上二寸。近後附脊。即胃之下口。小腸之上口也。**小腸**上接胃之下口。後附於脊。前附於臍。疊積十六曲。皆左迴。爲下焦火氣沁別尿溺之所。其位與心相遠。而小腸爲心之腑者。其經絡自相通也。故其脈附心而同見左寸。**闌門**當臍門稍上。後當腎命稍下。前有脂膜連膀胱。即小腸之下口。大腸之上口也。溺於此而滲入膀胱。尿於此而下大腸。**大**

腸上接小腸。位當臍以下。疊積十六曲。皆右迴。爲穢濁所出之路。其位與肺相遠。而大腸爲肺之腑者。其經絡自相通也。故其脈附肺。而同見右寸。

廣腸 附脊。即大腸下截。

直腸 又廣腸下截出肛門者。

魄門 即肛門。○上自咽以下至魄門。皆水穀之道。上下相通者也。

膽 附肝之短葉間。近脊第十椎下。此與諸腑皆不相連。然實爲命門相火所行。故能吸氣血之清者。以積爲青汁。而主能決斷。爲清淨之腑。

膀胱 附闌門之間。當臍上二寸。位正居腎下。後當脊骨十九椎下。膀胱有出孔無入孔。然脂膜與小腸下口相附。故小腸之水滲入膀胱而爲溺也。膀胱與腎亦不相連。而爲腎之腑者。亦其經絡相通。故其脈附左腎。而同見左尺。○此二腑與腸胃別。

脊骨臟腑次第

大椎 頸後大骨也。其上仍有二骨。上頸窩中。上通於腦。其下二十一椎。下抵魄門。合數之則二十四椎也。

第三椎 當肺。**四椎** 當心包絡。**五椎** 當心。**七椎** 當膈。**九椎** 當肝。**十一椎** 當脾。**十四**

椎當命門二腎。十六椎當小腸。十九椎當膀胱。二十椎大腸下俞。二十一椎尾閭尻骨。

右手　左手

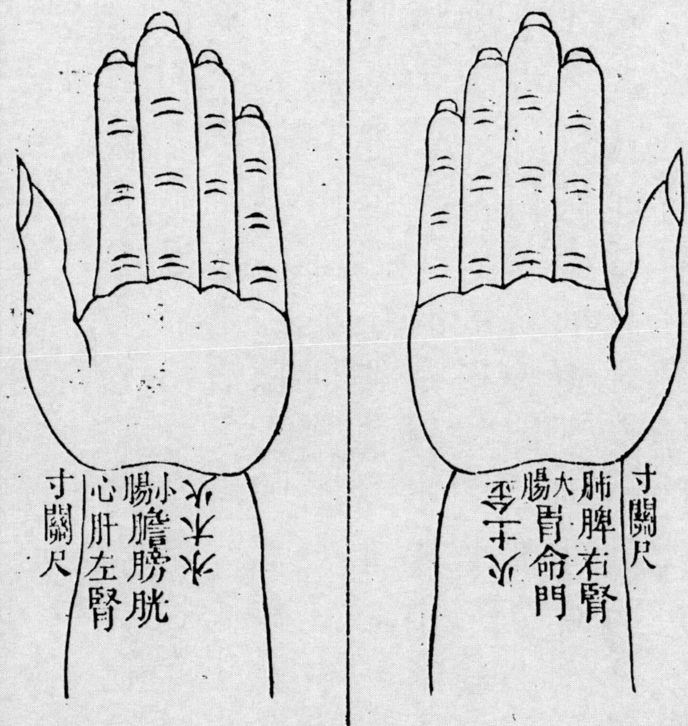

寸關尺三部。總謂之寸口。本肺家太淵脈也。以肺朝百脈。而脈會太淵。故於此可以診五臟脈焉。左寸以候心小腸附焉。左關以候肝而膽附焉。左尺以候左腎而膀胱附焉。右寸以候肺大腸附焉。右關以候脾而胃附焉。右尺以候右腎而主命門之火。只此爲定說。其他說多謬。

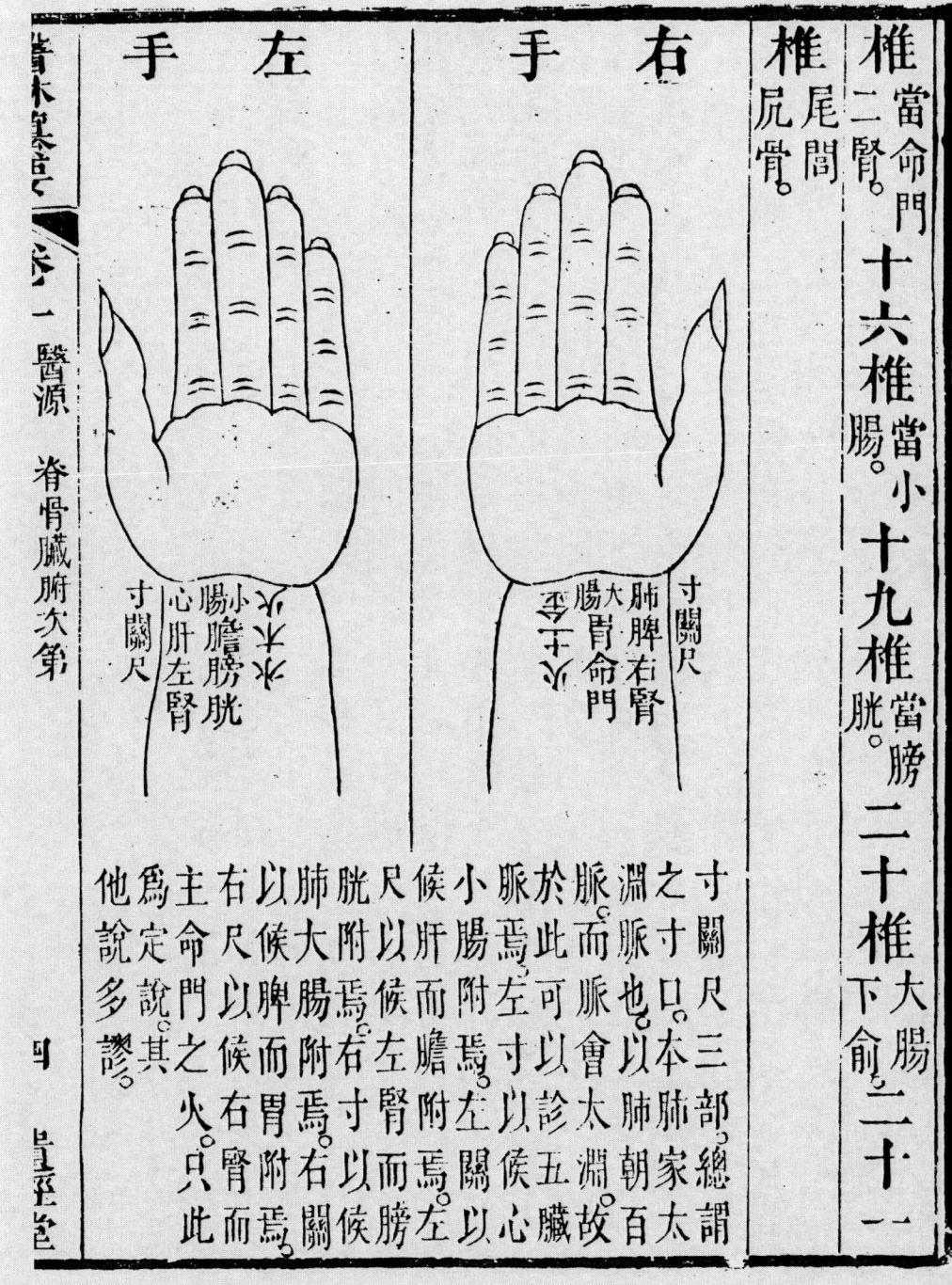

左脈三部

左寸 主以候心。○心包絡雖別有經脈。然亦只是心。其屬火而主血。皆行心之令耳。則左寸以候心。而心包絡同候矣。不必別求之右尺也。高陽生以心包絡列於右尺非也。○心與小腸。一臟一腑。其經脈彼此相絡。而皆行於手。故小腸宜附心而同見左寸。且小腸鮮有專病。如溺赤淋數。皆心之遺熱。小便清冷。亦心之虛寒。候心即以候小腸矣。滑伯仁李士材別以小腸附之左尺。亦非也。○內經於左寸云。外以候心。內以候膻中。膻中者。即心肺所居。在膈之上也。外內云者。蓋即寸部分上下。上爲外。下爲內也。言左寸上以候心。其稍下則幷可以候膻中之上焦清氣也。凡脈之三部。皆只以候臟氣。而浮多外感。沈則病深。不得有浮以候腑。沈以候臟之說。

左關 主以候肝。○肝與膽一臟一腑。其經脈彼此相絡。而皆下行於足。且膽即附肝上。而風木相火亦同氣。候肝即可以候膽矣。○內經云左外以候肝。內以候鬲。按膈在肝上。不在肝下。而經云然者。蓋鬲字非指膈膜言。乃自膈膜以下。幽門以上。肝膽脾胃所居。故言左關以候肝。其稍下則幷可以候膈下中焦之化氣云也。左尺主以候左腎。○左腎主水。腎與膀胱。一臟一腑。其經脈彼此相絡而下行於足。故膀胱自附腎而同見左尺。且膀胱寒。卽腎寒也。膀胱熱。卽腎熱也。候腎卽可以候膀胱矣。○內經云尺外以候腎。尺裏以候腹中。此幷兩尺而言也。腹中謂腎與膀胱所居也。兩尺皆主以候腎。而其下則幷可以候腹中下焦之濁氣。非以腹中兼指小腸大腸也。小腸屬火。左腎主水。左尺與小腸何與。大腸屬金。右腎相火。右尺與大腸更無與。而李士材以小腸列左尺。大腸列右尺。則大非矣。

右脈三部

右寸主以候肺。○肺與大腸。一臟一腑。其經脈彼此相絡。而皆行於手。故大腸宜附肺而同見右寸。且大腸鮮有專病。卽如腸癰腸澼腸風痔漏。要皆由肺胃之熱。洞泄清冷。亦由肺胃之寒。大腸非能自病也。候肺卽以候大腸矣。滑伯仁李士材別以大腸附之右尺。大非。內經於附上言外以候肺。內以候胸中。胸中卽膻中也。偶變文耳。○三部皆一臟一腑。而只以臟氣爲主。其有腑病。則只以脈症相參而可推耳。

右關主以候脾。○脾與胃。一臟一腑。其經脈彼此相絡。而皆下行於足。且脾與胃本相附。而皆主土。候脾則所以候胃矣。○內經云右外以候胃。內以候脾。其變文先腑而後臟者。六腑莫重於胃。其診他臟脈。亦皆以有胃氣爲主。中焦化氣。人之氣血。皆自胃而升也。然胃氣之所以能化。則皆由脾土爲運化之。脾胃固同候中焦矣。

右尺主以候右腎。○右腎主水中之火。蓋命門之火。寄於右腎以變見也。故凡腎水衰少。相火妄行。及膀胱有熱。皆每見右尺浮洪大數焉。若命門之火衰微。則右尺亦必微弱。然則膀胱病。亦實并見右尺也。○三焦之火即命門之火之上行。在下焦則祕別穢濁。在中焦則煖脾胃而消水穀。在上焦則升達氣血。實則一火氣所行也。故脈訣以三焦列右尺焉。然右尺只當以診下焦。其於中焦上焦則不能相及。中焦自當候兩關。上焦自當候兩寸。李士材說是也。而下焦又三焦之本。則右尺固特重也。○三焦經脈。與心包相表裏。而彼此相絡。蓋下焦起於命門。中焦並於膽胃。上焦極於膻中。膻中即心肺所居。而氣則肺主之。血則心包主之。上焦固與心包相表裏也。以下焦爲三焦之本。則以三焦弁列右尺。猶之爲可。若以三焦與心包相表裏。而弁以心包絡列之右尺。則大不然矣。心包自宜合心爲一而候之左寸。上焦膻中則宜弁候兩寸。高陽生以包絡列於右尺。此大非也。

人迎氣口

人迎左關前一分爲人迎。以候外感。○關前一分者。以關之一部。分爲三分。其左關前一分近寸處。以候外感之風邪也。蓋風爲六淫之首。而左關肝屬風木。與風同氣。是以外感於風。則肝脈前一分爲之變而緊盛。猶木之枝葉因風而動搖也。然此所謂外。只指風言耳。

氣口右關前一分爲氣口。以候內因。○右關脾胃倉廩之官。傷於飲食。則胃氣不和。故右關前一分。爲之變而緊盛。此所謂內因。只指飲食言耳。

臟脈本象

肝脈弦而長 其長直如引弓弦也凡六脈見弦皆屬肝氣所乘如弦而勁則肝風相火之盛肝邪有餘也弦而虛如芤脈之類則肝虛失血正不足也若在左關一部有弦意則不爲病其本臟然也然有太過不及則亦肝病也春而六脈有弦意亦不爲病其時然也非春時而見弦脈則病也弦而尚有和緩之意爲有胃氣雖病不凶若獨弦而不和已甚則死脈也

心脈洪而鉤 洪大也鉤有曲意圓轉如珠也凡六脈見洪皆屬心火所乘如洪而數則心令君火之盛火邪有餘也洪而虛則心血虛熱正不足也若只左寸一部有洪意則不爲病其本臟然也然有太過不及則亦心病也夏而六脈有洪意亦不爲病其時然也非夏時而見洪脈則病也洪而尚有和緩之意爲有胃氣雖病不凶若獨洪而不和已甚則死脈也

脾脈大而緩 緩和也有從容自得之意脾胃屬土五行得土而成五臟皆以脾胃而養如六脈皆和緩是謂有胃氣謂之無病雖有病亦不甚惟太緩而遲則是土氣不足而內寒也遲而且微則虛寒已甚也其或如漏之滴如雀之啄則死脈也

肺脈毛而濇

毛。輕浮也。濇。難行而短之意。凡六脈見濇。皆屬肺金之燥。濇而實。則氣血有阻。收斂之過。疾壅之類。濇而虛微。則肺氣短少。正不足也。若只右寸一部有毛濇意。則不爲病。其本臟然也。然有太過不及。則亦肺病也。秋而六脈有毛濇意。亦不爲病。其時然也。非秋時而見毛濇。則病也。毛而尚有和緩之意。爲有胃氣。雖病不凶。若毛濇不和已甚。則死脈也。腎脈沈而石。沈按方見。如石在水中也。六脈沈石。皆屬腎水所陵。如沈而愈實。則有痼冷癥瘕。邪有餘也。沈而微細。則腎水虛寒。正不足也。若只兩尺沈石。則不爲病。其本臟然也。然有太過不及。則亦腎病也。冬而六脈見沈石。亦不爲病。其時然也。非冬時而見沈石。則病也。沈石而尚有和緩之意。爲有胃氣。雖病不凶。若沈石而不和已甚。則死脈也。

三部本象

左寸洪浮而散。其來甚盛。其去有散布之意。此心火本象。然須於洪散中有和平之意。若浮洪實數。

則火令太甚。爲實熱也。若浮洪而虛。則火之假象。爲虛熱爲外感也。洪而太散。則心神散矣。左寸見弦。母病遺子。久當自愈。如左寸太緩。則土實火虛。其病方日甚。左寸見毛濇。則金來侮所不勝。宜補心而瀉肺。左寸見沈石。則水來克火。其病大凶矣。凡脈象與本部相違則病。相反則凶也。

左關弦直在中。不浮不沈。弦而平直。此肝木本象。然須於弦直中有和平之意。若弦實而勁。則風火交作。相火病也。若浮弦而虛。則失血或陰虛也。弦而太勁。則肝木枯矣。左關見沈石。母病遺子。邪退自愈。如左關浮洪。則火實木焚。其病方日甚。左關太緩不弦。則土來侮所不勝。宜補肝而健脾。左關見毛濇。則金來克木。其病大凶矣。凡兩關本象不沈。言沈者非也。

左尺脈沈濡而石。按之濡軟而有神。如石在水中。此腎水本象。然須於沈石中有和平之意。若沈伏濇石。則禁痼沈寒。水令過甚也。若不沈而浮。按之不石。則腎水虧失。浮而無根。根本敗矣。左尺見微濇。母病遺子。邪退可愈。左尺見弦。則木實水虛。病方日甚。左尺見洪。則火來侮所不勝。大宜壯水之主以制火。左尺見遲緩散漫。則土之克水。亦大凶也。大抵兩尺人之根本。其脈宜有凝聚而通達之意。然不謂之神門。其有神門脈在小指掌後銳骨端。乃心家脈名。不可相混。

右寸浮毛而濇。浮指卽見輕軟如毛而短濇難進。此肺金本象。然須於毛濇中有和平之意。若短濇遲滯。是清燥過甚。則氣血不舒也。若浮毛虛軟。則肺氣虛。正不足也。毛如散麻。則肺氣竭矣。右寸見遲緩。邪衰自退。如右寸見弦。則木來侮所不勝。宜補氣而瀉肝。如生脈散之類。右寸見沈石。則寒甚病深。右寸見洪數。則火來克金。浮數或胃火上迫。實數則大凶也。

右關和平緩大。不浮不沉。緩大從容。脾土本象。脾胃後天之主。氣血所由滋也。然過緩遲滯。則濕令太過。胃之陽不足而氣不滋。過大實數。則胃火過熾。脾之陰不足而血不滋。右關見洪數。飲食稍過。人常有之。但不宜太甚。右關見毛濇。則金實土衰。壅滯不舒。右關見沈石。則水來侮所不勝。宜健脾强胃。且補命火。右關見强勁。則木來克土。過甚則大凶。

右尺沈石而洪。兩尺脈皆宜沈石。水之本象。但左尺有濡意。專屬水也。右尺有洪意。水中之火也。脈訣謂右尺與心同斷。則是欲其浮大而散。

失之甚矣。沉石而洪。亦須和緩。若右尺沉伏微細。則是命火將絕。急宜補火。右尺浮洪虛大。則是命火散逸。根本已虧。洪而實數。命火獨炎。皆凶道也。右尺短濇。亦是火衰。或有癥結瘕疝。右尺見弦。相火將動。病必日進。右尺洪而不浮。亦宜壯水以制火。右尺遲緩不浮。亦宜補火。

四時脈象

春弦。春屬木。肝氣宜旺也。春初見沉石。冬氣未衰。病有餘寒。不足為病。春見洪脈。病必日進。至夏必凶。春見遲脈。肝氣不足。宜舒肝氣。春見短濇浮毛。金克木。為大凶。

夏洪。夏屬火。心氣宜旺也。夏初見弦脈。春氣未衰。有餘風。不為大病。夏見遲脈。病亦日進。夏末病甚。夏見毛濇。心氣不足。宜補心氣。夏見沉石。反時。水克火。為大凶。

夏季緩。脾土分旺四季。然火生土。土生金。則在夏秋之交。乃正脾土行令之候也。故夏季之脈。尤宜和緩。兩人[illegible]夏末時。脈亦每多緩弱。固其常也。夏季見洪脈。亦自不為病。以火令猶行也。夏季見毛濇。秋盜土氣。至秋必凶。夏季見沉石。脾胃氣衰。宜健脾強胃。夏季見弦勁。則木來克土。脈反時。爲大凶矣。

秋毛。秋屬金。肺氣所行也。秋初見緩大。土氣未衰。有餘濕。不足爲病。秋見沉石。病必日進。至冬必凶。秋見弦脈。肺金不足。宜斂肺氣。秋見洪數。則火來克金。爲反時。爲大凶。

冬石。冬屬水。腎氣宜藏也。冬初見毛濇。金氣未衰。有餘燥。不足爲病。冬見弦脈。病必日進。至春必凶。冬見沈洪或浮洪。腎氣不足。宜壯腎水。冬見遲濡太甚。則土來克水。是亦反時。爲大凶矣。

脈象大略

浮輕指按之即見。○外感脈浮。感風尤浮。**洪**大也。浮而有力。○病多屬熱。**鉤**浮洪而實。如操帶鉤。○多實熱。**虛**謂虛浮也。輕指見浮洪。重按則無力也。○此虛熱。**散**浮而不聚。○此陽虛欲盡。**毛**浮甚而輕且有濇意。○氣虛血少。

沈重指按之方見。○多屬內傷。或外邪深入。**石**沈指見有力也。○病多痼冷。**伏**至骨始見。○寒甚。**牢**

沈而弦勁也。○伏火。

弱 沈且無力。○大虛。

細 如絲欲絕。○虛甚。

遲 一息只三至或二至。○寒也。正氣虛也。虛則寒。

濇 遲且往來難也。○或風或痰或血阻氣不行也。

結 脈遲而時或一止。不相接續。○多是寒痰所壅。

代 止有定數曰代。○此臟已有絕者。病多不救。

數 一息有六至或七至。○熱也。邪氣實也。實則熱或陰虛生內熱。

緊 數而有力。如轉繩也○此寒熱相迫而熱。

動 數而圓轉如豆粒。○此氣血不定也。

促 脈數而時或一止。不相接續。○此多是相火上迫。

弦 如張弓弦。此陽氣欲達而未得之象。有浮弦。有沈弦。有弦而數。有弦而不數。○或陽閉或陰虛。

芤 弦而中空。謂浮指見弦。而重按則中空也。○此多失血之候。肝血虛熱也。

革 浮見弦急。重按則不見。此陽氣浮虛而陰寒迫之。○與芤同而更甚。

滑 往來流利。○病多屬痰。孕脈喜滑。

長脈過本位。○氣盛也。**短**不及本位。○氣收斂也。肺脈宜短。兩關無短脈。

緩脈平和也。

外感六淫

風風氣屬木淫。○脈多浮弦。**寒**寒氣屬水淫。○脈多浮緊。**暑**暑淫屬君火。○脈多濡細。**濕**濕氣屬土淫。○脈多燥。**燥**燥令屬金淫。燥清冷火氣屬相火。此傷火也。○脈多遲濡枯竭也。○脈多遲濇。**火**與暑不同。○脈多弦數。

內傷七情

喜過則傷心而神散。故其脈散而大。**怒**過則傷肝而氣逆。故其脈弦而數。**憂**過則傷心包而氣鬱。故其脈細而緊。**思**過則傷脾而氣滯。故其脈多遲而濇。**哀**過則傷肺而氣短。故其脈浮而短。**恐**過則傷腎而氣下。故其脈多沈石。**驚**過則傷膽而氣亂。故其脈動鼓不定。

用勞五形

久視傷血。脈多虛弦數大。久行傷筋。脈多弦緊不定。久立傷骨。脈多沈濡而伏。久坐傷脾。脈多遲濡而沈著。久卧傷肺。脈多浮毛短濇。

過傷五化

過醉傷神。神傷則氣血皆傷。房勞傷腎。腎傷則氣血無本。此二者皆先天受傷。○過飢傷胃。氣血不生。過飽傷脾。不能運化。○此二者皆後天受傷。多言傷氣。亦傷肺也。

脈象病情相參。此以上已得其大概。內經言望。望氣色聞。聞聲音問。問受病原因難經尤詳診聲色。要皆五行生克之理。不可不參看也。

五色 參內經 難經

木青 肝病則面青。青如蒼璧者生。青如草茲者死。○春色微青無害。夏季而青大凶。○凡物之青色者多入肝經。

火赤 心火則面赤。赤如縞裹朱者生。赤如衃血者死。○夏色微赤無害。秋面赤大凶。○凡物之赤色者多入心入血分。

土黃 脾病則面黃。黃如羅裹雄黃者生。黃如枳實者死。○夏季微黃無害。冬春面黃大凶。○凡物之黃色者多入脾經。

金白 肺病則面白。白如鵝羽者生。白如枯骨者死。○秋色微白無害。春面白大凶。○凡物之白色者入肺入氣分。

水黑 腎病則面黑。黑如重漆者生。黑如炲者死。○冬色微黑無害。夏面黑大凶。○凡物之黑色者多入腎經。

五聲 參難經 及管子

角木 角音如雉登木。各各然也。牙音也。○凡肝病有餘。則多呼號怒罵。角音也。

徵火 徵音如人負豕而駭

例例然也。舌音也。○凡心火爲邪。則多嚱然嘻笑。徵音也。**宫土**宫音如牛鳴窌中烘烘然也。喉音也。○凡脾胃有餘邪。則多言語含胡。宫音也。**商金**商音如離羣羊。汪汪然也。齒音也。○凡肺邪有餘。則多悲哀啼哭。商音也。**羽水**羽音如鳥鳴樹。于于然也。脣音也。○凡腎水爲邪。則多細語呻吟。羽音也。

五味　參洪範

木酸肝有火邪則口酸也。○凡酸味補肺瀉肝。**火苦**心有火邪則口苦也。○凡苦味補腎瀉心。**土甘**脾有熱邪則口甜也。○凡甜味五臟皆補。**金辛**肺有火邪則口辣也。○凡辛味補肝瀉肺。**水鹹**腎有熱邪則口鹹也。○凡鹹味補心瀉腎。**淡**胃氣寒則口淡無味。○凡淡味主滲水利竅。詳見五臟補瀉論。

五臭　參月令

木羶羶氣如羊肉。凡病覺鼻聞羶氣。是肝邪也。**火焦**凡病覺鼻聞焦氣。是火邪也。**土香**凡病覺鼻聞香氣。是脾邪也。然凡香物。能醒脾氣。**金腥** 腥氣如豬肉。凡病覺鼻聞腥氣。是肺邪也 **水朽** 腐爛之氣也。凡病覺鼻聞朽氣。是腎邪也。

五液 參難經

淚 淚為肝液。肝病多淚。感風多淚。**汗** 汗為心液。心虛則自汗。脾虛則盜汗。汗多則亡陽。**涎** 涎口之痰涎也。涎為脾液。脾土壅滯。則多痰涎。**涕** 鼻涕也。涕為肺液。肺為寒閉則多涕。腦熱亦多涕。**溺** 溺為腎液。腎寒。則溺多而清。熱則數而短。**津** 腎液之精者。潤於周身。上出於舌下之廉泉穴。即口中津吐。修煉家所謂上池之津也。凡人身之液皆鹹。惟口中津液獨淡。修煉者常以舌餂上齶。則津自生。漱而咽之。可以灌溉五臟云。

五臟所主五體

腎主骨。人之始胚。得父精而分兩腎。兩腎之間。脊骨生焉。故腎主骨。凡骨傷則腎傷。腎病則骨痿也。兩腎中間當脊骨之十四椎下中一點曰命門。尤爲生命之本。凡骨中之髓填滿空竅。上聚於腦者。又皆命門之所主也。

肝主筋。腎水生肝木。肝附脊骨之第九椎。有肝則有筋。筋緾繞於骨。故肝主筋。凡筋傷則肝亦傷。肝病則筋瘲瘛也。

心主脈。肝木生心火。心附脊骨之第五椎。有心則有脈。脈循筋骨而行。故心主脈。凡血傷則心傷。心病則脈枯澀矣。

脾主肉。心火生脾土。脾附脊骨之第十一椎。性下沈。故脾位在肝下。有脾則生肉。肉周於脈外。故脾主肉。凡肉傷則脾傷。脾病則肉重也。

肺主皮毛。脾土生肺金。肺附脊骨之第三椎。有肺則成皮毛。故肺主皮毛。皮傷則肺氣傷。肺病則皮毛見焦瘁也。

五臟所藏五化

腎藏精。腎爲作强之官。技巧出焉。積一身之精液。聚而藏之於腎。以爲生育之本。及於命火一動。則男女交而精泄。所以成胚胎也。

肝藏魂。呼吸爲魂。魂卽氣之運也。肝爲將軍之官。謀慮出焉。凡有動作。皆魂所運也。然魂藏於肝。而肺又主氣者。肝主行。肺主斂。魂行而有呼吸。而肺則主以爲之節也。**心藏神。**心爲君主之官。神明出焉。聚五氣之靈妙。合而萃之於心。以爲泛應之主。及夫視聽一接。則內外交而神注。所以役羣動也。**肺藏魄。**視聽爲魄。魄即血之英也。肺爲相傅之官。治節出焉。凡有聰明。皆魄之靈也。然魄藏於肺。而肝又主血者。肺主靜。肝主動。目得血而能視。耳得血而能聽。魄靜而司視聽。而肝則主以爲之謀慮也。**脾藏意。**脾土心火之子也。故主思而藏意。五行皆得土而成精神魂魄之靈。皆合於脾。而隨心所使以發之用也。

五臟所開七竅

目爲肝竅。○目眶屬脾。目內眥屬心。目外眥屬心包。目白珠屬肺。目黑珠屬肝。目瞳子屬腎。目中精水屬膽。然合之總爲肝竅。肝熱則目赤。肝虛則目昏也。**舌**心之苗。○舌不可言竅。故言心之苗。心受邪。則舌或大或短。或腫脹。或硬不能轉也。○舌胎則胃氣所變見。胃寒則舌胎白而潤。大寒則黑而慘。胃熱則舌胎黃。大熱則焦而裂。胎薄則邪輕。胎厚則邪盛。多屬熱。亦心火遺於脾胃也。**口**爲脾竅。五味皆變見於口。**鼻**爲肺竅。氣之呼吸。皆通於鼻。肺主皮毛。皮毛有寒閉則鼻塞。肺熱則鼻乾。**耳**爲腎竅。腎熱則耳膿血。腎虛則耳聾。腎氣有所壅而不得上通。則亦耳聾。然手足少陽經脈。皆行於耳。暫時耳腫病膿血者。又多屬少陽風熱也。**前後二陰**腎又下開竅於二陰。前陰男曰宗筋。女曰廷孔。通於膀胱。後陰通於大腸。似不與腎相通。然腎主閉藏。二便之出以時而不漏者。以腎主之也。若小便遺精。大便不閉。則腎病失閉藏之令也。

五臟榮餘

爪肝之餘。肝主筋。筋之餘爲手足指甲。肝氣足則爪甲厚。肝氣虛則爪甲薄。肝熱則爪甲燥裂。肝寒則爪甲青黑。

眉肝之榮。肝氣有餘則眉厚。肝氣不足則眉疎。

髮心之榮。血之餘也。血盛則髮長美。血少則髮黃短。血衰則髮落。火上炎也。又血衰則髮白。心血枯則髮直。

脣脾之榮。脣赤脾熱。脣白脾寒。脣裂胃火。脣青黑則脾胃敗死。

毛肺之榮。身上細毛也。肺氣盛則毛潤。肺氣衰則毛枯。肺受寒閉則毛豎。

齒腎之餘。腎主骨。骨之餘爲齒牙。腎水日盛而齒生。腎水日衰而齒落。然齒屬腎而齒床齦肉則屬胃。胃及大腸之脈。皆榮於脣齒。故腫痛皆屬陽明胃經之風火。痛或虛火。腫則實火鬱熱也。齒縫出血。則心腎虛熱也。

鬚腎之榮。腎有餘則鬚多。腎氣衰則鬚落。更衰則鬚白。然有腎氣內藏而無鬚者。

望色聞聲問病所由起切診脈以審病情者。亦云詳矣。然傷寒則有傳經諸邪所中。亦各有所中之經。而病形以異。故十二經絡及奇經八脈。尤不可以不知也。

十二經脈絡詳必考之素問靈樞甲乙等經及明堂銅人圖。此撮其大略耳。

手太陰肺經之脈。起於中焦幽門之間下絡大腸。肺與大腸相表裏。還上行循胃口。上膈。屬肺。從肺系肺系於脊骨之第三椎下。橫出腋下。下循臑內。臂之上截曰臑行少陰心主之前。踰心經脈而行其前下肘中。手肘腕中循臂內上骨下廉。手腕面曰臂內。手肘面背爲臂外。臂有兩骨。接大指者爲上骨。接小指者爲下骨。廉邊也。太陰脈循臂內之上骨下邊而行也。後凡言內外上下者倣此。入寸口。寸口。即關骨之間。寸關尺三部也。動見太淵。即寸口穴名。寸關尺三部動脈也。今人以候五臟脈者。上魚掌後接寸口處循魚際手掌手背分際之邊上也。出大指之端。此正脈所止處。其支者自關骨上分支向掌後邊。從腕後手掌門曰腕。直出次指內廉次指食指也。內廉。次指之近掌近大指邊也。出其端。接行手陽明大腸經。

手陽明大腸經之脈。起於手大指次指之端。承太陰肺經脈。循指上廉。手指以近背爲上廉。出合谷兩骨之間。大指次指兩支。至掌動背兩骨之間而合。見合谷。手陽明經穴名。大腸脈動見於此。內經云以候膻中之氣。上入兩筋之中。合谷後有兩青筋。循臂上廉。臂上骨之上邊近後。入肘外廉。肘以上近前邊。上臑外前廉。臑以向前面一邊爲前外。上肩。出髃骨之前廉。髃肩骨名。上出於柱骨之會上。頸旁天柱骨名。下入缺盆。肩之前下頸間。大骨橫向上處陷中曰缺盆。絡肺。此正支自缺盆入腹內之胸中而絡肺也。大腸與肺相表裏。下膈。屬大腸。此正脈所歸處。其支者。從缺盆上頸。自缺盆分支行於外者。上頸行頸之前。貫頰。入下齒中。左右兩脈相交。還出挾口。出齒床挾口角行上脣。交人中。左之右。右之左。復交而又分行左右。上挾鼻孔。在鼻孔外旁溝間。接行足陽明胃經。

醫林集要　卷之一　醫源　十二經脈絡

足陽明胃經之脈。起於鼻。挾鼻孔兩旁而起。承手陽明大腸經脈。交頞中。頞、額也。二支並行。挾附鼻梁。而上眉心之左右。上行至額。而左右相交。旁約太陽之脈。復左右分行。約束足膀胱脈。乃出行肌肉間而下也。下循鼻外。鼻外之兩旁。入上齒中。左右兩脈又交於上齒中。還出挾口。出齒床挾口角。行於下脣。環脣。又左右交。下交承漿。環脣而復交於承漿承漿穴名。當下脣下正中。上與人中穴相對。却循頤後下廉。口旁曰頤。頤之下邊。今俗所謂下爬骨。也。出出行於肌肉間。動見大迎。穴名。在下爬骨兩旁陷中。如韭葉許濶。循頰車。分左右循頰下骨邊。而行至頰車。頰車穴名。又在大迎左右。乃下爬骨動處也。張口有陷。動見頰車。兩經以候口齒上耳前過客主人。客主人。少陽經穴名。在耳目相去中間。今俗謂之太陽筋。循髮際。兩髩之際。至額顱。額上髮際頭骨。其支者從大迎前下人迎。此分支自大迎穴。分行下頸至人迎。人迎穴名。在結喉兩旁。動見人迎。此非左寸關前之人迎也。此人迎亦可以診胃氣。循喉嚨入缺盆。此正支從此入腹中。下膈屬胃。此正脈所歸屬。絡脾。胃與脾相表裏。其直者從缺盆下乳內廉。此又自缺盆分支而外行於胸前者。下挾臍行腹前挾臍之左右。入氣街中。穴名。在臍旁稍下。其支者起於胃口。此又腹中分支者。自膈下胃上口分支下行也。下循腹裏。附腹中裏肉而行。下至氣街中而合。復出腹外與外支合。以下髀關。穴名足腿之大骨轉關處也。抵伏兔。穴名。腿骨承髀關處。下膝臏中。膝蓋骨曰臏。下循脛外廉。足筒骨曰脛。下至足。動見陽跗。穴名。又名衝陽在足跗上五寸骨間。內經於此候脾胃之氣。足跗。足背承脛處也。入中指內間。足之中指近次指處。此支終於此。其支者下廉三寸而別。此又自衝陽下外邊分支者。下入中指外間。足之中指近第四指處。其支者別跗上入大指間出其端。接行足太陰脾經。

足太陰脾經之脈。起於大指之端。大指內端。近次指處。承接陽明胃經脈。循指內白肉際。過核骨後。指內白肉之際。大指白肉內邊之近足掌處也。核骨。大指後節高骨。上內踝前廉。內踝。足之內邊。足踵前承脛骨處高骨。俗謂之脚苦肘也。太陰行於此骨之前廉。上踹內。踹。足肚筋也。循脛骨後。交出厥陰之前。踰肝經脈而行其前。近脛骨處。上膝內旁。行膝股內前廉。行股之內側而近前。入腹。自前陰兩旁當股上屈處入腹。行於腹中。屬脾。此正脈所歸屬。絡胃。脾與胃相表裏。上膈挾咽。咽。食管也。連舌本散舌下。入口散於口中舌下。正脈終於此。其支者復從胃別上膈。自絡胃而又分支上行。注心中。接行手少陰心經。

手少陰心經之脈起於心中。承足太陰脾經脈。出屬心系。自心中而出在心上也。心系於脊骨之第五椎。下膈循脊骨而下。絡小腸。心與小腸相表裏。其支者。從心系上挾咽。自心系分支而上。繫目系。從內自咽而上行。其直者復從心系却上肺。此又別支。自心系而上肺。下出腋下。自肺而出。乃出腹行腋下。下循臑內後廉。臑之下側近後處。行厥陰心包之後。下肘內。手肘之內近下。循臂內後廉。抵掌後銳骨之端。銳骨在小指側之掌後。與關骨相對。動見神門穴名。當銳骨前。上與太淵穴相對。內經於此候心。入掌內後廉。近小指邊爲後側。循小指之內內近指面。近無名指。出其端。接行太陽小腸經。

手太陽小腸經之脈。起於小指之端。小指外端。承少陰心經脈。循手外側。小指外邊。近手背側。上腕。手門。出踝中。手踝即掌後銳骨也。此行銳骨之中。直上循臂骨下廉。臂之下骨下邊。出肘內側兩筋之間。肘下側兩筋間亦有兩骨。太陽脈行其間。上循臑外後廉。臑後側近下。出肩解。穴名。肩骨分解運動處。繞肩胛。交肩上。分繞肩胛而交肩上。入缺盆。自肩上向前而下入缺盆。乃行腹內。絡心。小腸與心相表裏。循咽下膈抵胃屬小腸。此正脈所歸處。其支者自缺盆循頸上頰。自缺盆分支而行於外者。上頸挾陽明而行。踰陽明上頰。至目銳眥。自外角。卻向耳。動見聽會。穴名。在耳門小乳之前陷中。入耳中。內經以聽會脈候耳目病。其支者別頰上䪼。䪼顴骨近鼻處。此又自頰別行。抵鼻至目內眥。目內角。此接行足太陽膀胱經。斜絡於顴。此其餘也。

足太陽膀胱經之脈。起於目內眥。承手太陽小腸經脈。上額交巔。自額行頭上。上頭項其支者從巔至耳上角。橫絡足陽明脈。其直者從巔入絡腦。直者即上額交巔之脈。入項中。散絡腦髓。還出別下項。行項上者。別直行項後。下項。與絡腦者會也。頸後曰項。循肩髆內挾脊。自項下大椎左右各分兩行。內二行夾督脈而行。各去脊骨二寸。外二行又夾內二行而行。左右各去內行二寸。去脊骨四寸。至脊骨盡處而會。抵腰中。內兩行當脊骨十四椎間。入循膂。循脊骨。絡腎。膀胱與腎相表裏。屬膀胱。正脈所歸處。支者從腰中下夾脊。此別於腰中。不入腹內者。貫臀。內外兩行。皆會於尻骨左右。而後貫臀。入膕中。自臀行股後入膕中。膕中。膝後足腕中也。其支者從髆內左右別下貫胛。此即自大椎側分行者。髀。臀腿間大骨也。挾脊內過髀樞。自髀上入挾脊而過髀樞。髀樞。穴名。股大骨轉關處循髀外。又出行髀外之左右從後廉下合膕中。自髀上分行。又至此而與直行者會。以下貫腨內。行足肚裏。出外踝之後。外踝足外廉近踵承脛處高骨。俗亦名足苦肘也。循京骨。外踝骨前骨穴至小指外側。接行足少陰腎經。

足少陰腎經之脈。起於小指之下。承太陽膀胱經脈。斜趨足心。足掌心湧泉穴。出於然谷之下。穴名。在踵前內踝外。循內踝之後。內踝與外踝相對。別入跟中。跟中。腳後跟。即足踵也。動見太谿。穴名在內踝下少許陷中動脈。內經以此候腎病。自跟中上踹內。出膕內廉。膕之內側。上股內後廉。當兩腿之內挾前陰。貫脊。後行入腹內貫脊。屬腎。此正脈所歸宿處。絡膀胱。膀胱與腎相表裏。其直者從腎上貫肝膈。貫肝而上。又貫膈上。入肺中。循喉嚨。挾舌本。正脈終於此。其支者從肺出絡心。注胸中。胸中。卽膻中。心肺所居。而包絡卽包裹於心上者。腎脈絡心注胸中。乃接行手厥陰心包絡經。

手厥陰心包絡經之脈。起於胸中。承足少陰腎經脈。出屬心包絡。胸中。上焦淸氣所升。心包膈俞血之大會。一氣一血。彼此相滋於此。下膈。歷絡三焦。三焦無形。而心包經脈歷絡三焦。則難經言無形者非矣。蓋三焦非有別腑。卽六腑之水道相通其交注之處。猶心包非有別臟。卽心之包絡。輔心君而主五臟通血脈也。故心包三焦相爲表裏。歷絡三焦。蓋下膈絡賁門。又下中焦絡幽門。又達下焦絡闌門也。其支者循胸出脇。自心包分支循胸膈間而出脇下。下腋三寸。以自胸膈間出。故在脇下三寸。上抵腋下。復上行至腋下。循臑內。行太陰肺經少陰心經之間。入肘中。正當肘上。下臂。行兩筋之間。肘下有兩筋。中間有溝。入掌中。

自太陰少陰之間，過手門。入掌中心。循中指出其端。正脈所止。其支者別掌中。循小指次指無名指也。出其端。接行少陽三焦經。

手少陽三焦經之脈。起於小指次指之端。承厥陰心包絡經脈。上出兩指之間。此在手背兩指叉間。循手表腕。手表。即手背也。正行手背之中。直過腕後。出臂外兩骨之間。臂後曰外。上貫肘。正貫肘骨。循臑外。亦以後爲外。上肩而交出足少陽之後。踰膽經脈而行其後。入缺盆。入行腹內。布膻中。上焦清氣所布。散絡心包。三焦心包。一氣一血。相表裏。下膈循屬三焦。屬賁門間。氣血得陽而升。故上焦如霧。以膻中之氣言也。又下屬幽門間。水穀得陽而化。故中焦如漚。以脾胃所化言也。又下屬闌門間。穢濁得陽而行。故下焦如瀆。以小大腸膀胱所泌別言也。以火氣之元言。則命門之火始於下焦。上達於心君。而光明乃無所不照。

以水穀之滋言。則飲食所入。始於上焦。下達於膀胱大腸。而水道乃無所不通。其支者從膻中上出缺盆。自膻中而出行於外。上項。頭後曰項。此自缺盆出。稍向後而行於項側。繫耳後直上出耳上角。以屈下頰至䪼。顴骨盡處。其支者從耳後入耳中出走耳前。過客主人。有動脈。此頭上諸陽之會。內經以候頭角。前交頰。復交於自耳上角至頰之脈。至目銳眥。接行足少陽膽經。

足少陽膽經之脈。起於目銳眥。承手少陽三焦經脈。上抵頭角。行額角。下耳後。循頸。行手少陽之前。正行頭之兩旁。至肩上。卻交出手少陽之後。稍近背曰後。入缺盆。入行腹內。其支者從耳後入耳中出走耳前。至目銳眥後。不及目銳眥少許。其支者。別銳眥下大迎。穴名。在頤下合於手少陽抵䪼下加頰車（胃經動脈）下頸（此支自頰車而下）合缺盆以下胸中（合前自耳後下之脈爲一也）貫膈絡肝（膽與肝相表裏）屬膽（正脈所歸處）循脇裏出氣街（穴名在臍兩旁）繞毛際（下前陰毛間）橫入髀厭中（兩股髀大骨所壓之中）其直者自缺盆下腋（此自缺盆分支而行於外者）循胸過季脇（脇骨盡處曰季脇今所謂血堂之上）下合髀厭中（與行於內者合）以下循髀陽（髀骨之外正當髀兩旁）出膝外廉（自兩腿而下行膝外之外側）下外輔骨之前（輔骨膝壓下輔膝者）直下抵絕骨之端（脛骨盡處）下出外踝之前循足跗上（正行脚背上）入小指次指之間（正脈所終）其支者別跗上入大指之間循大指節岐骨內出其端（大指之端）還貫爪甲（大指爪甲）出三毛（大指

甲後節。上有長毛數莖。自此接行足厥陰肝經。

足厥陰肝經之脈。起於大指三毛之間。承足少陽膽經脈。上循足跗上廉。足跗上直骨高處。動見太衝。穴名。在大指本節後二寸陷中。內經於此候肝脈。上行去內踝一寸。上踝八寸。交出髀太陰之後。向足肚邊。上膕內廉。循股陰。腿內邊也。有動脈。但不便診。入毛中。前陰毛中。過陰器。男宗筋。女廷孔。抵少腹。入內。挾胃。屬肝。正脈所歸。絡膽。肝與膽相表裏。上貫膈。貫膈而上。布脇肋。布散於胸脇之肋骨。循喉嚨之後。上入頏顙。頏。亦頸也。顙。額也。但此乃行於其內者。連目系。上出額。與督脈會於巔。此正脈所止。凡陰脈皆不上頭。惟厥陰肝脈。上達巔頂。其支者從目系下頰裏環脣內。此從目系而分者。其支者復從肝別貫膈。上注肺。此又自肝上分而別行者。自此接行手太陰肺經。

十二時血氣貫注

寅氣血注肺。卯氣血注大腸。辰氣血注胃。巳氣血注脾。午氣血注心。未氣血注小腸。申氣血注膀胱。酉氣血注腎。戌氣血注心包絡。亥氣血注三焦。子氣血注膽。丑氣血注肝。○按氣血時時周流於身。灌溉臟腑。必無一時獨注一經之理。但十二經灌注之序。則若有然耳。或當曰寅時肺經主之。卯時大腸經主之。辰時胃經主之。巳時脾經主之。午時心經主之。未時小腸經主之。申時膀胱經主之。酉時腎經主之。戌時心包經主之。亥時三焦經主之。子時膽經主之。丑時肝經主之。則於理可通。必非一時獨注一經也。

十二經各有所見之證。然知其經絡之所行。與其臟腑之所主。則參之於症。可以意會。如寒感太陽經。則頭痛項强肩背引痛。以太陽經脈行於肩背頭項也。寒入陽明經。則鼻乾額痛。以陽明經挾鼻上額也。寒入少陽經。則口苦耳聾目眶痛。以少陽經行於耳目也。又如肺病欲哭。心病喜笑之類。皆可以意會而類推矣。若枚舉之。反不能盡。而掛一漏萬也。故十二經之下。不復錄其見症云。

若十二經之外。別有奇經八脈。則又不可不知也。

奇經八脈

督脈起於下極。起二陰之間。後行長强尾閭。從脊骨中直上巔頂。前下額。行鼻準中。下止於人中。其見脈則六部皆浮直。其見症則腰背彊痛。不可俯仰。主風癇。

任脈起於下極。前行前陰而上。循少腹臍上胷脯直上頸而止於承漿。脣下正中穴名。其見脈則六部緊細實長。其見症則少腹遶臍下引陰切痛。主寒瘕疝。

衝脈起於下極。居二陰之中。上行腹中。直至胸中而散。其見脈則六部沈牢。其見症則氣逆支滿。主寒氣上攻。

帶脈後當命門。脊骨十四椎下。前當臍。旁當章門。穴名。遶腰一周。其見脈則兩關左右彈。其見症則腰難承載。腰以下冷如坐水中。四肢重。

陽蹻脈並足少陽而行。主諸陽絡。其見脈兩寸左右彈。其見症主風癇發狂。

陰蹻脈並足少陰而行。主諸陰絡。其見脈兩尺左右彈。其見症主痰滯癲痴。

陽維脈內經未詳言所在。主陽絡。其見脈自尺而斜向小指。不由正位。其症亦主風癇。

陰維脈內經未詳言所在。主陰絡。其見脈自尺而斜向大指。不由正位。其症亦主癲痴。

臟腑脈絡。參之見症。而可知病之所由矣。然後可言方藥。古人用藥以味爲主。而氣次之。知藥味之所宜與病症之所合。則方可自我製矣。

五臟苦欲補瀉 纂內經

肝欲散。急食辛以散之。暢茂條達。木之象。肝之化也。故肝欲散。從革作辛。本金之味也。金氣斂極則散。故凡辛味主升散。味者化之極。物極則反也。以辛補之。輔其暢茂條達之氣。則是所以補之。凡發散之藥。皆是所以補肝。非但生薑川芎。即桂枝麻黃。亦是補肝之藥。而錢乙言肝無補法。則失之者也。以酸瀉之。曲直作酸。本木之味也。而木氣散極而收。物極則反。故凡酸味主收斂。肝氣過於暢達。則陽恐一發而竭。故宜酸收以泄其太過。所以持其平也。虛則補之。肝之正氣不足。則不能暢達。故急宜以辛散之。所以補肝之正氣也。肝苦急。急食甘以緩之。肝膽風雷之氣。而處於至陰之下。爲陰所遏。奮擊而出。故毋失之急。急則發而難收。稼穡作甘。土之味也。土性冲和。其味不變。故凡甘味主和緩。甘以緩之。使暢達之氣。得發之以從容。而不失之急也。**心欲耎。急食鹹以耎之。**光明普照。火之象。心之化也。故心欲耎。耎者流動不滯。遍布無方之意也。潤下作鹹。本水之味也。水氣堅極。極則耎。下極而上。故凡鹹味主耎堅。亦物極而反也。**以鹹補之。**輔其流動不滯之氣。則是所以補之。凡鹹耎之藥。皆以補心。亦不獨熟鹽為補也。**以苦瀉之。**炎上作苦。本火之味也。而火氣燥極則凝。上極而下。故凡苦味主堅主降泄。火氣過於敷布。則陰絕而陽亦亡。故宜苦降以泄其太過。所以持其平也。**虛則補之。**心之正氣不足。則無以宣布光明。故急宜以鹹耎之。所以補心之正氣也。**心苦散。急食酸以收之。**心君神明之主。其用泛應無方。故苦於散。散則勞而神疲。故宜酸以收之。使神明之用。得以勞而有節。不至於過散也。**脾欲緩。急食甘以緩之。**和順安靜。土之象。脾之化也。故脾欲緩。甘本土味。不變。得氣之中和者也。**以甘補之。**

輔其和順安靜之氣。則是所以補之。凡甘和之味。皆以補脾。亦不獨甘草也。以苦瀉之。土氣過於緩。則濡而不運。故又宜苦泄以作其緩。所以持其平也。虛則補之。脾之正氣不足。則無以滋生氣血而成五行。故急宜以甘厚之。所以補脾之正氣也。脾苦濕。急食苦以燥之。脾胃濕土之氣。雖生於火。而與水同居於下。安緩沮洳。最易沁濕。濕則廢於柔輭。故宜苦以燥之。使水下行而不上侵。土德之安和。有以制水而含物化光。不使其失於過緩也。肺欲收。急食酸以收之。肺金收斂清肅、金之象。肺之化也。酸本木味。散極而收。物極則反也。以酸補之。輔其收斂清肅之氣。則是所以補之。凡酸澀之味。皆以補肺。又不獨芍藥五味子也。以辛瀉之。金氣過於收濇。則陰氣恐一收而熄。故宜辛散以泄其太過。所以持其平也。虛則補之。肺之正氣不足。則無以收斂向成而爲治節。故急宜以酸收之。所以補肺之正氣也。肺苦氣上逆。急食苦以泄之。肺金清肅之氣。雖生於土。而伏於火中。位居心火之上。鎔鑄熏蒸。上極難下。氣上逆衝。則燥而暴折。故急宜苦以降泄之。使火常溫而不焦爍。金令之清肅。可以承火而擎斂下行。不使之上而難下也。**腎欲堅。急食苦以堅之。**堅凝閉固。水之象。腎之化也。故腎欲堅。若本火味。上極而下。物極則反也。**以苦補之。**輔其堅凝閉固之氣。則是所以補之。凡苦降之藥。皆所以補腎。亦不獨地黃黃檗也。**以鹹瀉之。**腎氣過於凝閉。則陽絕而陰亦亡。故宜鹹輭以泄其太過。皆所以持其平也。**虛則補之。**腎之正氣不足。則無以保合太和而爲作強之本。故急宜苦以堅之。所以補腎之正氣也。**腎苦燥。急食辛以潤之。**腎命同居下極。陽火伏於陰水之中。是爲生命之本。寒水職司閉固。閉極則寒凝而燥。不復滋潤。命門之火。無以施生。而精寒道塞矣。故宜辛以潤之。使陰雖閉而能開。陽雖藏而能發。不至於燥而枯竭也。○凡辛味能潤。能行。今人每以爲燥藥。亦失之甚矣。何其不讀內經也。

苦欲補瀉論

凡補者補其正也。肝木升散。以辛補之。心火敷布。以鹹補之。脾土安緩。以甘補之。肺金收斂。以酸補之。腎水閉固。以苦補之。皆補其正也。**凡瀉者瀉其邪也。**肝過散。則以酸瀉之。心過輭。則以苦瀉之。脾過緩。則以苦瀉之。肺過收。則以辛瀉之。腎過堅。則以鹹瀉之。皆瀉其邪也。**凡不足者正不足也。**肝木不足。則不能舒暢條達。心火不足。則不能光明照物。脾土不足。則不能滋生氣血。肺金不足。則不能收斂清肅。腎水不足。則不能堅固閉藏。凡此皆謂之虛。**凡有餘者邪有餘也。**邪者。非其正也。或感於外淫。或本臟之氣自過。皆謂之邪。感外淫者。如風爲肝邪。暑爲心邪。濕爲脾邪。淸爲肺邪。寒爲腎邪。火爲命門之邪。是也。本臟爲邪。則因他臟之氣有不足。而彼此至於偏勝。如肝不足。則肺金乘之。脾土侮之。而有脾肺之邪。心不足。則腎水乘之。肺金侮之。而有肺腎之邪。脾不足。則肝木乘之。腎水侮之。而有肝腎之邪。肺不足。則心火乘之。肝木侮之。而有心肝之邪。腎不足。則脾土乘之。心火侮之。而有心脾之邪。凡邪之有餘。亦因正之不足而生也。邪者凡乘其所勝。如水來克火。侮所不勝。如金反侮火之類。皆是也。凡諸風掉眩。筋節搐搦。皆爲肝邪。凡諸瘡毒痛痠。瘍火發熱之類。皆爲火邪。凡諸濕腫重著之類。皆爲土邪。凡諸燥裂皴揭枯竭之類。皆爲肺邪。凡諸澄澈清冷。禁痼厥逆之類。皆爲腎邪。補此卽以瀉彼。瀉此卽以補彼也。彼者此之對也。如辛補肝卽以瀉肺。酸補肺卽以瀉肝。鹹補心卽以瀉腎。苦補腎卽以瀉心。惟甘之味。無所不補。所苦者其行之過也。救過所以承之也。肝散之過。則失之急。心輭之過則失之散。脾緩之過。則失之濕。肺收之過。則失之氣上逆。腎堅之過。則失之燥。是皆其行之過也。救急以緩。使心君得遂其輭。如夏之承春也。救散以收。使肺金得以漸收。如秋之承夏也。救上逆以泄。使腎水得降而堅。如冬之承秋也。救燥以潤。使肝木得遂其散如春之承冬也。救濕以燥。土居火金之間。而金承火土之餘也。五味以滋五化。使對待不失其衡。或補或瀉。以適其平。而流行不失其漸。救其所苦。相承以漸。審其氣味。

形體之厚薄浮沈上下輕重而爲之劑焉。氣浮味薄體輕。則上行。氣沈味厚體重。則下行。又凡物之枝葉。則多上行。凡物之根柢。則多下行。凡物之果實。則多中守。凡物之核中仁。多入心腎。此皆可以意解之。故辛以補肝。則如乾薑麻黃紫蘇肉桂川芎當歸之類。酸以瀉肝。則如烏梅赤芍山萸釃醋之類。甘以緩肝。則如甘草飴糖之類。鹹以補心。則如熟鹽龜版龍骨牡蠣之類。苦以瀉心。則如黃連連翹之類。酸以收心。則如棗仁白梅五味子之類。甘以補脾。則如甘草飴糖人參黃芪白朮蒼朮之類。苦以瀉脾。則如青皮枳殼之類。苦以燥脾。則如艾葉烏藥黃連之類。酸以補肺。則如白芍五味子白梅枇杷葉之類。辛以瀉肺。則如生薑麻黃薄荷蘇葉知母之類。苦以降逆。則如桔梗黃芩人參苦茶之類。苦以補腎。則如生地苦參黃蘗黃連烏藥之類。鹹以瀉腎。則如澤瀉精鹽之類。辛以潤腎。則如附子肉桂知母細辛之類。凡此皆審其氣味形體之厚薄浮沈輕重以劑之。爲補瀉救過之用也。用藥即此可以類推矣。**是用藥之權衡也。**

六淫治法 纂參靈樞內經素問

風淫於內治以辛凉。風乘於肝。而風爲陽邪。風木同氣。肝不足則風邪乘之。治之以辛。所以補肝之正。勝之以凉。所以治肝淫也。○辛味之性。亦多寒凉。今人多以辛爲熱。失之矣。佐以苦甘。風則生熱。以苦瀉其子。肝苦急。以甘緩之。以甘緩之。以辛散之。辛散。卽所以補肝而祛風也。

熱淫於內治以鹹寒。熱卽暑也。暑乘於心。君火之氣。心不足則暑邪乘之。治之以鹹。所以補心之正。勝之以寒。所以治暑淫也。佐以苦甘。熱則氣逆。苦以泄之。暑亦急。以甘緩之。以酸收之。以苦發之。熱則氣散。心苦散。以酸收之。發猶泄也。卽苦以瀉之也。

濕淫於內治以苦熱。濕乘於脾。脾不足則濕邪乘之。然他臟皆以其味補正。而脾獨瀉之以苦者。土性和緩。緩則易於生濕。故宜苦以燥之。不欲更以甘緩之也。脾太陰土。土一於陰靜。不濟以熱。不能運行。而濕淫不散。故勝之以熱。以陽濟陰也。治脾濕獨異於他臟。土不變。以變變之也。佐以酸淡。濕轉生淸。酸以補其子。淡味本乎天。以天交於地。以苦燥之。以淡泄之。苦則濕燥。酸則濕收。淡則濕滲。火淫於內。治以鹹冷。火者相火之令也。火淫則非人身自具之火。而外鑠之火。如飲啖焦煿甘肥濃厚之味。及湯火泡傷火氣內逼者。乃謂之火。與暑熱不同也。然火淫與命門三焦膽同氣。皆屬之陽。相火不足。則火淫乘之。治之以鹹。所以補命門之正。物必濡輭而後生氣徐行也。冷卽寒。而甚於寒。勝之以寒。所以制火淫也。○以寒治熱。以熱治寒。古醫經皆然。亦一定不易之理也。今俗人每言治熱不可用寒。凉。恐頓其火。何悖謬之甚乎。佐以苦辛。苦降以泄之。與治暑熱同。又苦堅腎水。所以安相火也。其用辛與治暑淫異。君火散極而欲收。命火之源則欲散。所謂以辛潤之也。以酸收之。以苦發之。此收之以斂陰。使無過散。而發之卽所以泄其火淫也。燥淫於內。治以苦溫。燥者淸凉。揫斂。肅颯枯竭之氣。非火燥也。內經於六氣多言淸。淸卽燥也。但金雖生於濕土。而火土同居。

又秋承夏令。金伏火中。故其氣不潤而燥。則於火之餘。一變而遂成清冷。所謂從而又革也。燥乘於肺。肺自陽而之陰、肺不足而燥淫乘之。治之以苦。泄上逆之氣以安肺也。不言酸補陰氣始肅。不欲過斂。亦扶陽抑陰之意。勝之以溫。則所以治燥淫也。○苦味之性。亦多溫熱者。今人見苦味。則概指為寒。是亦失之也。**佐以甘辛。**甘補土。所以生肺金。凡甘淡之味。則能補肺。又不特以酸也。辛則所以瀉燥淫也。辛潤則不燥矣。辛發生之味也。**以苦下之。**所謂肺苦氣上逆。宜食苦以泄之也。**寒淫於內。治以甘熱。**寒乘於腎。凝陰之邪。而寒、水同氣。腎不足則寒、邪乘之。治之以甘。甘固無不補腎。命並居。氣兼水火。故不獨以苦堅腎。而甘以和之。成水火之間。濟陰陽之會也。勝之以熱。則所以治寒、淫。熱甚於溫。凝寒之氣。非大熱不能勝也。**佐以苦辛。**苦以堅腎。補腎之正。辛以潤腎而行命門之陽。使生氣條達。則凝陰可散矣。**以鹹瀉之。**瀉腎之邪也。寒則禁固堅凝。故鹹以輭之。**以辛潤之。以苦堅之。**此與補腎法同。治淫之法。於寒言之獨詳。寒、陰邪也。閉塞人之生氣。生氣鬱則轉而生熱。熱則氣竭。熱不勝則復爲寒。寒則生氣盡矣。故泄之散之以遂生氣者。苦辛之治也。至於鬱熱結中。陰寒錮外。則有鹹以輭之。陽卒不勝。而治以甘熱矣。甘熱所以正治寒。治寒不外此而已。其獨論傷寒。亦戒以寒。非他淫比也。○內經此節。蓋因六氣爲序。初氣厥陰風木。自大寒而後。其令已行。至春分而二氣少陰君火。自春分而後。暑令已行。至小滿而三氣太陰濕土。自小滿而後。濕行熱中。火土並居。至大暑而四氣少陽相火。自大暑而後。火令大行。代君火用事。至秋分而五氣陽明燥金始行。至小雪而六氣太陽寒水始行。至大寒而風令復承之矣。此其序如亥巳厥陰風木。子午少陰君火。丑未太陰濕土。寅申少陽相火。卯酉陽明燥金。辰戌太陽寒水是也。然此客氣之行。非主氣之序。而主氣又與四時相參錯。如大寒後風令雖行而冬氣正肅。時雖傷風。只同寒治。春分後春氣盛行。而暑令亦布。其暑未盛。病爲風溫。立夏後夏令乃行。而三氣四氣。在客氣則濕土承君火。居二火之間。在主氣則濕土承相火。居二火之後。是多濕熱相挾。中暍傷暑。飧泄下痢。皆參錯相爲病也。燥令在秋分之後。而秋氣已先在立秋。故痢瘧每在夏秋之間。實燥淫也。若秋分而後。則燥令又比於寒。略同寒治矣。經著成法。而因時施治。又存乎人之變通也。

治寒熱論

凡以熱治寒。以寒治熱者。逆治也。逆以勝之。如上章所云也。○古人制方。有逆順奇耦單複君臣佐使。逆卽逆治。順卽從治。奇者藥味用單數。耦者藥味用雙數。單者單主於一味。複者重疊互用之。君者一方中一藥爲主。臣者以他藥爲輔。佐者佐君之所不及。使者使之爲導以通道也。此專主順逆言。以寒治寒。以熱治熱者。從治也。從其病之情。而因以治之也。逆治正也。治法原不可變。從治權也。一時之權耳。非常法也。攻之而勢兩相格不相受也。於是乎從以入之。不過一味。外淫之氣方盛。逆以治之。而勢不受制。如服藥而吐。或投之不效。則於是用從治之法。如以熱治寒。而於熱藥之中加一味寒藥。以寒治熱。而於寒劑之中加一味熱藥。如用兵者使一人爲反間。則大衆隨之以入。可取勝矣。古人用芩連知蘗或炒之。又如以冰煎理中湯。及服熱藥待冷飲之。服寒藥乘熱飲之。皆從治之意也。**凡正足者。外淫不得而傷之。雖傷亦淺。**不至淫於內也。**正不足而後外淫湊之。故治淫必先輔正。**古人縱大劑攻邪。未有不兼輔正者。如仲景治傷寒。桂枝麻黃二方大表散。而於中皆用大棗甘草。此輔正之顯然者。況二方之辛溫。亦正所以輔肝而潤腎也。至若入少陽經以後。則多用人參矣。**補正亦必瀉邪。**如六味地黃丸中之用澤瀉。鹹以瀉腎也。四物湯中之用白芍。酸以瀉肝也。補必兼瀉。古方多如此。○澤瀉本瀉腎。而今人以爲補腎。又每言腎無瀉法。皆謬甚。凡言補者。皆補正也。正無可瀉也。凡言瀉者。皆瀉邪也。腎有邪。而可不瀉之乎。**正虛甚而邪復乘之。則補正尤重。**古人有於麻黃湯重用人參者。正足而後邪可祛也。然補與攻並行。亦必無舍熱邪不攻而獨用補者。非甘温能除大熱之說也。五味以滋五化。五氣以治六淫。內經云。氣歸形。味歸化。使氣化不失其衡。而節宣有其度。審其內外邪正之淺深輕重緩急而爲之劑焉。如張仲景之傷寒論。别六經淺深而分治法。此實治六淫之準則也。此用藥之權衡也。

風淫

風爲六淫之首。以其發無定時。其中於人無定所也。立春而條風至。東北風 春分而明庶風至。正東風 立夏而清明風至。東南風 夏至而景風至。正南風 立秋而涼風至。西南風 秋分而閶闔風至。正西風 立冬而不周風至。西北風 冬至而廣莫風至。正北風如其時方。乃謂之順。順風不傷。雖傷亦淺。四時八節之風。各如其方曰順。至以其衝。乃謂之逆。如立春而或發西南風。春分而西風。立夏而西北風。夏至而北風。立秋而東北風。秋分而東風。立冬而東南風。冬至而南風。此至以其衝也。逆風乃傷。靈樞素問皆戒人毋當逆風。賊風砭肌骨令人痺。門罅壁穴地穴隱隱之風中人尤惡。謂之賊風。淺則病頭痛發熱。深則成痺者。邪之所聚。在四肢肌肉筋間。有深痛麻木不仁處也。颶音具。○具四方亂風也。頹旋轉之風也。楚輪旋風自上而下。扶搖旋風自下而上。中之者筋脈繆紾。戾也。口眼喎音戈斜。內不足而風乘之。是以諸風掉眩。凡頭暈目昏。手足搐搦。筋節繆戾。肌內瞤動。酸痛麻木。皆屬風淫。皆屬之肝。厥陰風木。與肝同氣。故風乘於肝。肝脈上巔頂。會於太陽經及督脈。故頭暈。肝脈繫目系。又目為肝竅。故目眩昏暗。肝主筋而苦急。故筋急而抽搐繆戾。風性動。故筋肉瞤動。木味酸。故筋節酸楚。然風爲淫佀。每有所挾。四時皆有風。非若寒暑之專於冬夏。夏則挾暑。治當從暑。秋則挾燥。治當從燥。冬則挾寒。治當從寒。仲景每言中風傷寒。實則主冬月正傷寒。但兼有風耳。惟春月風溫。是專風木之令。自大寒後。已行風木之令。然風溫之病。多至春深而後發。是故冬傷於寒。至春而溫風時發。乃有風溫。今人謂之瘟病。病非一種。然皆發熱暈眩迷亂而不畏寒。以風固陽邪也。冬傷於寒。則肝木之氣不得舒。而肝不足矣。及春得溫風。乘正氣之不足而中之。故其發多暴熱而不寒。其脉多浮洪。風木生火也。或浮而弦數。風本象也。此風邪非復寒邪。治之宜以辛涼。如藍靛女青薄荷天麻升麻防風荊芥歸尾知母之類。辛以補肝。涼以勝風。或輔之以甘緩。可也。其乘所勝。則爲飧音孫泄。風木乘於濕土也。飧泄在春末。則治宜兼辛涼以勝風。在盛夏則宜苦溫以燥濕。其侮不勝。則爲逆氣咳嗽欬音裘嚏。肺不足則肝邪無畏。

木反侮金。從風爲治。辛散甘緩。○肝木乘土。脉右關弦而浮。肝木侮金。脉右寸浮長而數。其爲痺也挾寒則痛痺。今謂之痛風。其痺有常處。挾濕則着痺。重着不能舉。動而不甚痛。風則行痺。肌上如蟲行。風火合炎乃有熱痺。此古人所未言。今之所謂雷火風也。脉皆宜浮大。然寒痺則弦緊。濕痺則濡緩。風痺則浮大。熱痺則浮數而弦。風挾相火也。治皆以辛行爲主。挾寒則用熱勝之。挾濕則以苦燥之。風聚則以甘緩之。挾熱則苦寒降之。皆宜引以酒。酒味辛也。忌用酸鹹。迴風之中人也。多犯陽明即旋風也。手陽明大腸金也。亦侮所不勝也。足陽明胃土也。亦乘所勝也。二經皆上行於面。故口眼喎斜。風急則筋縮也。治宜甘緩而行以辛溫。以補肝和胃而生金。內經以桑鉤鉤其口。令坐桑柴中。啖以美酒炙肉。亦補正之意也。氣血甚虧則爲癱瘓。血虛則左癱。氣虛則右瘓。然大要兩皆虛也。男忌左癱。女忌右瘓。老者可治。少者多不治。治宜甘辛溫大補氣血。如八珍十全可也。風干於血。則有風狂。脾生血。心用血。肝藏血。三藏皆主於血。或有過喜鬱怒沈思。氣有所偏。而風遂挾痰以干之。治宜酸寒。佐以甘辛。當補其正。不專治風痰也。

干於胃氣則有陽狂。胃者氣所由生。其經氣血皆盛。而挾相火爲用。風乘脾而干胃。則胃氣爭而狂作。凡狂之爲症。自誇自譽。多怒善歌。棄衣揚擲。登高乘危。其病屬之陽。其脈多浮洪長實而不數。內經治此。禁之飲食。而飲以鐵落汁。蓋欲減其胃氣。而折之以鹹寒辛苦也。

風干膽腎。痰壅奇經則有癲癇。大驚傷膽。大恐傷腎。其氣偏失。則風挾痰而壅之。而心者神明之主。七情之傷。未有不干於心者。但偏陽則狂。偏陰則癲耳。癲症或笑或悲。常若畏人。脈浮虛而緩。若風痰擁而溢入於絡。積於奇經。則其發不時。或作或愈。猝動其經。則昏仆於地。過時而復。蓋陽蹻陽維。主諸陽絡。陰蹻陰維。主諸陰絡。而督脈爲諸經之海。故壅於其經。則猝發爲癇也。寸口三部脈皆浮長而直。主督脈病。兩寸左右動搖。主陽蹻脈病。兩尺左右動搖。主陰蹻脈病。尺脈外斜向手背。陰維脈病。尺脈內斜向手門。陽維脈病。凡治癲癇。宜理心腎。如六味丸補心丹之類。加以辛行淡滲可也。**根本欲絕乃暴中風。**酒色所傷脈俱宜浮緩。不宜沈小弦實。能使根本斷絕。飢餓之甚。亦使氣血衰微。於是外淫乘之。乃至暴死。凡中風者面多青。其脈或閉絕不見。或浮洪弦急。有痰壅而不盛。中寒者指爪青。無痰。脈或細絕微見。或浮緊而虛。中暑者面晦無痰。腹必急痛。脈細而虛。或代絕不常。中痰者痰涎壅盛。面白。脈或弦。或濇。或滑數無倫。或代絕不常。或閉絕不見。中氣者內寒也。手足厥冷。脈必沈微細伏。或沈弦牢實者。寒溢衝任脈也。中火者面赤痰湧。脈或洪數。或細絕。中惡者山林野塚。古廟古井。陰寒所積不正之氣。或墻垣毀折。山壙掘發。積土之氣。重者七竅流血。輕者指爪青。手足厥。其脈亦或閉絕。或動不常也。凡此各有所主。而附見於風淫之下。治中風以去痰爲開門事。以補正爲根本事。大要不外於辛行甘緩。**凡風脈宜浮緩。忌堅大弦數。**風之氣浮也。然弦亦肝木本象。而忌之者。以邪氣實盛也。

寒淫

寒淫行於冬月。冬寒之令。至小雪而後行。迄大寒而止。然立冬後。即有寒氣先時而至者。大寒以後雖春亦或有餘寒。氣有有餘不及也。或非冬時。亦有暴寒。此則尤不正之氣也。乘於肺腎之虛。寒水腎之氣也。腎之正氣不足。而寒淫湊之矣。肺金腎之母。金不足則不能生水也。又腎爲氣之元。肺爲氣之主。氣者陽也。陽不足則畏寒。而寒襲之矣。肺主皮毛。肺氣虛則腠理不密。寒邪尤易入也。寒之中人也。其始棲於腠理之間。毛孔間。灑灑淅淅。寒貌。腠理不治。入於孫絡。絡之小者。孫絡不治。入於大絡。大絡不治。乃入於經。脈之正道曰經。斜分者曰絡。寒陰邪也。性緩。故其入以漸。一日太陽受之。陽鬱而熱。足太陽膀胱經也。太陽脈浮於表。寒自外入。故尤干太陽經。又膀胱屬太陽寒水。與寒同氣。經之正氣不足。則寒感而湊之。寒入於經。反作熱者。人身陽也。寒邪外束。陽與之爭。則鬱而成熱。其惡寒者。表虛寒束也。惡風者。冬月之風必挾寒也。非傷寒惡寒。傷風惡風之說。太陽脈行於背上肩項上頭。故頭痛項强背痛。治宜發表。以辛行之。以甘緩之。仲景分有汗無汗。有汗桂枝湯。蓋寒閉未深入經。則腠理猶開。陽汗自出。故只用桂枝。助陽而勝寒。以達其邪。若入經已深。則腠理反爲寒所閉。汗不得出。故更用麻黃。大開腠理。使邪從汗出。亦非風傷衛寒傷營之說。寒傷太陽。其脈浮大而緊。○表寒邪多用辛。寒雖在太陽經。辛味實以補肝木之氣也。蓋冬月寒閉之甚。則肝木發生之氣不能上達。故補肝以宣達陽氣。使寒散而熱之鬱者亦舒。又非寒淫於內。治以苦熱之謂。寒在陽經則陽鬱。故宜宣達其陽。若入陰經則陰寒。宜苦熱以勝其陰矣。○傷寒傳足不傳手。人或疑之。抑知其所見症。皆在足經。以寒屬陰邪而居下也。且此以經言之。乃寒所入之淺深耳。非謂肺心大小腸獨不病也。經猶道路。臟腑猶室家。不必相混。而一方不靖。征徭偏天下。安得謂他經遂不病。

二日陽明受之鬱熱益盛。

足陽明胃經也。胃脈行肌肉間。故寒自太陽而益進。則干陽明經。邪入陽明。不惡寒反惡熱。額痛鼻乾。甚乃壯熱讝語欲狂。蓋是經多氣多血。又亦相火所行。邪深陽明。

則邪已盛。而胃氣亦盛。兩盛交爭。作熱益甚。故不惡寒。反惡熱。陽明脈行於面。挾鼻上行交於額。故鼻乾額痛。熱盛之至。則譫語而狂。治宜解其肌熱。行以辛涼。折以苦寒。緩之以甘。如升麻之辛寒。葛根之苦甘微寒是也。交爭在陽分。必仍用辛表之。其熱乃平。亦猶是舒肝木之意。但熱已甚盛。則不得復用熱藥。其入陽明未深。而猶近太陽之間。則兼用麻黃。入經已深。熱邪灼肺。則用石膏知母之辛寒。更深下而干胃腑。則折以酸寒。行以辛寒。如石膏大黃朴硝之類。大抵寒邪入陽明。雖寒亦熱。如加冷水入乾熱之釜。其熱必暴湧尤甚。而釜幾裂矣。故治陽明經之寒。必用寒涼。無用熱藥者。若熱甚傷血而有燥結。則兼用破結行血之藥。

三日少陽受之寒熱往來。足少陽。膽經也。膽脈在表裏之間。故邪自陽明而益進。則干少陽經。邪入少陽。則寒熱交作。微熱不甚。耳聾目眶痛口苦。蓋是經居三陽之內。三陰之外。內之正氣出與邪爭。則作熱矣。外之淫邪入與正爭。則外虛而生寒矣。又少陽脈或出或入。交於陽明之經。故或寒或熱。行於耳目之間。故耳聾目眶痛。膽味苦。膽氣逼而上溢。故口苦。治少陽經邪。平其陰陽而已。辛以補肝潤腎。苦以泄火堅水。小柴胡湯主之。或邪不入經而處上下內外間。則近上者可以越之吐之。近下者因而攻之下之。在上下間。虛氣否隔。則亦以寒熱合劑以平之。○凡言一日二日。亦大概耳。其實不限於此。

四日太陰受之不熱而困。內病矣。足太陰。脾經也。自陽經而入陰經。先及太陰。邪在太陰。不發熱而腹痛。四肢重。或瀉泄而清冷。至此則所謂寒淫於內。宜治以苦熱矣。炮薑之苦以燥之。參朮之甘苦以緩之和之。如理中湯是也。

五日少陰受之。轉益寒。足少陰。腎經也。寒水之主也。邪入少陰。則內寒。少腹痛。或寒氣逆上攻心。治宜大用苦熱。佐以辛行。

六日厥陰受之則陽絕矣。足厥陰。肝經也。邪入厥陰。則手足厥冷。舌卷囊縮。其脈下纏陰器。上循喉嚨入頏顙也。寒入厥陰。百難一活。治宜苦辛大熱。若附子薑炭四逆湯之類。○凡邪在太陽則脈浮虛。在陽明則浮長堅實。在少陽則弦而不浮。在太陰則沈遲。在少陰則沈細。在厥陰則沈濇。

寒犯陽經。陽戰而熱。寒入陰經。

陰併而寒其有不寒而反熱者其人陽盛寒邪已盡而熱反深入自爲病也寒邪不勝三陽之熱故寒自衰而熱之與寒爭者氣不能平反自爲病也大抵人生陽也三陽經陽之陽也故寒邪入陽經必與爭爭則氣乖而亂雖陽亦邪矣非直入陰經則爲陰邪自三陽傳入者則爲陽邪之謂也根本未虧肝腎氣固者七日而愈其有兩感邪感盛而其人陽衰也內經兩感之症表裏合病一日則太陽少陰皆病矣二日則陽明太陰皆病矣三日則少陽厥陰皆病矣其病多不治蓋兩感者陽衰不能敵邪而內之虧者又邪所易乘故寒淫驟及如房慾之後則腎虧而太陽之邪得并入腎經矣飢餓之後則脾虧而陽明之邪得并犯脾經矣勞役之後則肝虧而少陽之邪得并犯肝經矣況正氣并虧則寒淫之驟入不已危哉然及早亦有可治者如太陽症具而脈沈細此明是少陰并病仲景用麻黃附子細辛湯麻黃之輕虛以疏表太陽附子之辛苦以堅腎潤腎而細辛之辛寒以通

內外。是其治也。如元氣虛不能作汗者。於補中益氣湯加麻黃桂枝。或麻黃桂枝湯加參芪。是亦治法也。**眞陽不足而寒入之。是以瀲瀲清冷。禁痼厥逆。皆屬之寒。**眞陽。命門之火也。腎命並居。則與寒水同氣。陽伏陰中。於卦爲坎。眞陽足則水不過於寒。而爲生物之本。外寒不得而犯之。故凡寒疾皆腎虛也。如傷寒在陽經。猶能作熱。在三陰。則瀲瀲清冷禁痼厥逆矣。然不獨冬月傷寒也。**寒乘於下。積爲冷氣。爲疝爲瘕。**男疝女瘕。皆寒氣積於腎也。疝不一種。或睾丸偏墜。或痛引而上。或陰囊不收。或頭大不痛。男惟關於宗筋。女則阻於月事。然實腎寒而使木不舒。非肝病也。脈宜弦緊。尺多濇。忌細弱而數。**溢於奇經。下引上逆。**衝脈任脈。皆起下極。任脈前行臍腹以上。故寒氣溢入。則苦少腹遶臍下引陰中切痛。衝脈內行腹中至胸。故寒氣溢入。則逆氣裏急上攻於心。支滿遺溺。皆瘕疝類也。任脈動見寸口。緊細而長。衝脈動見寸口。弦長牢實。治瘕疝宜苦熱辛熱。如蒼朮艾葉烏藥附子橘核仁之類。**其乘所勝。**

爲上脘痛。上脘。胃口賁門當胸膈也。此胃脘痛。俗亦云心前痛。心痛有九種。然猝痛或屬熱。久痛皆寒也寒水克火。然心君至尊不受病。其寒氣陵火。則並中焦而上干於膻中膈絡間耳。脈宜遲細。忌浮大。治宜辛熱。如丁香桂心之類。**侮所不勝爲腹中痛。**命門火衰。寒侮脾土。則脾不健運而腹冷痛。**爲瀉泄清冷。**瀉泄不一端。風瀉驚瀉。急而色青。火瀉熱瀉。急暴有聲。黃赤而臭。或完穀不化。食積瀉。腹痛而瀉。瀉出則痛止。色黃。濕瀉。糞溏而不急。性寒。瀉則洞出如水。而澂澈清冷。亦或完穀不化。色白。治宜苦溫。**爲脾陷。**脾氣下陷。五更瀉也。治宜辛溫苦熱。**冷食食積。**脾不健運。加以冷食。則有食積。脈右關滑。或遲濇。治主苦燥。**虛氣痞積。**多在臍旁左右上下。難經分五積屬五臟。然要皆寒氣所聚。脈宜沈實。忌細濇。治以苦溫辛散。**寒溢於肺。暫而寒欬。積爲寒哮。**肺主皮毛。暫感外寒。栖於皮毛。則腠理閉。肺氣不舒。上逆而欬。治惟辛瀉而已。其積寒在肺。則有哮咻。寒喘。春夏漸熱則愈。秋冬遇寒則發。治宜辛散苦泄。勝寒以溫。如桔梗百部生薑之類。老人則多屬火。凡寒，脈格於陽，則見緊盛。其乘於陰，則沈遲。其積寒則牢伏。遲微沈石之過，則皆忌之。遲微過虛寒甚也。沈石過寒積實也。沈石亦腎之本脈。而忌之者。以寒邪實盛也。

暑淫

暑淫行於盛夏。自春分後，已行少陰君火之令，而暑暍未盛。小滿後，少陽相火承之，暑氣乃行，至大暑而止。然暑氣猶餘，雖處暑未歇。陽氣常盈也。凡暑中人，多在夏秋之間。乘於肝心之虛。暑暍心之氣也。心之正氣不足，而暑淫湊之。肝木心之母，木不足則不能生火也。又厥陰肝藏血，厥陰心包用血，血者陰也。陰不足則畏暑，而暑陵之矣。肝主筋，肝氣虛，則筋不柔。故暑令四肢怠筋急。暑之中人也，暴急無漸。不循於經。暑，陽邪也。性急直，非若寒之傳經，以漸而入也。乘於太陽。面晦。凡傷暑必

面晦。如火炎上

痛繞臍便癃。手太陽小腸也。小腸心之表。與暑同氣。故暑中人。多自臍干於小腸。暑陽邪。位高。中多在手經。臍間小腸所居也。小腸受熱。故小便癃閉。而莖痛溺赤。

乘於陽明。少腹痛裏急。手陽明大腸也。爲火所逼。則痛而裏急矣。

逼於三焦轉筋霍亂。手少陽。三焦也。三焦相火所行。三火合炎。則氣血拂亂。水道不行。心腹絞痛矣。凡霍亂多得之暑。○凡暑脈多濡細。氣不足也。暑感小腸。宜淡泄苦降。如導赤散之類。逼陽明則宜淡滲甘緩。以寒折之。如益元散之類。逼三焦宜和其陰陽。蓋三焦者陰陽升降之道也。陰陽水加熟鹽以補心。最爲不費而有神效。或用陳秫黍炒過煎湯亦效。秫黍卽秬黍。南方謂之蘆穄。又謂之蘆粟。穄粟。蓋黍本屬火。蘆穄色黑性平。所謂得陰陽之和氣者也。

逼下下瀉。火氣暴急。小腸傳化失宜。膀胱不滲。闌門不宜。下逼大腸。則下急瀉。

逼上上吐。暴火上炎。自幽門而逼上。中氣不和。賁門不能納。水道湧沸。則上湧吐。

上逼下逼吐瀉交作。上下交過經脈

糾結。不吐不瀉。名乾霍亂。凡此皆三焦受淫也。下遏闌門則瀉。上遏賁門則吐。中遏幽門則不吐不瀉。治宜和陰陽。以淡滲之。以鹹軟之。忌辛熱。○脈多結促而代。或且暴閉。手足厥冷。此非死脈。**其乘所勝。則氣促急。暫而咯血。**火上迫肺也。**侮所不勝。小便癃閉。膚熱。暫而遺精。**脈沉實數。或右尺浮大。忌沉細。暑邪陵膀胱。則癃閉身熱。治宜五苓散。以鹹軟以淡滲而佐以辛行之也。邪陵腎命。則暫遺精。只宜平暑。不可收濇。**眞陰不足。乃暴中暍。**音謁○心火陽也。內含眞陰。是以心內含精汁三合。主用血。以灌輸經脈。離之爲卦也。眞陰足則火不過爍。而爲應物之主。外暑不得而犯之。故凡暑症。皆心虛也。暑中暍者。脈虛濡細。或且暴絕。面晦身熱。心煩心腹痛。血凝不行。俗謂之沙閉。治宜通利關竅。而重以鎭其陰。微用辛行鹹軟苦降。如行營散以嚏鼻之類。又宜於胸坎手足肘膝腕中。針出淤血。則暑隨以散。徐補心以熟鹽。用酸以破血淤。和其陰陽。**暑淫在內。外遏於淸。四肢怠倦。寒熱爭。**盛暑而貪凉。則暑淫在內。而清凉之氣。過之於外。脈亦細弱。然此宜勝其清邪。不專主治暑。宜辛香以達之。甘淡以滲之。如香薷青蒿扁豆澤瀉茯苓之類。今專用香薷治暑。抑知香薷非治暑藥也。

争不治爲瘧根。平胃散。清脾飲。實皆以理中焦和陰陽也。合小柴胡湯及平胃散。亦可以平交争之暑。别詳後。

盛暑煩渴引冷食寒。暑過於脾。交争亦然。盛暑必煩渴。只以苦茗瀉熱而升清。或烏梅菉豆之酸以收其散。且宜熱飲。若飲冷及啖瓜果過多。則爲冷所過而熱下遺於脾。脾受邪而木乘之。其脈弦或則雙弦。寒熱争矣。治亦宜平胃清脾。或柴苓合用。

争而下逼。乃爲腸澼也。痢傷氣白。痢傷血則赤。氣血交傷。赤白並作。痢之爲病。皆暑邪也。暑爲冷食所過。逼而下傷於脾。則積鬱而瘧。更下而傷於二腸。則刮削而痢矣。其人血熱。則小腸傷而痢赤。氣熱則大腸傷而痢白。小腸心之表而心主血。大腸肺之表而肺主氣。或以白爲寒。則大誤。痢病之脈。宜沈小滑弱。以本暑邪。且在下部病也。然過於弱小亦忌。若實大浮數。則皆忌。以邪盛也。治亦宜和陰陽。輕則薑茶散。重則木香黃連丸。傷血則宜歸芍及馬齒莧之酸以瀉肝木。傷氣則宜人參白朮及扁豆之甘以緩肝急。

凡暑必傷氣。脈微細。轉傷陰則脈弦。忌洪數實大。 經云壯火食氣。又火灼傷肺。又少陰之令。脈反細弱也。血併傷則脈弦。過於引飲。亦脈弦。火熾甚則洪數實大矣。洪乃心脈本象。亦忌之者。以暑邪過盛也。

濕淫

濕淫行於長夏。 長夏夏季也。自大暑後始行太陰濕土之令。至秋分而止。然土旺四季。如春而靈雨。夏而霉雨。秋有霪雨。冬有陽雨。皆濕令行焉。不獨季夏而季夏則多旱。要以旱後驟雨。則溽濕挾暑。暑實中人尤易病凡濕淫之傷。多在春夏之交。及夏秋之交也。

乘於心脾之虛 濕淫。土之氣也。脾土正氣不足。而濕淫湊之。心火脾之母也。火不足則不能生土。又脾土性緩。緩而命火不溫。則濕淫於脾。亦火衰故也。**濕之中**

人也。重著不行。濡輭浸淫。濕土之性。重墜居下。故受濕多自足起。故諸濕腫脹滿。皆屬之脾。脾與太陰濕土同氣。而胃又水穀所藏。脾不運則生濕。濕則腫脹而滿。猶土地不治。一暴十寒。則土亦濕而成泥淖也。脾脈自足而行於腹。故脾濕則足腫腹脹中滿。又坤卦爲地爲腹也。濕乘於中州。則腹大腹脹面黃。目下微腫。四肢倦怠不舉。土色黃。故脾濕則面黃。目眶屬脾。故濕停於中。則氣上溢而目眶下微腫。濕則體重。故四肢不舉。水穀不化。其因於冷。則陽轉虧。積而成寒。腹痛飧泄。脾不健運。則水穀不化。或更因食寒飲冷。則胃氣不生。食積成寒。停滯於中。時而泄瀉。腹常冷痛。肌肉瘦削矣。陽虧者。胃爲脾之陽也。其因於熱。則陰轉虧。鬱而成疸。反爲熱邪。其或更因濃酒燔炙。則脾力愈不勝。食積於中。鬱而成熱。乃有疸症。肌肉黃。目黃溺黃。汗出亦黃。四肢倦怠。此如晉醬晉麯之鬱熱而生黃衣也。陰虧者。脾爲胃之陰也。土無專氣分旺四時故從寒則寒從熱則熱食積泄瀉爲寒。脈濡緩或弦或滑。治宜苦温消導。然以補正爲主。黄疸之症爲熱。脈宜洪浮數。忌沈濇。治宜辛涼苦泄。如用茵陳青蒿之類。皆忌甘肥之味。

濕寒虧陽不嗜食食減肌削暑乃愈劇胃虧則食不能消。故食減。脾胃主肌肉。故肌削。得暑愈劇暑傷氣也。此正以長夏爲濕冷所行也。小兒謂之注夏。

濕熱虧陰善啖而不消癖乃生蟲飢則愈劇胃氣勝故善啖。脾不運故不消。濕熱所鬱則蟲生焉。如物陳久腐熱。亦生蟲蛆也。蟲類不一。如蛔蟲。蟯蟲。寸白蟲。尸蟲之類。或溢於皮膚則爲疥癬。或聚於二陰。則爲陰蝕。或上於口鼻。則爲鼻痔。甚爲尸蟲則癆瘵矣。惟蛔蟲又名長蟲。人常有之。蟲類喜甘肥香炒。聞香則動。得甘肥飽食則安。得酸則伏。而畏辛畏苦。飢餓及久無甘肥則動。動則絞腹而痛。甚乃上攻胃脘則心痛。凡蛔動之脈。時動時急不常。右關弦急。口角青。脣白。胃脈行繞脣也。治宜伏以酸。殺以苦。最忌甘肥香炒。然使君子榧子。亦主殺蟲。則其性有相伏也。疳蟲疥蟲。宜忌亦同蟾蜍蝦蟆鼠肉鯪鯉之類，皆能殺疳，以其食蟲也。**濕風相陵，逼下則瀉。**此春傷於風，夏而飧泄也。已見前風淫。**濕風相搏於經，爲痓。**痓音徑。○此風濕乘太陽經也。太陽浮於外，故濕亦乘之。其症發熱頭痛，肩背反弓項强，一如太陽傷寒，但不畏風寒，其發亦不專於冬月耳。治之亦如傷寒，有汗爲柔痓，用桂枝湯；無汗爲剛痓，用麻黃湯可也。**滯於肌骨，爲著痺。**風無恒性，濕無恒主，故相乘亦無定所。○痺症見前。**下濕爲腳氣。**濕注於足也。腳氣症亦類傷寒，有頭痛。脾脈雖不上頭，而脾胃相表裏，胃脈行於頭面也。亦惡寒，然發不以冬月，且足重也。腳氣究亦挾寒。有濕腳氣，腳浮腫；有乾腳氣，不腫而痛，筋緩筋瘓。浮腫得之受濕，則指按成陷，停久乃復；其或脾氣虛浮，則指按陷而隨復。治以二术之苦甘，補而能燥爲主；佐以甘辛行，收以酸溫。以濕注於下，故收之使上也。如羌活、防風、荊芥，皆治濕之藥，非獨風藥。木瓜、牛膝之甘酸苦，可行可收。更佐之以行血藥，各隨宜施治。**溢於膚，爲浮腫。**脾主肌膚，濕氣溢於肌膚，則爲水腫。治主苦燥以健脾。兼以辛行水。如五皮湯之類。以行皮膚之水也。

中氣虛甚。脾陰獨關。是爲鼓脹。鼓亦作蠱。從鼓爲是。以其外栫然大而中虛如鼓也。內經曰。三陰結謂之關。三陰。太陰脾也。結。陰甚也。關者。內不出也。今曰氣虛中滿。鼓症不一。形似實殊。水鼓得之濕。即上文水腫。腹及四肢皆腫。指按成陷。停久乃復。此健脾行濕而已。食鼓得之食積。冷而生濕。亦腹及四肢皆腫而色黃。有腹痛瀉泄。腹中或有塊。健脾消積可愈。然要皆脾虛不能攝濕之故。至若脾胃虛甚。中氣不行。則是太陰結也。四肢不腫而腹獨大。亦或四肢腫而掌心平滿。或臍反突出。腹有青筋。或下泄。或糞如羊矢。則敗症矣。水脹脈浮大而輭緩。食脹脈浮大而實。易治。沈實而石。難愈。氣虛鼓脹。脈多浮而細。有胃氣猶可治。沈而微細。則不治。○內經用鷄矢醴。收聚老雄鷄矢。炒至臭氣盡。用醴酒煎之。此方治諸鼓脹甚妙。雄鷄稟風木之性。以勝脾土之濕。而鹹以輭堅去積。苦以燥濕祛寒。加酒之辛熱。以鼓舞胃氣之陽。故治也。其或氣虛已甚。可佐以他補藥。如參朮之類。今多獨用攻破辛熱。非矣。愚謂可食雄鷄。但宜忌鹹味。以既失之濡輭矣。不欲其更輭也。**引飲不行溢於心膈爲痞滿**。此飲水過多。脾不能攝之故。心下痞滿。以手按之則輭。或亦挾食氣。水氣用生薑茯苓。食氣則枳朮丸爲佳。**濕侵心則怔忡**。不寧也。宜茯苓白朮以滲之燥之。**溢於肝爲支飲**。肝脈行於兩脇。濕溢之而引痛也。行之以蘇子白芥子。**濕餘爲痰**。濃爲痰。稀爲涎。又清爲飲。皆濕之餘所溢也。然內經有飲字。無痰字。實亦水飲之濁者而已。痰脈多滑。飲則多弦。痰亦不一。暴湧者爲風痰。水得風而湧起也。猝發令人暴仆。脈浮滑而大。或閉塞而代結。清冷咳吐而不甚濃。色白者爲寒痰。脈亦浮滑。或右關浮長寸上魚際。此必欬嗽。若濃而色黃者不寒。爲食痰。右關滑。濃甚爲熱痰。右脈宜洪而滑。時吐清痰不盡。懸掛如絲爲寒飲。脈弦。痰或帶血色赤爲火痰。脈洪數。痰結成塊成子。色青色黑。爲陳久頑痰。脈沈而滑。此皆本於脾。隨所挾而動。流溢無所不至。治法多主二陳。以辛行以淡滲。半夏之辛滑。本潤藥。非燥藥也。但恐過行則津液竭耳。若風痰則以膽製南星。膽引入肝。化以靖風雷之勢也。其挾於火熱。

則用貝母百合者。火氣上逆。若以泄之。貝母主療鬱結。是瀉心而泄逆氣。味苦。本燥藥非潤藥也。今人多不考其本矣。治頑痰則鹹以輭之。

痰逆而上欬嗽。痰生於脾。隨氣而上升於膻中。侵肺則欬。欬而嗽痰。然欬亦不一。風寒栖於皮毛。腠理不舒。則肺氣自熱而欬。此治在風寒。若心火上炎。逼肺而乾欬。治當酸以保肺。寒以勝火。若以泄逆。宜用五味子白芍枇杷葉二冬人參無疑也。有濕水上溢侵肺而欬。欬則肺脹面赤。得吐清水而後止。此當辛行苦泄。導水於高原。若止痰欬。則治痰而已。

上溢於高頭額痛。此亦類傷寒。痰挾風而上。胃為脾之表。而氣血皆盛。痰多行陽明經。陽明交於額會於太陽。故頭額痛。但痛鎖眉心如閉。此異於傷寒。其脈必右寸直上魚際。其治在痰。

溢陽明經痄腮。頰腫齒痛。陽明經所行也。此必挾風熱。宜甘桔湯加導痰瀉火。

滯而挾熱成瘰癧。痰結成核。遶於頸下頸間。累累成串。此濕痰挾熱而滯於陽明經也。

滯少陽經為馬刀。亦痰癧也。以形異名。痰挾熱毒。而滯於少陽經。自耳後下過肩而鎖於胸。少陽相火。

其熱尤甚。痰瘰至於破爛。多不可療。結成核。則宜鹹以輭之。辛以行之。使自消。毋驟破取。挾虛氣成瘻。氣逆而痰隨上。脾脈挾咽。故循咽而上聚於結喉之下。此亦類頑痰。宜鹹以輭之。○凡贅瘤亦多屬痰。然有血瘤。則不可破。流溢筋脈頑腫。如癰疽之類。但頑不甚痛。更挾熱毒爲流注。流腫不常至於破爛。多成不治痼疾。痰濕下注有痰瀉。糞中挾痰。腹常隱痛。時瀉時止。久而不愈。此屬寒。俗曰休息痢。實非痢。治宜苦溫。婦人經滯。或色淡白。或阻不行。脈濇。此亦寒痰。氣寒虛肥。暴阻經脈。乃有痰厥。即中痰也。脈閉絕。或代結。虛肥人多痰。凡濕孤陰。脈多遲濡。痰飲阻溢。乃滑。乃弦。各隨所挾。脈象不一。土無專氣。故各隨所挾。

燥淫

燥者。淒清之氣也。枯槁而非熱。蕭瑟而非寒。能使人適然而爽亦慟然而悲。燥淫人多以血熱之意視之非也觀內經於燥令多言清則可知燥者淒清之氣矣。其淫中人於不知。醫書鮮言及於清淫者。燥令行於深秋。自秋分後始行陽明燥金之令至小雪而止。三陰之令。每行後時也。顧自梧葉始隕。零露初白。而清氣已迎人矣。梧葉始隕七月。零露初白八月。是故夏傷於暑。及秋而涼風始至。乃有病瘧。經言瘧疾初傷於暑。繼得之沐浴清冷。客於經絡榮衛之間。清入與暑爭則表虛而作寒。暑出與清爭則表實而作熱。是以寒熱交作。榮衛流行。過其所棲之處。寒熱乃止。及其復與邪值則又復作瘧之因於清淫明矣。病雖寒熱往來。而邪則不必在少陽。與傷寒少陽經之寒熱往來。固不同也。瘧脈亦多弦。然以清淫束其暑氣故弦。非必肝脈也。治可主小柴胡湯。然以此調和其陰陽。亦非因柴胡為肝經藥也。瘧固多有痰。有食。然因陰陽乖爭。榮衛不和。故食不化而痰生。痰食非瘧之本原也。經又言風邪入於風府。客於脊骨。循節而下。愈下則愈遠。故發日遲。若退而日上。則日近。故發日早。遲則邪深難愈。早則邪退易愈。由此言之。則邪不在少陽經明矣。邪日下一椎。至腰脊則入於內。乃間日一發。俗曰三陰瘧。亦非也。秋月之風。必挾清燥之氣。然則入於風府者。卽清淫也。風府大椎上頸窪也。俗以瘧爲脾寒者。脾者肺之母。脾不足則肺金不足。肺之正氣不足。則燥淫湊之。肺主皮毛。脾主肌肉。脾肺不足。腠理不密。清冷之氣易入而栖之矣。是其本則脾肺之寒也。故燥淫之初入。平胃散清脾飲皆有可用。已瘧則宜小柴胡湯和之。久而深。則治在燥不在暑。宜酸以補肺。甘以補脾。若四獸飲之用六君子烏梅是其治也。或主首烏。澀味與酸同效。是亦其治。如雜用方藥。則宜乎瘧之難愈矣。

燥淫愈深。瘧作間日。暑微多寒。燥微多熱。肺胃氣虛。乃有獨寒。肺主氣而胃者升氣之本。氣者陽也。陽虛而清燥之淫獨爲寒瘧。治宜酸溫四獸飲是也。更入於陰。伏爲瘧母。此則由腰而入。更不在肺脾而在肝腎之處也。欲治瘧母。宜八味地黃丸。瘧母者。少腹臍旁。成塊如痕。或有或無。微感清寒。則復發也。〇獨熱不寒者爲癉瘧。此得自冬月。乃風温之類。與秋瘧不同也。**夫金自火伏**金長生在巳。又小暑後逢庚爲三伏。皆金伏於火之中也。**夏革秋承。**金承火之後也。**驟而揫斂潦盡潭清。**秋氣如此。**乘於脾肺之虛。**燥淫金之令也。肺金之正氣不足。而燥淫湊之。脾土肺之母。脾不足則不能生金。脾主肌肉。肺主皮毛。主氣。肺氣衰短。肌理不密。則清燥乘之矣。**是故諸燥皴揭龜**音麇**裂。毛髮脫落。皆屬之肺。**皴揭。皮枯而揭起也。龜裂。肉緊而坼也。肺主皮毛。脾主肌肉。清燥則皮起而肉裂矣。毛髮脫落。如木之經秋隕霜而枝葉脫落也。**乘於肺。肺痿。**痿者。下厭枯縮而不能舉之意。肺痿者。肺葉下垂。時乃相著。則癢而咳。無痰或吐清汁。脈浮虛緊數。此清燥之氣栖於肺。非火熱也。故仲景治以生薑甘草湯。或加芍藥。所以補斂肺氣。而温潤以勝其清燥也。肺痿與肺癰異。癰則屬火。今人同類共視。失之矣。**其乘所勝則筋痿。**肝主筋。痿者。筋緩不收。足膝無力。時或酸痰也。此宜辛温甘温以補肝而已。**指爪斷裂**爪甲。肝之餘也。**侮所不勝。則心悲**肺之情也。**善忘**。血不足也。

血澀不行。血因清燥而不行。此即脈痿也。心主血脈。治宜甘鹹溫。**血不行則有經閉。**經閉有寒有熱有痰有濕。而因於清寒者爲多。如月事方至而沐浴清冷。或飲食生冷。則經閉。此則感於清而爲燥也。經閉者其尺脈必濇。

氣血皆清。肌肉乃削。肺傷於清則氣衰颯。氣不倡則血不和。氣血皆收斂。則經脈皆澀。肌肉不榮而枯槁躄縮。此即肉痿也。

清燥寒濇。命火乃微。精髓不充。則脊骨痿縮矣。此即骨痿也。燥爲金氣。收斂就衰。故其淫之爲病如此。今罕有知者。

酒醋臥地。乃成大癘。癘。癩也。今曰大麻風。凡飲酒大醉。則腠理開。或臥冷地。淒風入之。客於肌肉經絡間。不入不出。久之毒發。則朽腐爲癩。此病每始於腿有一塊頑肉。不痛不癢。及成則肉起屹峪。徧而周身。久乃潰裂。至於鼻梁傾。足掌穿。是皆燥淫之極。故凝澀燥裂。眉髮皆脫如此。人不知其爲燥淫之極也。方其初起。可以鹹輭之。以辛散之。如烏蛇蘄蛇之類。久則不可治矣。凡燥脈濇短。其浮毛爲安。沈濇則忌。濇短。肺金本象。然過濇則大忌也。

火淫

人生火也。命門之火。爲生命之原。肝膽脾胃三焦。則皆相火所行。靜則安。動則淫。此本人身之火而言。七情拂鬱。飢飽勞役。火生於化。憂喜之過。火注於心。拂怒之過。火鬱於肝。思慮之過。火結於脾。過飢則火自胃生。過飽則火自脾作。凡有勞役。皆自生火。醇醪燔炙。男女房慾。火因於外。濃酒炙肉。以外火引內火。至於房慾。慾遂則水衰火炎。慾不遂亦火動而水不能制也。炮傷火炙。肌骨損壞。火遏於形。凡湯炮火燒。固是火淫。即跌傷打傷。亦屬火淫。以氣血有所滯。則火鬱也。是以諸瘡痛癢。及諸血沸溢。皆屬之火。諸瘡腫癰疸。皆火也。火重則痛。火輕則癢。火鬱於陰。則其痛沈沈。諸血沸溢。如吐血嘔血咯血衄血下血溺血。皆血之爲火所逼也。**乘於腎命之虛**。腎虛則命火無制而失所居。命虛則火失所本而妄行且游散矣。**其浮而上乘於所勝。則氣高氣逆乾咳。**肺主氣。火炎上則氣高而逆。肺受火灼。乃有乾咳。其脈右寸弦數。或洪大而長。治宜保肺以生水。兼用苦以降泄。如人參二冬五味子枇杷葉白芍貝母百合之類勿忌。

衄血。鼻血也。自氣喉而上。則上溢於鼻。輕者可外止。如棕灰紅紙灰乾榴花之類。重者必須清肺泄逆補腎水。

咯血。咳而咯之。血和痰出。此亦有因咳傷肺或喉破而出者。然究屬之火。

吐血。偶吐數口。

嘔血。大吐血多不止也。此皆血由肺系自咽而出者。咳血亦屬心火。嘔血則兼胃火。然皆傷於肺金。血熱脈必弦數。或兩寸獨數。或兩尺虛浮。則傷本矣。細數沈數皆凶。失血後必芤大。若更洪大數者亦凶。治宜酸以保肺瀉肝。如赤白芍烏梅之類。苦以降火堅腎。如黃芩生地黃連之類。甘以緩之。如人參甘草二冬之類。若因酒而動胃火者。可用泉水之寒以折之。不宜執甘溫以除大熱之說也。**其遏處下。侮所不勝。則夢泄遺精。赤白淫濁。**夢交因於心。然相火承君火而動。動則精遺矣。其有少年體壯精滿而遺者。此自無害。不必治。有因心散用血之過而遺者。宜交其心腎。如補心丹之類。有心淫而遺者。宜收其心。有命火獨盛。腎陰不固者。則宜堅其腎。如六味丸及加知蘗之類。此皆不妨用寒凉而不宜過用收澀。蓋收澀者抑其標而已。而堅腎者乃固其本也。至於赤淫白淫白濁。則火熾已甚。其亦有痰濕雜居而然者。然要屬之命火。治當以堅腎爲主。佐以辛潤行之可也。亦有腎寒而精滑遺於不覺者。此則當主桂附八味。凡命火勝者。脈右尺必洪數。左尺必浮虛。或兩尺洪數而實。其兼痰濕。則脈見弦。或濇或緩大。若腎虛寒。則兩尺沈微矣。凡脈弦洪實大者順而可治。沈微細伏則難治也。**遺於膀胱。癃閉尿血。**治用五苓七氣。**行於肝膽。婦人崩漏。**肝宜而腎不藏也。治宜甘以緩肝。苦以補腎。亦有氣血衰憊而崩漏者。則治之又宜甘溫。**久乃血枯。**血枯必作勞熱。則難治矣。

鬱乃上逆。亦吐血也。難治。行於胃。善肌善食。此可折以苦寒。或用辛甘以升陽散火。鬱則反胃吐食。此多由酒傷。宜散火和胃。行於三焦。則有三消。上消煩渴飲水無節。中消善飢。食後則餓。下消多溺。飲一溲二。此大熱之症。脈洪大數可治。若反沈細數則不治。濇則不可救矣。治此折以苦寒。佐以甘緩。勿疑。二火合炎。煩燥並作。君火則煩。相火則燥。心不耐煩。且燥動而渴。欲入水中也。如口渴飲水。脣舌焦裂。身體壯熱。此折以苦寒無疑。即或手足厥冷。脈伏不見。然有渴症。仍從熱治。勿忌苦寒也。若煩燥不渴。雖六脈洪大無倫。身有壯熱。然脈必虛浮不實。此陰盡而二火浮散耳。可大用桂附八味也。獨煩不燥。神明失宅。此則無根之火。治之爲難。若但覺虛煩。可和以梔子豉湯。乘於大腸。腸風痔漏。此亦多傷於酒。使火灼金也。腸風便血。先糞後紅者。多屬虛火。先紅後糞者。則實火矣。大便閉結者。亦實火也。有虛閉者。氣虛也。便而大腸下突。大腸虛甚也。實火宜折以苦寒。槐花地榆之類。虛火宜補以甘肥。佐以苦寒。可也。熱閉行之以辛。滋之以潤。如當歸生地郁李仁之類。其尤甚而血焦結者。其脈洪實。則桃仁承氣。滋陰承氣。皆可用。其虛閉者。則補以升提之。用甘溫可也。痔漏之治。與此同。若至於割削則難矣。**結於三陽則有噎膈。**經曰。三陽結。謂之格。格者。外不入也。三陽。太陽也。手太陽小腸。火也。足太陽膀胱。水也。水火之際。是爲闌門。酒色甘肥之傷。或加七情拂鬱。則內外之火。交結於闌門之間。小腸枯涸。幽門不通。食下至胃。反吐而上矣。胃火亦作。賁門不納。則食至胃口反吐而上矣。賁門血枯。咽膈不利。則食入遂吐矣。治宜早散其鬱。而滋之以滑潤。如貝母蜂蜜人乳牛乳地黃汁韭汁薑汁之類。不可以香燥之味。取快一時也。如或欲用溫補以滋氣血。則惟六君子湯重加人參可間服之。**上逼咽喉則有喉痺。**經曰。二陰二陽結。謂之喉痺。二陰少陰。心腎也。二陽陽明。胃大腸也。心腎經脈皆挾咽。而咽則下通於胃。凡此二經之火。結聚而上逼。則有喉痺矣。咽喉飲食所從入。而火性急速。咽喉卒腫。此最急之症也。治法急宜針破其腫。吐去紫血。則火從以散。并用冰硼散

吹之

壯火食氣氣虛血涸乃成骨蒸

經曰。少火生氣。壯火食氣。火盛則氣虛。血亦日涸。氣虛則外畏寒。血涸則內生熱。寒熱交作。深入於骨。或子午潮熱。手心勞宮。脚心湧泉。常熱。是謂骨蒸勞熱。此瘵症也。傷於七情及勞役者爲多。心腎皆少陰火。而腎中命門相火。骨髓血脈。皆爲火灼。故至此。其脈或浮大。或沈微不同。而要皆弦數。浮大猶易治。沈細浮數則難治矣。治此自宜壯水以制火。如濟陰丹黃蘗知母及銀柴胡地骨皮之類。皆所當用。世俗畏忌寒涼。欲盡卻之。非也。如察其氣已虛而熱不甚。欲補氣以倡血。則參連湯或加人乳。亦自對症。或未至骨蒸而有成瘵之漸。則常服六味丸爲最穩。或相火浮散上逼。而尺脈反無根。則宜重用桂附八味丸。以引火歸源。若尺脈不浮。而右尺實數。則必不可用桂附矣。或腎水獨虧。而相火不甚。欲清金以生水。則六味加五味子麥冬。是亦可也。若相火獨行於厥陰肝及心包。則逍遙散加左金薄荷。趙養葵之論甚允。如只勞心用血之過。則天王補心丹爲良。如心腎不交。自汗盜汗及不寐。則歸脾湯溫膽湯皆可。如果氣血兩虛而勞熱不甚。則八珍湯亦可。然此治其標矣。若但氣虛。則宜甘溫補氣。然氣虛而血不虛。相火不炎。必無骨蒸勞熱之症。勿執甘溫能除大熱之言。謂寒涼為必不可用也。**火傷氣血。毒聚於肺。有肺癰。**右寸脈必洪大或數。此必肺間痛。咳吐膿血。喉中血腥。其未成癰。則肺間痛而已。仲景治此。以甘桔湯吐之。蓋火已僭上。故可因而越之。且能緩能散邪而解毒也。餘若薏苡蘆根白槿花之類亦良。若脈見毛濇則肺已平而癰愈矣。〇甘桔湯以甘草為君桔梗為臣。重用甘草兩餘。乃得吐。今只用數分。則不見效矣。**聚於腸。腸癰。**脈同肺癰。其少腹腸間痛。大便見膿血。即腸癰也。可用桃仁承氣攻下之。此二症多得之於濃酒厚味。**循行經絡。結聚筋骨。為疽。**毒之平腫無頭而硬。色白不甚紅。痛深而不大者曰疽。治疽必用大劑溫補氣血。如八珍十全之類。以內託之。待其掀腫。毒氣外達。而後可以外治加解毒藥也。**聚於經脈。為癰。**毒之高腫有尖。色赤盤大。痛甚於外者曰癰。治癰宜急於解毒。不妨用寒涼。〇癰疽之異。毒有淺深耳。非癰發於腑。疽發於臟之說。但所在各有經絡。治者宜分別用藥。發於皮膚爲瘡疥。此凉血解毒潤燥。或兼以殺蟲而已。火毒急發則有疔瘡。此亦濃酒炙食之毒。或兼思慮憤鬱所發。其瘡必循經絡。見有紅絲。用糞蛆搗塗。或蟾蜍肝。或敗琉璃炙研和冰片塗之。皆效。毒乘氣熱有游丹。此非瘡非腫。獨見紅赤一片。漸流漸大。肌熱。此火之獨發於氣者。輕可敷以水中苔。重則解以三黃湯。淫毒之發有楊梅瘡。瘡形似楊梅也。古無此疾。後世自南蠻傳染。今治之多用五虎丹。雖愈於一時。而積毒結聚。乃不可復救。腎水虧亡乃暴中火。已見風淫下。火傷火炙得之於外而已。火炙傷只用凉血解毒藥塗之而已。若火氣內攻。則服清凉解毒之藥。且加以升散。乃爲宜也。凡火脈洪數浮輕沈重微細乃凶無倫凶。微細是氣血衰也。無倫是火無制也。

七情

知則有情情流傷化故過喜神散散者收之過喜傷心宜酸以收之如五味子酸棗仁之類或佐以甘苦生脈散最佳過怒氣墳急者緩之墳高也過怒傷肝宜甘以緩之如甘草蔗漿蜂蜜之類或佐以酸收如芍藥之類隱憂氣鬱鬱者宣之隱積也痛也多憂傷心包絡宜鹹以輭之如知母元參龜版阿膠之類佐以辛行如石菖蒲之類沈思意結結者緩之多思傷脾宜甘以補之如人參甘草芪朮之類佐以苦辛補中益氣湯最妙悲哀魄斂斂者泄之斂聚而上滯也悲哀傷肺宜苦以泄之如貝母沙參桔梗苦茗之類佐以甘緩如人參之類大恐精沈沈者潤之大恐傷腎宜辛以潤之如肉桂乾薑及酒之類佐以鹹如龍骨澤瀉之類乍驚魂離離者鎮之大驚傷膽宜酸以收之如棗仁烏梅芍藥之類佐以甘淡如茯苓甘草及辰砂金銀器之類要以心者神明之主七情之過皆生於心而還而

傷心。心有主則因物以付而情不傷。此非藥餌所能及也。

五勞

生實勞人。形搖精疲。是故久視神勞。神不足補之。心用血而藏神。神注於目。故久視則傷血。用血過勞。則心枯矣。心欲輭。宜鹹以補之。鹹能散血輭堅。則血足供心用而不勞也。古方孔聖枕中丹甚妙。神已勞瀉之。輭而難用。則苦以瀉之。堅腎水以濟心火也。古人如柳仲郢母之苦參黃連熊膽丸最佳。即天王補心丹。亦瀉心之藥居多。久行勞筋。筋不舒補之。肝主筋而藏血。筋得血而始柔。而足膝爲筋之會。肝木主動。過動則筋疲矣。肝欲散。宜辛以散之。辛味能潤能行。故舒筋活脈。古之用四物湯是也。筋已勞瀉之。散而難收。則酸以收之。故木瓜牛膝以治脚氣最神。牛膝亦有酸味。久立勞骨。骨不強補之。腎主骨而藏精。精充於骨。故久立則傷骨。作強已過而腎憊矣。腎欲堅。宜苦以堅之。苦能燥濕固精。則骨可以作強而不勞矣。古人六味丸其最也。**骨已勞瀉之。**堅而難用則鹹以瀉之。補心火以行腎水也。如澤瀉之類。古人龜鹿二仙膠最妙。**久臥氣室氣不足補之。**肺主氣通息於鼻。而氣大會膻中。肺金主靜。過靜則息之勞。而膻中之氣室矣。肺欲收。宜酸以收之。酸味能斂氣膻中氣調。則肺得其治節。而不勞矣。生脈散是主方也。**肺已勞瀉之。**室而不行。則辛以散之。如二陳湯所以行室氣也。**久坐脾困。脾不厚補之。**脾主運化水穀。生氣血以充盈肌肉。脾氣厚乃能含物化光。然脾土主靜。過靜則脾不運而生濕矣。脾欲緩。宜甘以緩之。從容積厚。則脾厚而運化不勞矣。四君子湯是其選也。**脾已勞瀉之。**濕而不運。則苦以燥之。古健脾丸實多瀉脾藥也。**夫治於已然。不若養於未然。養於未然者。儲精於恆滋化之源也。精不能不用。形不能不勞。寡雜慮則耐久視而血不傷矣。**雜慮寡。則神不妄馳。血不妄用。而耐久視。戒暴急。則耐久行而筋不傷矣。從容有序。事自不勞。如行路者。心急行速。則其勞倍甚。事雖急而行以從容。自不勞而至。鮮房慾則耐久立而骨不傷矣。色慾寡則精不勞耗。骨髓充滿而耐久立。慎言語則耐久臥而肺不傷矣。言語少則氣不勞耗。雖或安臥。而息亦自調。聖人食不語寢不言。亦所以養肺也。節飲食則耐久坐而脾不傷矣。飢飽有節。則脾胃和調。脾自從容運化。雖久坐而不勞也。是存乎善養生者。

先天後天陰陽氣血論

生人之原。本諸腎命。男女構精。人每言父精母血。實則男女皆有精。兩精相合而後胎成。但更藉母血以養之耳。精以成魄。魄體質也。精之凝而為胚胎也。神亦注焉。夫婦交構之時。其神必并注焉。心火動而相火隨之。相火搖而後精行。精行而命火隨之焉矣。魄乃載魂。魂神氣也。〇此大意略本左傳及老子。是故天一生水。腎精之動。還成兩腎。地二生火。神之所注。存於命門。水火合撰。魂魄交營。魄即腎水所凝。魂即命火所行。魂動生木。魂動於魄中。水之生木也。故魂行於肝。魄靜生金。魄附於魂中。金之承火也。故魄藏於肺。肌體乃具。全體成人。即天五生土也。心用神明。心君之火。即命門火之精華所升騰而照物者也。此先天所以滋化也。先天稟諸父母。保合太和。存乎其人。先天所稟之厚薄。有不可强者。人但順養之而已。不知所養。則先天之化日虧。有非藥餌所能補者也。〇滋養先天。惟六味八味二方爲最。腎水虧者。六味地黃丸。命火不足。則桂附八味丸。其他補腎之劑。皆不及此也。兩腎中間脊骨凝豎下有七椎。爲根爲骶。自命門而下七椎。如木之有根柢。上十七椎上通髓海。自命門而上十四椎。至頸爲大椎。大椎之上。仍有三椎。合之則十七椎。合上下言之。則二十四椎也。自頸而上。上結巔頂。頂骨含髓。是爲髓海。自頂前下額。乃極於鼻。腎水生木。肝成筋附。命火生土。脾主肌肉。肝木生火。心神乃足。脾土生金。肺乃上覆。此皆自下而上。略已見前。太淵分三部。寸關尺以診脈。其次序亦如此。五臟既成。六腑斯備。四體百骸。九竅咸具。魄營視聽。魂運呼吸。有動有爲。能飲能食。胃爲中宮。飲食所入。小腸化導。膀胱滲濕。下極大腸。糟粕以出。膽獨清淨。挹爲青汁。命火所行。三焦受職。此六腑之官。亦略見前矣。然而五行之用。待土而成。惟飲惟食。恃以養生。食味歸化。化者五臟之化。如精神魂魄。及腎堅心輭肝散肺收脾緩之類。食氣歸形。形如骨筋脈肉皮毛及氣血之類。○此二語本自內經。**穀入於經。脈道乃行。**化穀之精以成氣。而穀氣乃周行於周身脈道間也。**水入於經。血脈乃營。**化水之精以成血。而血乃周行爲通身血脈也。○此四語略本張仲景。**是故後天之養。脾胃爲主。**飲食之養生。藥餌之治病。皆先由脾胃而後布散各經。此人力所可栽培者也。故凡醫之用藥治病。自當以甘補爲主。以養胃氣保元氣爲先。古方中往往必用甘草者。正所以補脾胃。非如俗說之調和眾藥云也。補養脾胃之方。以李東垣之補中益氣湯爲最。方中有補有行。以治他病。可隨宜加減用之。餘方皆不及也。○趙養葵醫貫。亦先天以六味八味爲宗。後天以補中益氣湯爲宗云。**要以兩腎元水眞陰在下。命門元火夾而中處。**火處水中。乃不致過佚而有所妄行。**如竈恆燃。如薪傳炷。膽木肝風。風火相與。**相火行於肝膽。**聚而上行。以胃爲釜。火炎釜下。乃烹乃煮。**是故飲食減少。

脾不運化。實當責之命火衰微之故。**脾生於火。又以防水。**此又如竈之有堤釜之有甑。所以聚火氣。而防水之沸溢。以致散流也。**挹其精華。輸灌臟腑。**挹取水穀之精華。即所以爲氣爲血也。**精氣爲氣。升自於胃。火會膻中。熏蒸於肺。**膻中在膈上當胃之賁門上口。膻中之上。則肺爲華蓋。故受胃氣所輸而主氣。乃以徧輸臟腑。而行於周身也。**分布周流。雲行雨施。**此言氣之流行。如雲行雨施。如釜甑之有蓋。則氣之上蒸者復布於下。無不周徧也。**精者爲榮。榮於經隧。**榮亦作營。經隧。十二經脈之道也。此又精氣之尤精者。十二經絡。周貫臟腑。精氣營於經隧。則穀氣之徧行於周身而輸灌臟腑也。此可合前十二經絡條考之。○人多以衛爲氣。營爲血。非也。營亦氣也。但血則循行營分耳。**悍者爲衛。衛於經外。**此精氣之悍者。不必循經絡。而行於經絡之外。如捍內而衛外焉也。衛氣行於腠理肌肉之間。腠理賴以充實完固。凡悍者居外。精者居內。物理皆然也。**喉舌語言。**

鼻息呼吸。皆於是乎稟之。此又氣之資於外用者也。其糟其粕。濁而下行。此言穀之糟粕。小腸分沁。小腸之火。又爲之分沁其濁水。達之魄門。糟粕自大腸而達於魄門也。〇大腸與肺相應。肺氣行。則大腸之糟粕能出。肺氣不行。則大腸亦祕。而糟粕不得出。是故氣本始於命火。達於肝膽。爍於胃中。滋於穀食。會於膻中。萃於華蓋。布於經絡。下於下極。而腎復納之。氣盛於胃而主於肺。氣主動而肺之收斂者主之。腎之閉藏以納之。如物之生於春夏而成於秋冬也。欲益氣者。和胃爲主。而肺資爲用矣。益氣之劑。如補中益氣湯。次則四君子湯。六君子湯。實皆和胃之藥也。水氣爲血。挹之自脾。上會膈俞。心包受之。膈膜亦當胃之上口而連於心包。膈自下盛。包絡上蔽。心包受脾血所輸而主血。乃亦以徧輸臟腑而流溢於周身也。〇氣陽血陰。血隨氣行。分布周流。

惟氣是隨。氣之所至。血亦至焉。視聽清明。足行手持。皆惟血是滋焉。經云目得血而能視。耳得血而能聽。掌得血而能握。足得血而能行。正謂此也。精血之餘。遺為五液。已見。滲於筋骨。以利關節。津液行於外。則為涕淚涎汗之類。其存於中。則亦以滲筋骨而利關節也。穢濁下行。小腸分泌。滲於闌門。膀胱以出。小腸與心相應。心血和則小腸能滲便溺。心氣不和。則小腸亦泌。而便溺癃閉不得出矣。膀胱主津液。其輸灌以時也。津液之藏於膀胱。如腎之納氣。五液又皆存於膀胱以分布筋節。其尤穢濁者。則竟自膀胱而下出。是故血本始於腎水。行於肝木。制於脾土。滋於水飲。會於膈俞。萃於包絡。布於經隧。以會於肝。而肝復藏之。血化自脾而主於心。血欲靜而肝之升散者藏之。心之神明用之。如水之凝冰。待春而冰泮。盛夏而水乃盛流。資用以灌溉草木也。欲

補血者。和脾爲主。而心肝資爲用矣。補血之劑。如四物湯。次則歸脾湯及養榮湯。然實皆和脾之藥也。要之先天本也

天癸娠孕

男子八歲而齔。齔音襯換齒也。齒者腎之餘。腎氣初成而齒換。男子陽也。陽遇於陰而腎氣始成。八者少陰數也。十六歲而精通。則有父道。精藏於腎。腎氣大成。則精通矣。十六歲二八也。

女子七歲而齔。女子陰也。陰遇於陽。而腎氣始成。七者少陽數也。十四歲而天癸至。則有母道。十四歲。二七也。天癸。經血也。每一月而一行。故又曰月經。癸者水也。血亦水也。亦腎氣大成而精通精通而天癸以行。但女子精不妄泄。而經血有徵。故特以經血言之。○按血藏於肝。非屬於腎也。然天一生水。陽動陰中。則爲生木之始。腎主閉藏。肝主宣泄。閉藏者既滿。而宣泄即隨之。猶冬至以後。而草木萌動。冬春之

際。而冰泮水流也。是故女子天癸將至。則血華於色。太衝脈盛。皆肝氣之生生故也。然古者男子生三十而有室。女子二十而嫁。言其極也。言男子之娶不踰三十。女子之嫁不踰二十也。○以上略本素問及家語。亦養以充之也。胎以精成。血以養胎。此亦天一生水。水乃生木之理。是故天癸不調。無能成孕。盈虛之際。六淫感之。七情傷之。則生氣僨矣。經血既盈而行。已行則虛矣。所謂盈虛之際也。此時而感於邪。則邪感乘虛而入。經血所以不調也。最宜愼之。過多血敗也。肝不能藏也。過少血竭也。血不生也。此二者多起於七情之傷。先時熱也。後時寒也。色青風也。色白痰也。淡白而已。非眞白也。色紫熱也。色黑熱甚也。紫有結而成塊者。黑者或色如淤泥。或多或少。或先或後。責之肝風。風性不恆。故啟閉失常。○察知所病之故。則調經養血可以隨宜而施矣。**閉絕不行。則生道息矣。**凡經閉者。大宜宣泄。如雄鷄馬蘭湯之類。其或氣血虛竭。則八珍湯可用。子宮寒甚。則桂附八味可用。○大抵經寒者則不受胎。必宜溫之補之。經熱者能受胎。而多半產。宜以辛寒之味平之。然又有四季經者。有暗經者。有不行經而能受胎者。此又人所稟之不同。不可以一例論也。

月盈則虧。月朔生明。生明之際。胎孕以成。婦人經事應月。故以月之盈虛喻之。經血方盈。則盈而將傾。必不復能受胎。及乎月事既行之後。則舊血既傾而已盡。新血方來而日滋。此時而男女構精。則新血之來而日滋者。有以養胎而胎成矣。其或慮氣血虛寒。則歸圓酒於行經後服之最妙。

火以水居。未交之先。腎水閉藏。命火以之而居。**水以火行。**方感之際。心神注焉。命火乃動搖。而腎精因之以出。**以木吸水滋。**木能吸聚水氣以上行。如龍升而雲雨從之。男之宗筋。女之廷孔。皆厥陰肝木之所行也。故宗筋抽動。而腎精由之以出。二精既合。如果實之有萌芽。而新至之血。又日滋而養之。**火附木生。**此即陽之來而日滋。如雲雨作而雷奮。百果草木皆甲坼也。故肝木亦相火。而木又生火也。○精藏於腎。而實動於命門。命門當十四椎而通於脊髓。脊髓即精之所充。而腎主骨。骨之藏髓。猶腎之夾命門也。然則命門自當有精道。前通於宗筋。古醫書之圖臟腑者皆有之。惟李士材本則謂不然。蓋李氏以命門之與宗筋。當中有直腸隔之。精道無由踰大腸而達宗筋故也。愚謂精道亦何必有形。但宗筋搖而精自來注之。非大腸所能隔也。胎孕之或男或女。或謂經行之後。一日則得男。二日則得女。或謂左受胎成男。右受胎成女。此亦皆臆說。竊謂陰陽之運左旋。精行要皆自左。男精左行而女精迎之。則陽生之方成男而胎俯。女精左行而男精會之。則陰生之方成女而胎仰。男之左旋自震而向乾。女之左旋自巽而向坤也。

是故受胎一月。如露如霧。厥陰肝養之。母足大指麻木。太衝動盛。尺脈數頭痛。

如露。精凝而白。如霧。其氣之氤氳也。受孕自厥陰肝。故肝先養胎。肝脈起於足大指。故大指麻木。肝脈動見太衝。血有所聚。故太衝動盛。其尺脈始數。腎

水生木也肝脈上於巔故有頭痛

二月始具形少陽膽養之始嗜酸或口苦寒熱太息 始具形有頭及四肢之形也凡養胎之氣皆陰先陽後由闔而闢也始嗜酸木味酸血熱故欲得酸以斂之也口苦膽氣上溢也寒熱少陽經在內外之間故或寒或熱也太息者火盛而氣促也

三月男女可別厥陰心包養之心中時動掌心熱脈始滑數劇則心痛 心包脈行於掌心火盛故掌心熱而甚則心痛也熱則經脈沸騰故脈滑而數

四月四肢具七竅備少陽三焦養之氣上逼子懸心痛或則子瘖或發熱甚惡食氣劇則胎墮 三焦相火也火上行則子不安故子懸逼而上氣逆而心痛也心脈挾咽故或有子瘖者此不必治產則自愈惡食氣者火上廹也火熱甚則胎墮矣

五月筋骨悉成太陰脾養之脈不滑而數子腫或足出水 脾脈當緩而反數者血以

養胎而燥急也。太陰土濕。故有子腫及足出水之病也。六月毛髮備生。陽明胃養之。衝陽動盛時發熱。劇則胎墮。衝陽。胃脈所動見。陽明經氣血皆盛。且亦相火所行。故病或發熱而防胎墮。七月子能運動。魂氣足。太陰肺養之。太淵動盛大數。病氣促。有產者。體魄備而後魂氣足。太淵本肺脈所動見。至此則寸關尺皆大盛也。肺主氣。故病氣促。魂魄皆足。故有產者。凡氣虛者其血多熱。氣虛血熱。則不足月而產。八月大動陽明大腸養之。病或轉胞。有產者。轉胞者。胎動壓膀胱而不得小便也。○七月產可育。八月產多不育。燥金之氣非所以生物也。九月少陰腎養之。精神乃足。十月太陽膀胱養之。而子產矣。子氣始終於水。而太陽膀胱津液所藏。產母資其津液之行。然後胎滑而能出也。凡經養胎。疊至而非代禪。其氣血以次來滋。非彼代而此謝也。氣血多熱則驟至而不足月氣血多寒則過月氣血平和彌月而產。有血氣甚足而至過月者其子氣厚也。有孕忌毒熱。胎前多熱。嚴正爲好安靜爲寶。如古人胎教之類。勞逸有節以和氣血。有孕不宜過勞然亦當時時動作而不可過逸也。養胎之藥以和氣血爲主而尤當養血如四物湯加白朮黃芩之類或更加黃芪爲妙其肥盛之人或用瘦胎飲然此皆破氣之藥非所宜用大概以和平血氣爲主臨產之際尤宜安靜從容凡夫橫胎逆產皆躁急之過也。催產以芎歸散爲佳。既產而後則忌寒涼惡露未淨導使下行。胎產之時恐惡露不盡則百草霜童便和酒飲之最良有血積成塊而痛者苦藏可以治之亦以鹹味能散血軟堅也然非此則不宜鹹。其有外淫病以當藥有故無隕亦無隕也無庸過忌矣。要亦以顧胎產爲本。

五運六氣

五運六氣內經言之甚詳而先儒或不之信然以氣類推之則亦或有然者醫者不可以不攷也其不盡應則所處有東西南北之殊如南方多暑北方多寒東方多風西方多陰土地有燥濕高下之異處高則多風寒處下則多濕熱下濕則春夏之氣常存高燥則秋冬之氣常存又有餘不足勝復鬱發之際每乍變其常而非可一端盡如陽則有餘而氣先至甲丙戊庚壬之歲也陰則不足而氣後至乙丁己辛癸之歲也氣有餘則乘所勝而侮所不勝如木盛則乘土而侮金火盛則乘金而侮水土盛則乘水而侮木金盛則乘木而侮火水盛則乘火而侮土也氣不足則所勝侮之所不勝乘之如木不足則土侮之而金乘之火不足則金侮之而水乘之土不足則水侮之而木乘之金不足則木侮

之而火乘之。水不足則火侮之而土乘之也。氣乘所勝爲勝。子復母讎爲復。如以風勝濕。風勝清復。以暑勝清。暑勝寒復。以濕勝寒。濕勝風復。以清勝風。清勝暑復。以寒、勝暑。寒勝雨復也。不足之歲則有勝復。有餘之歲則無之。鬱而發者。兩間之氣。有升有降。而或爲司天在泉之氣所過。則鬱而後發也。又主客相乘。有相生相克比和之不同。相生則氣和。相克則氣暴。客克主爲順。主克客爲逆。又運氣迭推。有此盛彼衰。彼盛此衰。平歲之異。故化氣與司天之氣同則爲天符。干支所屬之氣同則爲歲會。化氣與在泉之氣同。爲同天符。地支所屬與在泉之氣同。爲同歲會。惟化氣及地支所屬。及司天之氣皆同。如戊午戊寅戊申己丑己未之歲。則曰太乙天符。其氣最烈。故運氣之變。又不可以一例盡也。

大抵如周禮內則所云春多酸。春氣行而肝木旺。恐木氣過而侮金。故酸以瀉肝而補肺。**夏多苦。**夏氣行而心火旺。恐火氣過而侮水。故苦以瀉心而補腎。**秋多辛。**秋氣行而肺金旺。恐金氣過而克木。故辛以瀉肺而補肝。**冬多鹹。**冬令行而腎水旺。恐水氣過而克火。故鹹以瀉腎而調以甘滑。甘土味。土兼成五行。甘兼補五臟。故四時補心。皆用之。淡滑者滋味之本。得氣於天。故四時皆調以甘滑也。甘味多緩。亦能生濕。淡滑又以滲濕。則甘無患過緩矣。是亦即內經所謂升降浮沈則順之。寒熱溫涼則逆之。毋伐天和之旨也。及夫多風多暑多雨多熱多涼多寒之歲。則因時調燮。毋助其亢。如多暑之歲。則勿用熱藥。多寒之歲。則勿用寒藥。多雨溼之歲。則藥宜燥濕。多風之歲。則藥宜祛風。俗有云。春不麻黃。夏不蔡。亦是此意。但不可泥耳。因變制宜。常非可泥。如寒。水司天之年。或未必寒。而反酷暑。君火司天之年。或未必熱而反多寒。濕土之年。或未必雨而反多晴。此多由勝復之變。氣運相違。又高土少濕多寒。下隰少寒多溫。則又各因其地也。蓋時行之症。必謹察乎歲氣所偏。如病自人生。則氣運或所不問。時行之症。即六淫也。如春而病衄。夏而瘄疥飧泄。秋而病瘧。冬而咳逆。及歲或大瘟大疫大寒之類。是多歲氣所偏之變。若病自人生。則如七情之傷。及飢飽勞役所致。是無關於氣運。其當熱當寒當補當瀉。無問歲氣時候。故隆冬而用寒藥。盛夏而用熱劑者亦有之。歲氣豈可盡拘乎。但人之臟氣有偏者。則亦每因歲氣所偏而併發。是又所宜兼考也　如懵不知有五運六氣之說。則又何以能因時制治。而不至於伐天和也。內經所載反覆詳悉。學者或未能盡識。此撮其大略於篇。俾學者知所考焉。

十干化氣

此五運所由推也

甲己化土。甲己之年。首丙寅月。丙火生土。故甲己化土。化氣者。其所生之氣也。所謂黅天之氣。甲年爲太過。己年爲不及。

乙庚化金。乙庚之年。首戊寅月。戊土生金。

故乙庚化金。所謂素天之氣。乙年爲不及。庚年爲太過。丙辛化水。丙辛之年。首庚寅月。庚金生水。故丙辛化水。所謂元天之氣。丙年爲太過。辛年爲不及。丁壬化木。丁壬之年。首壬寅月。壬水生木。故丁壬化木。所謂蒼天之氣。丁年爲不及。壬年爲太過。戊癸化火。戊癸之年。首甲寅月。甲木生火。故戊癸化火。所謂丹天之氣。戊年爲太過。癸年爲不及。化氣自寅月。地氣始升於上也。寅月而三陽出於地上。是地氣始升也。故化氣自寅月數。或謂逢龍則化者非是。歲運由是推焉。每歲三百六十五日零三時。分爲五氣。則每氣行七十二日三時有奇。如立春後爲初運。至清明後十二日餘而交二運。至夏至後八九日間而交三運。至處暑後二十日餘而交四運。至立冬後二三日間而交五運。故五運自寅月始。如甲年則初運太宮。二運少商。三運太角。四運少徵。五運太羽。乙年則初運少商。二運太角。三運少徵。四運太羽。五運少宮。丙年則初運太羽。二運少宮。三運太商。四運少角。五運太徵。丁年則初運少角。二運太徵。三運少羽。四運太宮。五運少商。戊年則初運太徵。二運少宮。三運太宮。四運少商。五運太角。己年則初運少宮。二運太商。三運少角。四運太徵。五運少羽。庚年則初運太商。二運少羽。三運太徵。四運少羽。五運太宮。辛年則初運少羽。二運太宮。三運少商。四運太角。五運少徵。壬年則初運太角。二運少徵。三運太羽。四運少宮。五運太商。癸年則初運少徵。二運太羽。三運少宮。四運太商。五運少角。凡太爲太過。少爲不及。太過則先時。不及則後時也。**六氣參錯其間。或則相助。或則相制。而變化紛矣**。六氣見下章

十二支合化

子午少陰君火。火胎於子。而旺於午。天地之經位。向明而治。故爲君火。火而謂之少陰者。至午位而

陰已萌。陰以始生爲少陰也。君火本也。少陰標也。**應在腎心。**腎應在子。心應於午。腎爲足少陰經。心爲手少陰經。**子對化午正化也。**子非火位。而對化爲火。正化火有餘。對化火不足。

丑未太陰濕土。二支自是土位。然土旺四季。辰戌丑未皆土。而獨主丑未者。土爲太陰。丑未陰支。若辰戌則陽支也。土生於火。則依母在未。水爲土配。則依妻在丑。土爲太陰者。陰以極盛爲太也。濕土本也。太陰標也。**應於肺脾。**肺應在丑。丑爲金庫。脾應在未。土之正位。肺爲手太陰經。脾爲足太陰經。**丑對化未正化也。**肺非土而對化爲土。其濕同。正化土有餘。對化土不足。

寅申少陽相火。火生於寅而病於申。木旺於寅。而胎於申。相火者。方生之火。而行於木。爲龍爲雷。故寅申爲相火。君居正位。相助其旁也。方生之火。火木相附。故爲少陽。相火本也。少陽標也。**應於膽三焦。**膽應在寅。寅木火之位。膽木實行相火之氣。猶震木雷火也。三焦應在申。申爲水長生之地。三焦行相火而實水道之官也。膽爲足少陽經。三焦爲手少陽經。**寅正**

化申對化也。申非火而對化爲火。正化火有餘。對化火不足。卯酉陽明燥金。金胎於卯而旺於酉。地經南方火位。而華陽從陰。是爲燥金。金而謂之陽明者。陽盡顯於外。而嚴肅剛明也。燥金本也。陽明標也。應在胃大腸。胃應在卯。卯與未合。胃與脾合。以木從土。實行肝氣。而其腑主藏納。故又從金。大腸應在酉。酉金之正位。而酉與丑合。大腸與肺合。金實生於土也。胃爲足陽明經。大腸爲手陽明經也。卯對化酉正化也。卯非金而對化爲金。正化金有餘。對化金不足。辰戌太陽寒水。水庫在辰。火庫在戌。而戌當乾位。乾爲寒。爲冰。故辰戌爲寒水。水而謂之太陽者。水居五行之始。陽氣之元也。陽以始爲太。故曰太陽。寒水本也。太陽標也。應在膀胱小腸。膀胱應在辰。膀胱津液之腑。辰與申子合。膀胱與腎合。小腸應在戌。小腸泌別水穀。滲入膀胱。戌與寅午合。小腸與心合。而從水化。膀胱足太陽經。小腸手太陽經也。辰正化戌對化也。戌非水而對化爲水。正化水有餘。對化水不足。巳亥厥陰風木。木病於巳而生於亥。巳當巽位。巽爲風爲木。故巳亥爲風木。而謂之厥陰者。陰至下極。物極則反。必逆而復上。故冬至陽生。爲生木之始。陰以逆爲厥也。風木本也。厥陰標也。應在心包肝。心包應在巳。肝應在亥。心包爲手厥陰經。肝爲足厥陰經。巳對化亥正化也。巳非木而對化爲木正化木有餘。對化木不足。六氣行自丑半。地闢而天氣通也。天開於子。地闢於丑地闢而天氣通。故六氣自大寒始。十干屬天。而五運行氣於地。地在天中。而亦常承天者也。十二支屬地。而六氣加臨自天。天包地外以運行。氣交地中也。○昔人分配多失其義。茲特爲詳正之。歲氣以是行焉。主氣歲歲所同。客氣每年各異。主氣錯於四時。而陽贏陰乏。歲自大寒。厥陰風木始行。至春分而止。自春分後少陰君火氣行。至小滿而止。自小滿後少陽相火氣行。至大暑而止。自大暑後太陰濕土氣行。至秋分而止。自秋分後陽明燥金始行。至小雪而止。自小雪後太陽寒水始行。至大寒而止。此每歲主氣之常。客氣加臨。則因歲支而變。但主氣則濕土行相火之後。客氣則濕土居二火之間。大寒、尚在冬月。而風木之氣已行。至濕土猶挾暑令。故曰陽常贏。秋分後而燥金之氣始行。及大寒、而寒水之令遂改。故曰陰常乏。木火陽也。金水陰也。**客氣因歲推移。加臨主氣之上。而順逆和乖異焉。則因爲民病。**客氣克主氣爲順。主氣克客氣爲逆。主客同氣而或相生爲和。相克則乖。然氣運不及。則以相生相助爲得其平。氣運太過。而復生之助之。則愈厲矣。此在民病所以有寒、風暑火濕燥之淫也。**是故升降浮沉則順之。寒、熱溫涼則逆之。所以調變天和也。**六氣有司天在泉之氣。有左間右間之氣。迭爲升降浮沉。氣有鬱而不得升者。則爲升之。有阻而不能降者。則爲降之。如木鬱達之。火鬱發之。土鬱奪之。金鬱泄之。水鬱折之之類。是也。其以寒、治熱。以熱治寒、溫則涼之。涼則溫之。則所謂逆之也。**是故歲在子午。少陰君火司天。陽明燥金在泉。**司天之氣。統主一歲。又三氣以前。司天之氣主之。四氣以後。在泉之氣主之。又人身自天樞以上。天氣主之。自天樞以下。地氣主之。天樞之際。中氣主之。天樞謂當臍也中。氣卽主氣也。初之氣太陽寒水。在泉左間之氣。客氣生主氣。多風。二之氣厥陰風木。司天左間之氣。客氣生主氣。多溫。三之氣少陰君火。司天之氣。二火合炎。多暑。四之氣太陰濕土。司天右間之氣。主客皆土。多濕熱雨。五之氣少陽相火。在泉右間之氣。客克主。火傷金肺病。終之氣陽明燥金。在泉之氣。客氣生主氣。多淸寒。甲子甲午。火生土。多熱濕。丙子丙午。水勝火。氣平。丙午干支皆火。多熱濕。戊子戊午。天符。歲熱戊午太乙天符。熱甚多疫。腎肺皆病。庚子庚午。金氣盛。歲平。多燥。壬子壬午。風火相助。多風溫。多熱疫。

五運參錯考之以察民病焉。雖不必盡泥。要不可不知也。歲在丑未

太陰濕土司天。太陽寒水在泉。說已見上。初之氣厥陰風木。主客

同氣。多風。二之氣少陰君火。主客皆火。早熱生濕。三之氣太陰濕土。主氣生客氣。濕熱大行。四之氣少陽相火。客氣生主氣。熱濕大行。五之氣陽明燥金。主客同氣。熱濕始平。終之氣太陽寒水。主客同氣。民多寒疾。乙丑乙未。土生金。金氣平。丁丑丁未。木氣不足。土侮木鬱。己丑己未。太乙天符。濕氣大行。多雨多腫脹。辛丑辛未。土壅水。水不足。多寒濕擁。癸丑癸未。火生土。火不足。多寒濕。五運參錯考之以察民病焉。

歲在寅申。少陽相火司天。厥陰風木在泉。是歲風火相助。肝膽爲病。初之氣少陰君火。主氣生客氣。風溫早作。二之氣太陰濕土。主氣生客氣。濕熱大作。三之氣少陽相火。二火合炎。火氣大行。民多內熱。四之氣陽明燥金。火氣始平。五之氣太陽寒水。主氣生客氣。清早寒。終之氣厥陰風木。主氣生客氣。早寒、多寒、風。甲寅甲申。木火土交助。濕熱較盛。丙寅丙申。歲平。丙寅木火得氣。丙申火令反滅。戊寅戊申。太乙天符相火盛炎。肺腎交病。庚寅庚申。歲平。庚申木火反衰。壬寅壬申。風木相火相益助歲。風熱大作。五運參錯考之以察民病焉。

歲在卯酉。陽明燥金司天。少陰君火在泉。外寒、內熱。初之氣太陰濕土。主氣克客氣為逆。風濕併作。二之氣少陽相火。二火合炎。金反不勝。三之氣陽明燥金。主氣逆在天之氣。金反不勝。多鬱暑瘧痢。四之氣太陽寒水。主氣克客氣為逆、寒、雨併作。五之氣厥陰風木。主氣克客氣為逆。風氣清冷。終之氣少陰君火。主氣克客氣為逆。蛇蟲不蟄。乙卯乙酉。天符。乙卯得木氣平。乙酉金令。燥氣大行。丁卯丁酉。氣平。金反弱。己卯己酉。土生金。燥金盛。辛卯辛酉。金助水。多清寒。癸卯癸酉。火平。金亦不盛。五運參錯考之以察民病焉。　歲在辰戌。太陽寒水司天。太陰濕土在泉。歲多寒濕。初之氣少陽相火。客主相助。蟄蟲早出。二之氣陽明燥金。主氣克客氣逆。旱氣早熱。三之氣太陽寒水。客氣克主氣。歲不暑而熱。氣多內鬱。四之氣厥陰風木。客氣克主氣。寒濕相挾。五之氣少陰君火。客氣克主氣。肺金受傷。咳。終之氣太陰濕土。客氣克主氣。寒濕相搏。甲辰甲戌。木土氣足。水平。丙辰丙戌。天符。歲大寒。丙戌寒減。戊辰戊戌。水火平。庚辰庚戌。金生水。歲多清寒。壬辰壬戌。水生木。歲多寒風。·五運參錯考之以察民病焉。　歲在巳亥。厥陰風木司天。少陽相火在泉。風火相助。初之氣陽明燥金。客氣克主氣。萌芽多枯萎。二之氣太陽寒水。客氣克主氣。草木不生遂。三之氣厥陰風木。暴風大熱。風疾併作。四之氣少陰君火。客氣生主氣。熱濕大行。五之氣太陰濕土。客氣生主氣。冷雨淒清。終之氣少陽相火。主氣克客氣逆蛇蟲復出。乙巳乙亥。金克木。金亦不盛。木氣平。丁巳丁亥。天符風木大盛。脾病。己巳己亥。木勝土。土病。辛巳辛亥。水生木。多寒氣。癸巳癸亥。木火相助。風熱大盛。

五運參錯考之以察民病焉而又驗之五緯。五星也。如金勝木。則歲星失色。木勝土。則塡星失色。土勝水。則辰星失色。水勝火。則熒惑失色。火勝金。則太白失色之類是也。候之八風。東風曰明庶風。應在春分。東南風曰淸明風。應在立夏。南風曰景風。應在夏至。西南風曰凉風。應在立秋。西風曰閶闔風。應在秋分。西北風曰不周風。應在立冬。北風曰廣莫風。應在冬至。東北風曰條風。應在立春。各以時節應方而至則爲順。其有衝逆。則水旱作焉。民病生焉。參之雲氣。如霾雺背玦暈珥之類。周禮馮相氏職焉，以參之診脈，則又有南政北政之殊。凡太陽脈浮，陽明脈長，少陽脈弦，太陰脈緩，少陰脈微，厥陰脈濇，此亦應時而至，至當其時，合於主客之氣，皆無庸遽爲詫異。而少陰脈微，故凡歲少陰所在，其脈多不應，不足爲病，毋誤施治也。南政北政者，惟甲己之歲，土中央土，人君之位，故大氣皆南面而定其位，司天之氣在寸，在泉之氣在尺。如君火在下左間，則左尺不應；君火在上左間，則左寸不應；君火司天，則兩寸皆不應；君火在上右間，則右寸不應；君火在下右間，則右尺不應；君火在泉，則兩尺俱不應也。若乙庚丙辛丁壬戊癸之歲，則皆人臣，就北面位，故六氣皆北面而定其位，司天之氣在尺，在泉之氣在寸。如君火在下左間，則右寸不應；在上左間，則右尺不應；在司天，則兩尺皆不應；在上右間，則左尺不應；在下右間，則左寸不應；君火在泉，則兩寸不應。兼候之太衝、神門、衝陽、太淵、太谿之部。太衝肝脈，動見足大指本節後二寸陷中，木病之年，太衝脈絕，死不治。神門心脈，動見手小指掌後銳骨端，火病之年，神門脈絕，死不治。

衝陽胃脈。動見足跗背上陷中。土病之年。衝陽脈絕。死不治。太淵肺脈。動見卽今寸關尺三部。金病之年。太淵脈絕。死不治。太谿腎脈。動見足內踝下半寸陷中。水病之年。太谿脈絕。死不治。是凡此諸動脈。醫者皆當兼診。而今人獨知有太淵一部。其於病情不能無失者蓋多矣。彼此參互。以謹於未病之先。察乎致病之源。暨於既病。迺見其情。以從施苦欲補瀉浮沈升降寒熱溫凉之劑。噫。而豈易言哉。匪達於天人性命之原審夫陰陽闔闢之幾者。其或無輕言醫也。

卷之一終

醫林纂要探源卷二目錄

藥性

穀部

稻　稉 稬　穀芽　黍　秬黍
稷　粱　陳廩米 秫
麥　來 麰　麪 麥芽　浮麥　麥麩　麪筋　麥奴
菽　黑大豆 大白豆　黑小豆 小白豆　青豆 豆腐　黃豆 腐皮　泥豆 菉豆
菉豆粉　赤小豆　飯豆　豌豆　藿
豆芽　豍豆
麻　蕡 胡麻　麻仁 麻油　苽

蕎　苦蕎　　　　　　　　穇

稗　　　　　　　　　　　薏苡　根　孤兒星

御麥　　　　　　　　　　罌粟　殼

醋　　　　　　　　　　　糗

飴　　　　　　　　　　　酒　燒酒

醬　醬油　　　　　　　　神麯　酒麯

紅麯　　　　　　　　　　淡豉

共二十二種　内正穀十四種分之實三十三種　附用十四種外制造用八種附造三種實共有五十八種

蔬部

葱　大蒜

韭　韭汁　韭子　韭根　薤

葫　葵

菘　芥　白芥子　芥醬

蕓薹　菜油　來服　蘿蔔子

葑　蔓菁子　菠稜

莙薘　苦蕒

萵苣　莧

馬齒莧　藜

茼蒿 菊花菜　鼠麯

蔞蒿　馬蘭

胡蘿蔔　蕹

石莧　芹

蓴　荇

蘋　藻

蕺　芫荽

冬瓜 白瓜子　南瓜

黃瓜　甜瓜 蒂
絲瓜 瓜網 子　苦瓜
匏 苦匏　落蘇 茄根
扁荚 白扁豆　豇豆
刀豆 殼 根　虎沙
貍沙　薑 生薑 黑薑 乾薑 薑炭 炮薑 薑皮
百合　山藥 薯蕷
番薯　芋 芋荷
萱　紅百合

槿 葉根　薺

苦蘵　苦板

鶩腸　雞腸

蕨 蕨粉　笋 苦笋 竹瀝 竹茹 竹葉 天竹黃

蘆笋 根　茭白

蒟蒻　海帶

昆布　石花

苦　蕈

木耳　石耳

共七十種內附用三十一種
附類三種

果部

李 郁李仁
梅 烏梅 白梅
杏 杏仁
棗 酸棗仁
桃 桃梟 桃仁 花葉
櫻桃
楊梅
橄欖 核仁
山棗
柿 柿乾 柿霜 柿蒂
梨
木瓜
山楂
頻婆果

林檎　石榴　皮

枇杷　葉　荔枝　核

龍眼　橘皮　橘紅　橘核　青皮

柑　金橘

金柑　橙

柚　香櫞

蜜羅　佛手

核桃　榧

白果　松子　松節　松脂　松葉　茯苓皮　茯神木

栗 枝皮 芧栗　榛

苦櫧　甜櫧

柞子　椰子

梧桐子　南燭子

羊矢棗　枳椇

無花果　葡萄

蘡薁　羊桃

落花生　西瓜 子

蔗 白糖 沙糖　蓮子 薏 蓬殼 石蓮子 藕節 蓮鬚 荷葉

芡　菱

蔥茈　嚮日葵

共五十四種內附用三十七種制用五種附一種

草部上

甘草　黄芪

白术　蒼术

紫參　丹參

人參　沙參

元參　苦參

黃精　玉竹
狗脊　當歸
芎藭　芍藥白赤
地黃生熟乾　何首烏
遠志　石菖蒲
牛膝土牛膝　天門冬
麥門冬　紫菀女菀
百部　桔梗薺苨
白芨　白前

貝母　半夏 麯

天南星 膽星　獨活 羌活

防風　藁本

白芷　細辛 杜蘅

升麻　葛根 生葛汁 葛粉 葛花 葛實

天麻 赤箭　白附子

秦艽　柴胡 銀柴胡

前胡　黃芩 枯芩 子芩

黃連　胡黃連

大黃　知母
澤瀉　附子　烏頭　烏喙　天雄　側子　草烏頭
香附　木香
威靈仙　續斷
骨碎補　白薇
延胡索　大薊　小薊
地榆　三七　土三七
蔄茹　鬱金
薑黃　莪蒁

荆三稜　白茅根 茅針

仙茅　苧根 苧花 野苧根

薔薇根 花 營實　芭蕉根 甘露 蕉芽

甘遂　大戟

防已　商陸 赤商

常山 蜀漆　藜蘆

巴戟天　甘松

山柰　高良薑 紅荳蔻

射干　山豆根

山慈菰　貫眾

漏盧　白蘚皮

五茄皮　萆薢

菝葜　土茯苓

白蘞　赤蘞　烏蘞

共九十一種　内分用二十四種制用三種　附用八種

草部下

艾　蘄艾　青蒿

茵陳蒿　香薷

角蒿　紫蘇子　白蘇

荊芥　薄荷

雞蘇　藿香

夏枯草　益母草子

蘭草　澤蘭

幽蘭根　龍膽草

大青　蒲公英

紫花地丁　紫背天葵　雷丸

淡竹葉草　三葉酸

扁蓄　豨薟草
茵芋　澤漆
旱蓮草　馬鞭
劉寄奴　淫羊藿
白頭翁　紫草
茜草　天仙藤
蒲黄　海金沙
石韋 毛瓦韋　虎耳草
穀精草　石斛

麻黃根節　木賊草

燈草灰　通草

木通燕葍子　鈎鉤藤

金銀花　款冬花

旋覆花根　瞿麥

紅藍花　凌霄花

芫花　蕘花

甘菊花　五味子

馬兜鈴青木香　瓜蔞仁瓜蔞天花粉

王瓜 根　　連翹

蒼耳子 根葉　　菴蔄子

黑牽牛　　白牽牛

葶藶子　　車前子 葉

地膚子 葉　　菟絲子 莖苗

金櫻子　　覆盆子 葉

蓬虆　　白蒺藜

沙苑蒺藜　　茴香 小茴 八角茴

使君子　　益智子

砂仁　白豆蔻

肉豆蔻　草豆蔻 草果

蓽茇　胡椒 畢澄茄

蛇牀子　鶴蝨

牛蒡子 根　續隨子

馬藺子 根　蓖麻子

冬葵子 花 黄葵花　青葙子

馬蹄決明 汪芒決明　蓼實

預知子　木鼈子 番木鼈

馬勃　肉蓯蓉草蓯蓉
鎖陽　浮萍
卷柏　青黛

共一百種内分用二十三種附用十種

補遺

急性子花葉　番椒
地芫荽　翳草
麋銜草　虎杖
黃藤　牛李子

補骨脂

共九種內分用二種

醫林纂要探源卷二

婺源汪　紱雙池輯　　後學　單芳宗香輪梓行
董鴻起靜菴
程鸞池愚亭仝校

藥性

用藥之要。不過五味以養五化。五氣以平六淫。辨其輕重浮沉。以知其所入之經。所歸之臟。更參之以五形五色。以意會之。則用藥制方以應症候。亦可思過半矣。然藥之性味。不可不考。古今本草。不止一家。學者病其煩。則不能徧閱。近今所謂藥性賦者。則又掛漏而不足以盡藥之用。且言其用而不明其所以用。宜醫者之日庸而日謬也。草木難言。雖淹博如李時珍。亦有不能無憾者。況其下乎。茲特標其切於用者而詳其性味所宜。以待人之自爲神明其用。不屑屑於治症及古方。蓋不欲過煩。亦不欲人之執一而不通也。

穀部

藥而以穀部爲先者。穀以養人。養適其宜。則勿藥可矣。且五味以平心。穀莫非藥也。若五穀之性且不能辨。則何以更用他藥乎。○穀食日用所需。故雖無主治病症。亦特爲考之必詳。

稻 木穀也。生於水田。水生木也。是以木春旺而生。金秋旺而成。

粳 稻之不粘者。早熟者曰早米。受氣未足。不甚益人。八月後熟者曰秈米。性平和。冬初始熟者曰晚米。又曰大米。性微寒。古方粳米是用晚米。○大抵色赤微溫。白微寒。新米多動氣。陳米乃宜人。五穀皆以陳久者爲良。甘平養肺氣。木穀而養肺者。猶酸味之補肺也。晚米味亦微酸。和胃。除煩熱。味甘而淡。故和胃。成於深秋。而性微寒。故能除心煩。解熱毒。

穀芽　甘溫。和胃。順氣。消食積。取其有變化而發生之氣也。甘味皆補脾和胃。胃者氣之所由滋也。氣和則順矣。〇發穀芽宜用粳稻之赤者炒用。

稉　稻之粘者。古人所謂稻。卻多是稉米。味甘微苦。氣溫。甘能補健脾補土。苦能堅。實大便。縮小便。補腎助閉藏。性粘而善化。如爲酒爲飴爲醬皆惟所變化。故能化癰疽痘毒使之成膿。然性粘食之壅氣。

黍　火穀也。暑至而生。暑退而成。故屬火。且生於高燥之土。而不畏旱。亦火之性也。出秦晉燕趙。南方無之。故南人多不識。或只以秬黍當之。悞矣。苗似蘆葉。亦似蘆穗散垂。米圓而有溝。如麥。其大當稻米之半。而大於粱米。其色有黃白赤。而北人統謂之黃米。以黃色多也。宜爲酒爲粢糲。但性熱壅。不宜久食。故古人雖亦以爲飯。而所常食則多用稷及粱也。甘微苦溫。強骨堅腎。以微苦故也。壅氣。以粘則滯

故也

秬黍　甘。微苦。微温。和陰陽。補脾胃。交心腎。秬黍即黑黍也。以其大於他黍。故名。因訛而名蜀黍。又名秫黍。苗高及丈。粒圓大。殼色光黑。而米色赤褐。南方有之。謂之蘆穄。又曰穄粟。又曰蘆粟。更有一稃二米者。則曰秠。乃或者以秠爲稷。則又大謬矣。本火穀。而色黑。則得水火交濟之義。甘則能補脾和胃。苦則能瀉心火而堅腎水。故凡霍亂吐瀉。及食積寒積熱積而腹痛者。煎服甚效。以其得陰陽之和也。亦以陳久者連殼炒之爲佳。○古人釀爲酒。曰秬鬯。用以灌地降神。亦以其得陰陽之和故耳。今北方亦以秬黍酒爲養人。勝於秫稻。但此本黍之一種。或者指爲稷。則又大悞矣。

稷　土穀也。亦春生秋成。然宜於高土。色正黄。故屬土。苗似黍。葉頗叢密。芃芃然。熟遲於黍。米不若黍之粘。而性疎散。秦晋人謂之穈子。作飯常食。南方所無。南人亦不識也。稷音或轉爲穄。而秬黍亦似穄。故南人或謂秬黍爲蘆穄。因遂以爲稷。失之甚矣。**甘平。和中。益氣。**

粱　土穀也。春種則夏熟。夏種則秋深而熟。宜於平土。色鮮黃。故亦屬土。苗亦似蘆穗。則聚附於莖。垂如狗尾。粒小於黍稷。南北皆有之。有黃粱白粱赤粱青粱。青粱粒米小而味薄。白粱又曰芑。粒大而味亦薄。性寒。赤粱又曰糜。性平。南方獨指爲粟。北方獨指爲穀。又或謂之爲小米。**性甘。微寒。微鹹。和中。益氣。補心。滌胃熱。瀉腎熱。**甘故和中。亦能治霍亂。鹹能補心輭堅。故卻暑溼而散結熱血。北人以粟米飯浸冷水中。和水食之。能解渴除煩。通利小便。則其盪胃熱瀉腎之邪熱可知矣。性微寒。蓋稷屬戊土爲陽。粱屬己土爲陰也。

陳廩米　甘。寒。微鹹。和胃。平氣血。扶羸弱。南人多用陳粳米。北人多用陳粱米。要以粱米爲佳。有除煩解熱和中輔正之功。古人用以治反胃。

秫　粱之粘者。今人曰稬粟。又今亦指稬稻爲秫。　甘微苦。微鹹。微温。性粘。性味略似稬稻。補氣功多。解熱和胃之功不足。多食令人壅氣。

麥　金穀也。秋末金旺而生。夏初火旺而熱。故宜屬金。許慎說也。內經以爲屬火。爲心之穀。蓋以其成於夏而色赤。入心也。別錄以爲屬木。養肝。蓋以有芒而得春氣多也。亦鄭康成說也。愚謂麥本金穀。而能入心以除煩。衰其火勢也。又能入肝而潤燥。以金勝木邪而節其過也。其本金也。

小麥曰來　味甘微寒。除煩。止血。養心平肝。利小便。潤肺燥。仲景合小麥大棗甘草。以治婦人臟燥悲哀欲絶。則其補肺之正可知矣。

麪　甘辛温。益氣。長力。厚胃。白麪則有辛味。辛温則潤腎而補肝。温厚腸胃。能作熱生濕。反令人渴。北方土厚。且習食之。南方土薄而多雨。麥受濕熱之氣。故多食則作熱生濕。然作飯及和麩同食。則不熱不濕而解渴。獨取白麪則作熱生濕發渴。金性外寒。而內熱未盡也。蘿蔔麪筋皆解麪毒。

浮麥 甘鹹寒。外陰也。止汗。退勞熱。鹹補心。汗為心液。故能止盜汗自汗。鹹瀉腎。故能退骨蒸勞熱。

麥麩 鹹寒。功同浮麥。除熱血理風濕。和醋蒸。熨腰脚。能去瘀血。治濕痺。舒筋續骨。

麪筋 鹹寒。以麥麩浸水。加鹽挼洗麩中餘麪。膠黏成筋。凡物有內外異性者多如此。解麪毒。和筋養血。去瘀。此所謂養心益肝也。

麥奴 除熱。去濕。此麥穗之受濕而傴黑不成者也。以受濕之物而能除熱去濕者。亦猶牛

黃之解熱消痰殭蠶之去濕祛風也

大麥曰麰 **甘鹹寒益心養肝厚腸胃和氣血** 按大麥當是不粘穀色正赤粒大者今謂之飯麥又曰赤膊麥此其性冲和今人以粘穀色青早熟而長芒者為大麥殆古所謂青稞麥也然鹹寒之性則略同宜作粥飯養人。

麥芽 **鹹平微甘和胃寬腸去脹消食散結祛痰通乳下胎** 甘故和胃鹹故輭堅且取其變化爾發生之氣然所祛者亦食痰耳炒用 **耗腎氣** 鹹瀉腎而其氣過散。

菽 **水穀也** 春種夏熟夏種秋熟地宜墳衍故屬水烏花而卵實味兼鹹苦大抵能交心腎而隨其色以各有所入焉

黑大豆　甘鹹。苦寒。交心腎。明目。堅腎則精水足。故有明目之功。活血。補心則血不滯。故有活血之功。散熱。以鹹也。利水。苦燥濕。解毒。豆類皆解毒。黑豆菉豆更良。但炒則熱。煮則寒。隨宜用之。

黑小豆　甘鹹。苦寒。今日馬料豆。良於大者。以其味稍淡而體堅緊也。但此乃穀類而性和緩。今人滋腎藥每用此。烏能責效。欲滋腎必地黃而後可。

青豆　甘鹹。寒。能緩肝。

黃豆　甘平。能和脾。

泥豆　甘平。和脾。養腎胃。色黃赤褐色者。又謂之土黃豆。

大白豆　甘淡。下氣。

小白豆　甘淡寒。能清肺。諸種皆以秋熟者爲良。夏熟者令人動氣足重。

豆腐　甘淡。清肺熱。止咳。消痰。諸豆皆可作腐。石膏取者爲良。以甘能補淡能滲也。須清晨淡煑食之。

腐皮　甘淡。此又豆汁之精英所凝聚也。清肺熱。止咳。消痰。輕清上浮。色白入肺。

菉豆　甘酸鹹寒。清熱。緩肝急。瀉肝火。利小便。止渴。解毒。皆緩肝瀉肝之效。解毒須合甘草更驗。

豆粉　清熱。利水。菉豆之良在殼。粉已去殼。更經澄治。其功遜矣。

赤小豆　甘酸寒。清熱。解毒。去小腸火。利小便。行水。散血消腫通乳下胎。甘補土。酸能收心之散。味亦微鹹。補心輭堅而利水。小腸心之表也。多食耗血。酸瀉肝。鹹滲血。

飯豆　甘酸寒和中。赤色赤而微黑。形長似豇豆。

豌豆　甘鹹寒滑利小便。野生麥地中。莢長銳如菉豆。色斑駁粒正圓如珠。

藿　甘酸可佐穀食。豆葉也。古人以充蔬。凡豆葉皆可食。

豆芽　甘鹹寒除煩清熱。白豆菉豆。皆可發芽充蔬菜。菉豆者爲脆美。

豍豆　甘鹹寒滑。滑腸利水。又名豌豆。苗不類豆。而莢實如豆。豆大而形扁與麥同種同熟。色青黃而赤褐。煮食亦能行水和中。

麻　連殼曰蕡。音文。微毒。甘平滑微辛。連殼則有辛味。和胃潤命門。能潤腎。**祛風**。辛補肝，治肝虛之風。**利大腸**。甘和而辛，能瀉肺。大腸肺之表，潤勝濇，故能通大腸之壅。

破瘀，通乳，下胎。以其滑也。

麻仁　**去殼者，和脾，緩肝，潤腸，去風秘**。去殼則甘平，性尤和平益人。〇幹高丈餘，節間生葉如掌，至杪乃結穀，有實者曰苧麻，無實者曰枲。其實充穀食，皮績為布。古人惟麻布。元朝以後，乃廣用棉布，而麻之為布者鮮矣。然種未嘗亡，麻未嘗不充用也。乃今人以苧為麻，而麻之用愈廢。又目以胡麻為麻仁，而麻之為穀亦不識矣。李士材尚以胡麻為本經之麻，而況他人乎。

胡麻　**甘苦寒滑**。又名脂麻。其莢方，故又名苣藤子。其莖葉頗似麻，故名。然莖短，不及大麻之半。葉對節而生，幹稍方，花生節間，隨結成莢，莢四隔，子著其中，圓扁而有尖，全不類大麻，皮亦不可為布。李士材以此即大麻，其悞甚矣。**黑色者能滋陰**。以其甘滑。**補腎**。以其黑潤而苦。**利大**

小腸。以其甘滑。緩肝明目。以其甘寒。涼血解熱毒。以其甘寒治瘡潤燥。白色者潤肺泄逆氣。以其苦能泄。亦止咳嗽。赤褐色者交心腎。又有大粒而色褐者。曰壁蝨胡麻。或用以治瘋癩。亦取其緩肝潤燥也。

麻油　甘寒。解瘡瘍熱毒。敖膏良。

菰　甘鹹寒滑。一名彫胡。生湖澤中。葉似蘆而柔韌。始生近根白芽肥脆。剝取之曰茭白。又名茭筍。及老而生穗結實。則曰菰米。粒長半寸許。色正黑。作飯甘滑。米似大麥飯。亦可粉之作粢粿。皖江貴池尚多有之。山中人不識也。和中除煩止渴利水。以上周禮注所列九穀也。

蕎　甘寒滑。蕎亦作荍。又名烏麥。花麥。此非麥類。以可麪而冒名。然莖赤葉青花白子黑。亦得四氣之和。但秋種冬熟。受四時之氣。偏於陰耳。去腸胃積穢。解熱毒。能去毛毒。解酒積。春後食之。動寒氣發痼疾。

葉 酸寒。滑腸下氣。可作蔬。

苦蕎 苦寒。亦能充飢。野生者花淡紅色。貴州思州思南諸處食此。

穇 甘苦溫。一名雞爪粟。一名雲南稗。亦似蘆而莖扁有稜。穗三四出如雞爪。粒如稗子。生於旱地。易種。只可磨粉作粿食。益氣充飢。

稗 甘溫。有旱稗水稗。雜生黍稻中。苗如稻。穗如黍而粒小。可作粉濟飢。

薏苡 甘淡微寒。色白入肺。清肺熱。甘能補淡滲濕。又生水旁。能行水氣。邪濕去則邪熱除。故能治肺癰除咳血。味甘和脾。行脾濕。甘補淡滲。故能行水腫。去濕痺。療腳氣。治濕痢熱淋諸症。皆脾之積濕也。緩肝舒筋急。甘以緩肝。

根　甘淡。治肺癰。輕虛故亦能上行治肺。

孤兒星　性味同。野生水畔。苗如薏苡。但實有硬殼。甚滑堅而色黑。仁亦如薏苡。

御麥　甘淡。微寒。俗名薏米包。莖葉皆如薏苡。如蘆。上亦抽穗。花實而不堪食。節間生包結實。有葉包之。有長鬚上出。柔細可愛。赤黃二色。附生一桴。纍纍如天南星狀。益肺寧心。可生食可煮可炒。

罌粟　甘寒滑。除胃熱。其花名麗春。有紅紫黃白數色。大如椀。豔可愛。苗如苦蕒。而葉多刻缺。甚柔脆。可作菜茹。莖斷之有白汁。花落結實。形如小罌。中有黑米如粟。故名。合人參可治反胃。

殼　酸寒濇。止久瀉。虛者方可用。澀遺精。治脫肛。皆酸濇之功。然不可輕用。

醋　酸溫。用米作飯。以辣蓼罨之。使發熱。至七日。乃和水浸之。晒日中。梅條時攪之。久釀而成。所謂曲直作酸也。瀉肝。故能散瘀血。止血暈。破癥結。消癰疽瘡腫。收心。故能治卒昏。除心腹血氣痛。醒睡夢。醒酒。補肺。故能開胃口。發音聲。殺魚蟲諸毒。伏蛔。凡辛多生毒。金衰也。酸多殺毒。行金令也。多食傷筋。收之過則筋縮也。酸酒改造者不堪用。○

糗　苦溫。炒米麥也。或屑之為粉。或不屑。皆可備食。用稬米稉米。冬月炊飯攤冷至七日。晒乾炒之。尤佳。其凍米亦可久藏。健脾。苦以燥脾濕。充飢縮小便。堅腎也。多食落毛髮。燥之過則皮揭毛落。

飴　甘溫。米糖也。凡米皆可作。稬米尤良。炊飯拌麥芽再和水入鍋。以漫火溫護。飯化乃榨其汁熬成。和中。補脾。故建中湯用之。消痰。陳者始能以其化有為無也。緩肝。能舒筋急。多食損齒中滿。土味過則水虧也。甘緩之過則生濕。

酒　辛熱。麴釀米化而成。所謂從革作辛也。凡穀皆可釀。南方多用稉稻。北方雜用之。惟秬黍酒爲最。味有辛苦甘。敗則酸。辛者散。苦者燥。甘者緩。酸者不可飲。而要之皆有辛味。散則急。燥則烈。緩則守。酸則悖。而要之其氣皆熱。散水和血行氣壯膽辟邪。辛以補肝之用。煖腎興陽。辛以潤腎。發汗行藥勢達肌表禦寒氣。辛以瀉肺。多飲傷氣。瀉肺之過。助怒損腸胃。補肝之過。助房慾損精昏神。潤腎補命火之過。積熱鬱濕生痰致病多端矣。凡吐血反胃痔漏咳嗽消渴癱疽諸症。皆酒之爲害也。況酗酒亂德而生禍乎。

燒酒　辛。大熱。傷人尤甚。或以爲寒。大謬。○凡枳椇葛花橄欖醋之類皆解酒。

醬 **鹹平。**穄米麥麪皆可作塊煑熟。以牡荆罨之。俟生黴篩去黃衣。磨細。用熟水加鹽浸之。朝朝攪曬。久乃成。此非古人醯醢之醬也。然其用亦同矣。**寧心解煩。**鹹補心**多食生痰。**以其鬱濕

醬油 **甘鹹平。功用同。**作豆豉如作醬法。而取其精液也。

神麴 **甘辛溫。**白麪百斤。赤小豆杏仁青蒿汁蒼耳子辣蓼汁各三升。和作餅。罨以荆。俟生黃衣曬乾。陳久良。炒用或煨。**和中開胃。消滯去脹。破結行痰。回乳下胎。**甘則能和。辛則能行能散。以經變化而成。故長於消滯化堅也。蓋青蒿之苦辛。以行肝散鬱。赤豆之甘酸。以收散行水。杏仁之辛苦。以降逆行痰。蒼耳之甘苦。以燥濕堅水。紅蓼之辛苦。以溫中和脾。白麪之甘辛。以補中益氣。加之以變化。是以能宣能達能消能伐而正氣不傷。借六神爲名耳。不必惑於神也。

酒麴 **功用略同。但性猛不和。**

紅麯　辛甘酸熱。以水浸濕早稻米。中藏砒石麯藥。罨地下。使作熱。又復攤開。數罨數攤。則米變爛成赤色。其赤入心。透撚之則碎。此亦與水穀入中焦。命火熏蒸而化血之理同也。破瘀活血去傷。赤入血分。酸則去瘀。辛則氣行而血活。故治血痢。療損傷。去產婦惡露。開胃消食解生冷物毒。由變化而成。故能消滯。且化物毒也。

淡豉　苦甘寒。水浸黑豆一宿。蒸熟。青蒿罨之。俟生黃黴。曬乾簸淨。再拌水濕。收甕中。築實。覆以桑葉。封固。曬七日。取出曝乾。又水拌入甕。凡七次。再取蒸黑透心。藏用。除煩燥解懣悶。黑入腎。苦堅水而瀉心火。故能交心腎。治不眠。清熱。調中發汗下氣。甘調中。輕發表。苦降泄逆氣。解斑毒。止嘔逆。輕寒入陽明而解肌熱也。亦治陰瘧血痢。能滋陰。能去熱也。○形氣輕浮。非能下達於腎。然其功實皆以補腎水而瀉心火也。雲氣得浮游而升達於上。則熱鬱之氣平矣。愚以為能解暑。

蔬部

蔬以輔穀食。故考之亦詳。

葱 甘辛溫。陶氏謂白冷青熱。此却不然。但全用則行通身。根與白行肌膚。青與尖專行達肌表上頭目。又生用則外行。泡湯則表散。熟之則中守。震雷之氣。補肝瀉肺。是以能升散鬱陽。故解熱。施行雲雨。故發汗。攻決淫寒。故散寒。且能治陰毒。通行血脈。外直中通而升散。氣行則血脈行矣。故亦能治吐衄便利諸血症。無所不通。通明耳目。通乳通大小便。外敷治擊傷折傷。生搗用。解飲食蛇蟲諸毒。熟用。○種不一。漢葱春生冬死，寒葱冬夏皆生，結實者子黑色如蠶沙，皆可用。惟樓葱又名鹿角葱，形粗大而分枝，性熱不甚香，不足用。**多用亦耗氣，忌同蜜**殺人**及棗食**。葱急棗甘緩，兩不相得也。

大蒜　辛甘熱。此胡蒜也。漢張騫得自西域。古中國只有小蒜，今竟不知為何物。李時珍以小而色赤辛甚者為小蒜，大而色白味甘者為大蒜，此不然也。赤白辛甘，因土之肥瘠而異，非二種也。竊謂小蒜乃今之蒿子，其根下成椎，故古以蒜名。蒜者，算籌也。生則辛多性烈，熟則甘多稍緩。**命火之氣，潤腎補肝，宣達九竅，攻決六淫。**陽氣宣達，故凡風寒暑濕清暍之邪，皆能驅之，且能辟瘟疫，消癖腫，破癥結，消肉食，殺蛇蠱毒。大要性似附子，但無其毒，且味甘則尚有和緩意。**和胃健脾。**以味甘色白入氣分。**行水。**以辛行。**利膈。**通上下。**無所不通。**不能如葱之發表，非若其中通外直，能瀉肺而開腠理也。**多食生痰動火，散耗氣血，損目昏神**為害。

同酒。命火上炎之過。壯火食氣。火熱生濕成痰。且陽盛陰虧。火盛水衰。則散而昏瞀矣。忌蜜。

韭　甘辛溫。微酸。氣味亦薰辛。而轉有酸味。巽木之氣。補肝而能瀉。行血中之氣。能充聚肺氣。散瀉瘀血。以其酸也。寧心。收心之散。助腎潤腎之燥。和胃。辛能和陽。酸能和陰。逐痰。辛以行之。解一切毒。葷味皆能辟毒。

韭汁　治吐血衄血。辛行酸瀉也。和童便飲之。療反胃噎膈。辛潤甘緩酸斂也。用汁尤行瘀。合牛乳薑汁溫服。治三陽結。此方最妙。餘皆不及。忌蜜。

韭子　甘辛溫。補肝潤腎。助命火。能煖腰膝。治筋痿及遺精白濁溺血遺溺諸症。亦以其兼有濇味。〇炒研用。

韭根　甘辛酸熱。大補命火。去瘀血。續筋骨。逐陳寒。療損傷。加酒用之。回陽救急。

薤 甘酸辛溫。似韭而葉濶。色白光滑。辛薰之氣則薄於韭。李時珍以藠當之。大悞也。藠葉方而中空。薤葉匾而濶。絶不相類。兌澤之氣。補肺而能瀉。行氣中之血。故利大腸。去大腸內之滯氣而去其瘀。治泄痢後重。泄喘逆。斂安肺氣而療胸痺刺痛。胸中心肺所居。氣血之會也。酸以斂正。辛以去邪。故合括蔞用之。忌蜜。古人用薤白近根處則白非藠子也。

藠 甘辛苦溫。似葱而色青。中空而外方。且長大於葱。根下成椎。如蒜而色白。不分瓣。汁如涕而滑。古無所謂藠名。疑即小蒜也。搗汁可塗治擊傷火傷。多食昏氣昏目。忌蜜。以上皆葷菜。然俗以藠爲素菜也。

葵 甘鹹寒滑。今曰馬蹄菜。葉圓而後缺。形似也。又名蘄菜。又如一丈紅花。故此花亦名蜀葵。但葵菜花甚小。實亦成小盤而瓣甚薄。癸水之氣。益心瀉腎。滑腸去結。癸水何以益心。曰戊癸則化火矣。行水通乳。滑胎。皆以鹹而滑也。夭行病後忌食。

菘 甘辛寒。白菜也。種不一。有箭幹白。白菘也。有黃芽白。黃菘也。又名牛肚菘。有三月青。黑菘也。又名瓢兒菜。有雪裏紅。紫菘也。與芥菜相似。作淡虀則酸。煮汁。除煩熱醒酒。以有辛寒之性存焉。鹽乾之為黑鹽虀。泡湯。能治傷寒。輕者開聲音。亦以辛能表能瀉肺邪也。

芥 辛溫。種不一。有青芥。人所常食。有白芥。子可入藥。有紫芥。尤辛辣。有芥藍。可作靛染綠。性獨寒。多食腹痛。多食動氣發瘡。

白芥子　辛溫。補肝瀉肺。功專行痰去支飲。辛能行而生春月濕地。性尤專行濕痰。色青專肝。木行於兩脇。肝氣不能行水。則成支飲。子專入肝經。故行脇下支飲。炒研用。非脇痰不必用。久嗽氣虛禁用。溫中開胃。發汗祛寒。力輕。亦治風痺。補肝也。痰腫。外敷之。

芥醬　辛溫。用青芥子。炒略熱。研碎。湯泡。和勻。紙封之。覆土地半日。卽成。辛美。開胃豁痰。利氣殺魚腥毒。故內則食魚膾以芥醬配之。

蕓薹　辛溫。卽今油菜。似白菜而小。子可榨油。道家以列五葷。行血消腫。治遊丹消乳癰。亦以辛溫能行能散也。而不能如葱蒜之專達。多食動氣發瘡。由冬寒而春溫。不正之氣亦隨發焉。

菜油　氣味同而尤燥熱。

來服　辛甘寒。蘿蔔菜也。莖葉上氣。根魁下氣。生食上氣。熟食下氣。宜分別之。生食解酒毒。清肺熱。除煩消渴。止痢。須乾久者。療打傷火傷。辛而上行。以瀉肺邪也。熟食寬中化痰。散瘀消食。止吞酸。利二便。辛而下行。以行肝氣和脾胃也。亦治吐衄咳嗽。亦清肺之功。解麪毒。以寒消熱。能滲血。最破積聚。微有鹹味。而辛散兼之。故凡作豆腐及澄治葛粉蕨粉中入一片。則皆消散成水。其破積聚可知。故服地黃者忌。

子　辛甘平。生用吐風痰。寬胸膈。託瘡疹。熟用下氣消痰。攻堅積。療後重。生搗泡熟炒用。

葑　辛寒。蔓菁也。今曰大頭菜。又曰狗頭芥。莖葉似菘亦似芥。根魁如蘿蔔。江北多。南方少。南人多不識。或以爲卽蘿蔔。誤甚矣。利水解熱。下氣寬中。功用略同蘿蔔。

子　益肝行氣。去鬱熱。攻積聚。殺蟲毒。皆辛寒之效也。益肝故明目。去鬱熱。故治疸。○蔓菁園中無蜘蛛。治蟲毒可知。○搗敷治瘡腫。

菠稜　甘酸寒滑。葉似酸莫而色深綠。根大如指而色赤。叢生地上如盤。抽莖結實似蒺藜。斂陰和血。然多食發瘡。肺過斂則皮膚反燥。

莙薘　甘寒。一名菾菜。亦或謂之菠菜。形似白菜。莖肥正白。葉厚而脆。煮食有土氣。今人或以爲菠稜。反謂菠稜爲莙薘。兩易其名。悞也。益脾利腸胃。以甘而有土氣也。多食尤發瘡。土固無不發。且過緩生濕。腠理反濇而生燥。血凝不行也。

苦蕒 苦寒。古曰芑。又曰荼。蓋一物而二種。肥者苦而甘。瘠者尤苦。如今野生者有所謂老鴉苦蕒。即荼也。葉色青白。亦有紅筋者。其莖斷之有白汁。抽莖作花。如單瓣小菊。結實甚秕。上有白蓊飛絮。**已土之氣。**芑字從已。火退而土任事。**瀉心解暑去熱除煩。**苦瀉心。盛夏生食之。甚養心氣。大熱煩渴。飲汁即安。解一切煎煿火毒。**通乳**莖中空而有白汁故也。心有熱邪則血沸騰而就涸。心熱去則水安流就道而乳汁通矣。

萵苣 苦甘寒。瀉心去熱。解燔炙火毒。有白苣紫苣生菜數種。白苣莖肥可醃食。又名萵筍。莖葉略似苦蕒。葉較柔滑。異其糙澀。花實亦同。最宜生食。北人多炙煿。故解以生菜。其除煩祛暑通乳之功。不及苦蕒。而味之脆美較勝。或云多食昏目。未必然也。

莧 甘酸溫。赤白花綠。高下種類不一。赤者味厚。白者味薄。**和中散血活血。**色赤入血。

微酸散血。性溫活血。離火之氣。形高大而外見色赤。中含溽暑。莧含濕熱蒸鬱之氣。宜腸胃。而多食作熱爛瘡。瘡家忌。忌鼈。鼈介蟲。而亦有離象語云青泥殺鼈得莧復生。蓋未必然。然同食或轉生蟲蠱耳。

馬齒莧

酸寒。一名酸莧。一名九頭獅。以枝頭多也。葉排如馬齒。盤生莧菜地及陰濕處。節節著土則復生根。有大小數種。金陵人日安樂菜。去瘀。酸瀉肝散血。殺蟲。蟲見酸則伏。治痢。以酸補肺大腸。而去瘀又寒。勝熱也。治淋。酸收心火之散。即去小腸之熱。殺疳。以殺蟲去熱也。滑胎。治遊丹。其汁含水銀之氣。最去毒熱。而性下沉滑。忌鼈。

藜

甘寒。今灰藋也。又名灰蒴。又名灰莧。雜生莧菜中。莖葉似莧。而葉糙有刻缺。近本處有灰。有紅灰白灰二種。赤灰者有小毒。去濕熱。拌莧蒸茹。能使經宿不餿敗。

茼蒿 甘溫。即菊花菜。花葉似菊。莖脆中空。春末即花。結實如苦蕒子。○蒿類甚多。蘩白蒿也。菣青蒿也。蓬野艾也。莘籟蒿也。莪蘿蒿也。蔚牡蒿也。鼠麴黃蒿也。金鈴茵蔯蒿也。又斜蒿蔞蒿。或可爲蔬。或以入藥。此不具錄。而茼蒿則園圃所植。尤甘脆香美。開胃和脾。多食動氣

鼠麴 甘溫。黃蒿也。色白花黃。布地如盤。花葉皆白絲如緜。以搗和米粉作粿食。軟韌而美。有大葉白花而高者。亦名香茅。花甚香。可置枕中辟惡。而味不可食。有貼地生而小者。曰地錦。補肺消痰治喘。以色白入肺。味甘淡補肺。如白緜而溫。能固氣而勝寒。故消寒痰治喘。○地錦能補肺。去寒熱。治吐衄溫下部。續筋脈。煖命門。

蔞蒿 甘苦辛溫。似白蒿而莖肥脆。生湖澤旁。長數寸時採爲菜。香脆而美。開胃行水。以在澤旁也。

馬蘭　甘苦溫。亦蔦類。葉如澤蘭。花如菊。色青紺。故曰馬蘭菊。春月採食。甚香美。補腎命。除寒濕。煖子宮。苦堅腎去濕。色黑能入腎。婦人以煑雄雞食之。能令有子。殺疳蟲。苦殺蟲。治小兒疳積。

胡蘿蔔　甘辛溫。根如蘿蔔而形長。有紅黃二色。莖葉如川芎。花實似蛇牀。又似茴香。根苗皆可食。而根爲香美。生微辛苦。熟則純甘。潤腎命。壯元陽。煖下部。除寒濕。甘補辛潤。故壯陽煖下。功用似蛇牀。根實皆可用。而今人不知。蕃舶葫蘆巴實。亦此物耳。

蕹　甘鹹寒滑。蕹音甕。出南蕃。又曰無心菜。葉如犂尖。莖中空。蔓地節節生根。有水蕹。尤脆美。無花實。有蛇蕹。花實皆似牽牛。而花色淡紅。此二種近水乃生。解蠱毒。及砒石毒。補心血。行水。鹹以耎之之功也。搗汁解蠱毒最効。

石莧　酸鹹寒。色赤。莖葉似莧而厚。俗名觀音莧。摘蒔土中即生。味作松香氣。可治火毒。葢如景天能芽草之類。接斷傷。以得金水之氣多也。

芹　甘鹹溫。水陸不一種。家芹爲佳。方莖而高。至秋乃花日馬芹。味最下。白根而夏初即花日水芹。人謂三月後不可食此。亦不然。但揀擇宜淨耳。補心。鹹能護心。生水中能交心腎。去瘀。鹹滲血。續傷。根斷復生。○可爲夾棍藥。赤紫芹尤劾。又名强盜草。多食亦發瘡。

蓴　甘鹹寒滑。蓴音純。生水中。如荇菜而葉大如掌。除煩解熱消痰。多食腹寒痛。

荇　甘鹹寒滑。生水中。莖如釵股。葉正圓有缺如馬蹄。浮水面背有水泡。除煩解熱消痰行水。

蘋　甘。鹹。寒。滑。生水中。如荇而四葉聚於莖端形如田字。一名大萍。一名田字草。**功用同上。**

藻　鹹。寒。有馬尾藻蘊藻二種。今所謂蘊藻也。細如綠絲者。青縈可愛。大如鴨舌者次之。摘嫩芽。挼去腥水。皆可作葅。**補心行水。消痰軟堅。**能消癭瘤。破結核。消水腫。療脚氣。通噎隔。消積食。皆鹹之功也。凡水藻可蔬可藥。海藻尤佳。以鹹味尤厚耳。**凡水菜忌甘草。**

蕺　**甘辛鹹。**俗名魚腥草。又名臭豬巢。生下濕地。葉如蕎麥而厚。面青背赤。花白。根紅白色。氣甚葷臭。可作蔬。**行水攻堅。去瘴解暑。療蛇蟲毒。治脚氣。潰癰疽。**氣重而力猛。**去瘀血。補心血。**

芫荽　辛溫。一名胡荽。葉似芹而圓潤光潤。莖細如縷。布地蔓衍。結實圓小。中含細子。氣葷甚。**升**

散陽氣。辟邪氣。發汗托疹。補肝瀉肺。升散無所不達。發表如葱。但專行氣分。多食昏目耗氣。補肝之過。○或指爲藠。尤謬。但昏目同耳。

冬瓜　甘酸寒。秋晚乃熟。藏待冬食。故名。又曰白瓜。利便行水。散熱止渴。可傳癰毒瘰火瘡。酸補肺而瀉肝。甘和中。行秋冬之令。療火瘡。陳者佳。癩者忌食。善潰也。

子　甘寒。潤心明目毓神。瓜瀉肝而子則補肺。

南瓜　甘酸溫。種自南蕃。故名。又曰蕃瓜。或訛北瓜。補中益氣。冬瓜善潰。此不潰。冬瓜酸多。此甘多。故功効不同。益心酸以收散。色赤入心。斂肺。酸亦補肺。瓜形如肺。多食滯氣甘過緩。而南瓜肌肉如粉。故滯氣。且有小毒。

黄瓜　甘酸寒。遍體多磊如瘡。利水解渴。功似冬瓜。忌落花生。

甜瓜　甘酸寒。有甜瓜菜瓜二種。甜瓜瓤甘酸。菜瓜瓤則不可食。其狀或青或白。皆相似。功同黄瓜。但此不潰。宜入醬。

蒂　苦寒。湧吐風痰宿食。苦味降泄。而湧吐者。膈上有痰食之阻。苦不得降。則攻而湧之。以遂其降。猶以石擊水。激而躍之也。且氣惡也。

絲瓜　甘鹹寒。老而成網如絲。故名。又名天羅。又名紡線。解熱化痰。鹹軟堅。

瓜網　涼血滲血。通經絡。托痘毒。燒灰存性

子　治腸風。痔瘻。崩漏。下乳

苦瓜　苦寒。體多塊磊。色白而長者味苦而美。圓短者曰紅。瓤熟則色赤。瓤味甜。可食。瀉心火

解暑竭。療熱毒。六七月食之最宜。

匏　甘寒。有甘苦二種。苦者不可食。甘者一名瓠。又名壺。形長或圓而上銳。細腰者曰葫蘆。有斑駁及白者。老則殼皆堅。可剖爲杓。利二便。略同冬瓜。

苦匏　湧吐。同甜瓜蒂。

落蘇　甘鹹辛寒。俗名茄子。本以味似乳酪。故曰酪酥。然有蕿麻之味。蕿與辛同性。故以辛言之。寬中。白者佳。純甘。散血。鹹故散。紫者入血分。止渴。白者可生食。多食動風發痼疾。

根　辛鹹寒。散熱消腫。治風痺。漬酒飲。療凍瘡。煮汁漬之。

扁荚　甘酸溫。有短長厚薄數種。豆或黑或紅。惟白色肉薄者入藥。一名沿籬。一名扁豆。和脾。

交心腎脾土之菜也。烏花卵實。莢狀如脾。是能交心腎於黃庭也。

白扁豆　甘鹹溫。卻暑。補心滲水。瀉腎降濁升清。交水火於黃庭。和胃厚脾。甘補脾。鹹滲濕。濕去則脾厚矣。用白者以入肺胃之分。且有腥氣。又能升達肺氣。清金生水。通利三焦。色微黃。兼入脾分。以和中州。凡感暑爲冷飲所遏。入於脾胃者宜之。故能治痢。以健脾則連皮炒熟。使甘香入脾。却暑利氣則生用。使腥鹹入心肺大小腸以滲水。浸去皮用。則專補心和胃。解毒。醒酒解河豚及砒石毒。多食亦壅氣。脾過緩則氣亦壅。

豇豆　甘鹹溫。一名䝁𧄏。俗名羊角。亦名豆角。花有紅白。莢必雙生並垂。長者二尺。故名䝁𧄏。豆似腎而色紅。豇亦言紅也。補心瀉腎之菜也。瀉者瀉有餘之邪也。豆似腎而莢雙垂。故下入腎。滲水利便。降濁升清。凡蔓生遠行者。多能通徹上下。瓜匏之類。蔓空莖脆。則通利水氣而已。豆則蔓實莖韌。氣勁而能升降氣化。以上下於三焦。又不止行水已也。多食滑腸。下行速也。小兒食之多完豆不化。

刀豆 甘鹹溫。一名挾劍豆。以莢形名也。和胃。升清降濁。力尤勁。

殼 甘苦鹹平。老殼堅者。和中。交心腎。止呃逆。苦降鹹升。

根 苦鹹。止腎氣攻心心痛。能通衝脈而濟水火交心腎也。

虎沙 甘鹹溫。俗名虎爪豆。以數莢聚生形似。通徹上下。而氣不純良。以其藤蔓最高。而莢有毛。則上能達肺。且腥氣重。故食之多使人吐。其色黑味鹹而體重。故下則入腎。下徹於足而湧泉作癢。癢微火之動也。

貍沙 甘鹹溫。一名玉豆。似虎豆而形扁。色紅白斑駁。莢硬不可食。效同虎沙。

薑　辛溫。宣達陽氣。嚴毅正性。通神明。去穢惡。肝木之藥
也。辛味本得之金。故嚴毅方正。而收極而散。則辛能補
肝。用根在下。故專入肝。補肝木則生心火。而宣達其
光明。故通神明。秉陽令
而消陰翳。故去穢濁也

生薑　辛溫。上行。升達於肺。則暢胃氣。胃氣上會膻中。瀉肺邪。
外入之邪。皆能瀉之。故治傷寒。頭痛。鼻塞。咳嗽。行痰去
濕。開胸膈。納飲食。此皆生用。以達生氣於上。而去其收
濇之通腠理。皮毛者肺之合。瀉肺辟邪。山嵐瘴氣殺毒。
邪。則毛孔開。故發汗。皆能辟。
半夏南星之然多食亦耗氣生熱。以上諸症。因於陰邪
毒皆能殺。閉塞者則宜之。若陰
虛多火與酒同食尤不宜。暫以禦寒則可。若多食則有
則不宜。發痔損目之病。且反能發嘔
反胃。○周禮內則。皆言秋和多辛。以秋令收斂。恐其過
斂。故多辛以取其平也。今人乃曰。秋不食薑。夜不食薑。

是大背於經矣。孕婦忌薑。以其熱耳。

乾薑　辛熱。生則氣升散。故溫。乾則秉陽氣皆中守。故更熱。煖胃溫經中守於肝。不發汗。專除中州積寒陰翳。治寒嘔。消寒痰。化冷食。通月經。

炮薑　辛苦大熱。濕紙包微煨。去沉寒。祛積濕。達陽氣於太陰。太陰脾也。苦能燥脾瀉濕。故沉寒積濕。以此勝之。

黑薑　辛苦溫。煨至黑。去下部沉寒積濕。回陽氣於至陰。潤腎堅腎。色黑則入腎經。火化則不熱而止於溫。苦堅腎水。辛補命火。續絕回陽。

薑炭　苦辛平。煨成炭。存性。則苦味多而辛熱之性平矣　堅腎補肝。止妄行之陽。宜而有守。子母相守也。黑能止血。苦能降泄。故止吐衄。

薑皮　辛寒。凡皮多反本性。故寒。達於皮毛。行水驅風。以皮達皮。辛則能行。故治水浮腫。去皮膚之風熱。止汗。薑發汗。則薑皮止汗。且微寒也。薑爲醫藥之用至多。故於此考之尤詳焉。

百合　甘苦澀平。一名蔃瞿。根魁分瓣如蒜。一莖頂花。葉則附幹旁。出白花者入藥。澄粉食之亦良。凡澀與酸同用。補肺降逆收散肺金之藥也。甘補肺。苦降逆。澀斂肺。兼能收心。故清肺寧心。去熱止嗽。而治百病不安之症。斂下而上直達於肺。以收爲用。色白入肺。獨莖直達。亦能利二便。消浮水。開痞滿。療乳癰。然要知此以斂爲用。內不足而虛熱虛嗽虛腫者宜之。與薑之用正相反也。

山藥　甘澀平。有澀味。人不覺。和中。可上可下。而以清虛熱收散氣爲用。諸蕷之緊小色微赤生於山而可入藥。故名山藥。懷慶產爲良。色白微紅。上行則清肺熱。寧心神。治健忘。中守則固腸胃。化痰止瀉。治痢。下行則斂胃氣。防溢水。固命火。澀遺精。生搗外敷。則消癰腫。根長而下引。蔓延而上行。味甘淡而兼補五臟。故可上可下。視他藥所嚮而行。

諸蕷　甘平。有白。有紅。有長而肥大。有多岐如掌者。白者入氣分。紅者入血分。補中順氣佐穀食。

番藷　甘平。根似藷而蔓生著地。出廣閩。止渴醒酒。益肺寧心。生用之効。益氣充飢佐穀食。熟用之効。熟則甜甚。

芋　甘辛平。有蘞味。用同辛。益氣充飢行水。多食壅氣。味如粉者必墊。

芋荷　甘平。斂自汗盜汗。莖葉也。辛之反則能斂能固。野生者尤良。

萱　甘鹹平滑。金針菜也。野生者曰黄花菜。葉花皆可食。補心清肺破鬱行水。花輕虛上行。色黄赤入心。兼入脾肺。鹹則軟堅。故破鬱消憂。養胎滑胎。所謂宜男也。

紅百合　甘鹹平。山丹花也。乾之亦佳。性味略同萱花。可治吐衄。

槿　甘淡滑平。木槿花也。古名舜華。又名日及。千葉者名扶桑花。有紅白。白者良。嫩葉亦可蒸食。清肺寧心。滲濕去熱。白花輕浮入肺。肺熱咳嗽吐血者宜之。且治肺癰。以甘補淡滲之功。又赤白花。分治赤白痢。以大腸與肺相表裏。小腸與心相表裏。凡痢。二腸濕熱也。以滑去滯則愈矣。

葉　沐髮去垢。亦可食。宣腸胃。

根　治肺癰腸癰。能下行。

薺　甘平。冬至後布地生葉。似蘿蔔菜而甚小。根直下如綫。抽莖直上。三月初開小白花。結莢扁而三角如扇。清香。交夏則死。一名芊菜。一名雞心菜。**利水和脾。辟蚤蝨。散鬱熱。**略似夏枯草。但不入血分。○上巳戴其花。又煎水沐浴。以辟蚤蝨。除不祥。亦采蔄意也。

苦蘵 **苦鹹平。**一名敗醬。葉似澤蘭。有朽氣。**去瘀解暑。**苦瀉心。鹹瀉腎。朽腎氣也。能軟堅固散。宜暑月。可交心腎。多食令人腳軟。煎湯治產婦血母成塊作痛。亦去瘀軟堅之功也。

苦板 **苦寒。**似蘿蔔菜而小。微紅有毛。花作蓊頭飛絮。**解暑去熱。**醃乾為黑鹽虀藏。內食不壞。

鷩腸 **苦寒。**一名田眼。似苦板而黃花。**同上**

雞腸 **甘平。**一名嫂縷草。作蔓。葉圓尖對節。莖空而中含一筋。故有嫂縷名。

蕨 **甘寒滑。**一名鼈腳。**滑腸發癈。**色紫入血分。含氣未舒。故發癈。

蕨粉　甘寒滑。搗根澄泊。可濟荒。無補益。多食令人痼冷。

筍　甘寒。竹萌也。大竹曰毛竹筍。小者箭竹曰水筍。又有玉筍。琅玕筍。紫竹筍。斑竹筍。桂竹筍。惟苦筍爲良。不從竹入木部。並筍入蔬部者。以竹固非草非木。而筍供日食爲多也。陽動陰下。震木之氣。而陰方盛則其發急。然味甘能緩。緩肝開胃。不利大腸。古謂爲刮腸篦。然不及於肺。以猶在下也。木盛則陵金。發痘瘡。含陽氣而欲舒也。今多以其尖托痘。

苦筍　苦寒。寧心解鬱熱。苦瀉心火。

竹　中虛有節。上行直達。震木之氣。

竹瀝　甘寒滑。能行肝膽之陽氣陰汁。以達於經絡。而

通其阻滯之邪。肝木膽火。當熱而反寒者。猶膽汁之性亦寒。而其用則以行相火之令也。以陽在陰下也。竹有節而中通上喬。故瀝上行無所不達。能驅風散火。去濕行痰。透筋節而發之。正迅雷之發。則陰翳鬱熱暴風皆止而爽然矣。是以治中風中痰風痙癲癇消渴諸急病。而利竅明目止汗清熱除煩。皆宜達肝膽之陽氣故也。宜和薑汁以助肝陽。今人視爲險藥霸道。失之矣。

竹茹　甘寒。竹之青皮。**能開氣化之陰鬱以達之膻中。而舒其君相之火**。心君火。膽相火。合而鬱於思慮。則陰氣鬱於膻中。而虛煩不寐。相火不得舒。是膽冷也。心火不傳木。則溫溫欲灰而已。竹茹抱輕虛之肝氣而達之以上行。心膽之鬱開。則膽遂其溫。而心有所決。思慮安矣。故能治煩熱不眠。除吐衂驚癇。肺不受灼。肝不受抑。氣化平也。

竹葉　甘淡寒。用淡竹之葉。其竹薄而節間有粉。**能開外鬱之陰翳以**

達之肌膚四末之表。而舒其肺胃之陽。最輕而在上。故達陽氣於上焦及手足肌膚之表。而去其外邪之陰翳。使陽氣宣達。是以能除陽明發熱。退肌膚熱。去心煩。治喘咳。止嘔噦。止渴保肺。此皆宣達陽氣之功。或以其寒而不敢用。惑之甚矣。

天竹黃 甘淡寒。老竹節中黃粉。乃津液所凝結。不必海外。功同竹瀝而稍緩。久而凝成。故性和緩。然功不及瀝之速。而瀝亦不及黃之和。須審其緩急用之。寧心治癇。小兒客忤急驚尤宜。

蘆筍 甘淡寒。蘆之萌也。兼得水澤之氣。解魚蟲毒。最解河豚毒。魚鱗蟲也。亦屬木。而生於水。河豚之性。稍觸則怒。怒肝象也。蘆筍達陽氣於鬱陰之下。故能平其毒。快痘毒。

根 性味同。能滲濕行水。味淡滲。且生水中。療肺癰。肺癰。相火侮金也。相火之氣宣。則不侮金矣。

茭白 甘淡寒。茭草根芽。又曰茭笋。

蒟蒻 甘辛溫。苗似虎掌南星。莖有斑駁。根魁如芋子。以磨粉。灰水治之。去其毒。釜內煮和。傾冷凝結如豆腐。色淡黑微赤。又曰灰蒻。去肺寒。治痰嗽。楊升庵指爲蒟醬。亦非。蒟醬自是廣中浮留藤之類。

海帶 鹹寒滑。長而厚。色赤黑。有圓短稍白者。曰海白菜。補心行水。消痰輭堅。消癭瘤結核。攻寒熱瘕疝。治腳氣水腫。通噎隔。

昆布 鹹寒滑。爾雅所謂綸也。今謂之紫菜。出登萊者搓如繩索。闊廣者葉散如木耳。功同上。

石花　**鹹寒滑**。粗而黃黑者曰雞腳菜。形似也。細而紅者曰牛毛石花。洗淨。糖醋蘸食。皆可。煮化傾冷。凝塊。亦可。○海中石上。得海水之餘氣英氣。凝聚而生。猶木上之生菌蕈木耳。山石之生石耳也。**功同上**。性尤寒。多食腹痛。○得水石之氣而寒。乃謂補心者。猶鹽亦海水所煎。而能補心。潤下作鹹。鹹則凝極而反散。陰陽之變易然也。曰補心者。補火也。寒而能補火乎。曰離中無陰畫則不成離。坎中無陽畫則不成坎。火之能布散其光明。正以陰麗陽中也。寒何害於補火。心主血脈。使血脈有所濇滯不行。如瘤癭瘕疝痰阻之類卽是心病火衰。神明有所窒而不舒處也。鹹以散瘀攻滯。非補心而何。

苔　**鹹寒**。石上者曰石髮。水中者曰水衣。**益心解煩。敷治遊丹火毒。長毛髮**。須寒。水中者。敷遊丹最効。遊丹心火之鬱於氣分而發。以寒勝熱。而鹹則能滲散。不必疑其外閉也。石苔煎沐。能去垢長髮。髮者心之華也。○海苔今以當蔬。然凡水苔。洗治皆可食。

蕈 甘寒。又曰菌。俗曰菰。內則。燕食所謂芝栭。疑卽此。或生於木。或生於地。赤曰紅菰。白曰雞肉菰。竹林中曰竹菰。松林中曰黄菰。稻稈堆上曰草菰。浙閩山中。伐杜木楓木橫置之。斧劈成痕。日沃以粥。冬月生蕈。鮮香甘美。曰香蕈。又有麻菰。羊肚菰。出淮南北及漢上。皆珍品。又天花出五臺山尤美。然性皆寒而有毒。鮮者勿輕食。中其毒。善笑而死。笑由神散。蕈亦木之餘氣所生而就散者也。蕈初生似心。漸就腐散。乾則不至殺人。亦有毒。甘草菉豆泥漿。雞子鴨子。皆可解之。可托痘毒。

木耳 鹹寒。萃水木之餘氣而生。非若蕈之鬱濕熱也。故性味不同。在處有之。卽陽者佳。槐樹所生勿食。補心。有刑罪者。預食白木耳以護心。蓋刑重則瘀血攻心而死。鹹能散血。故可護心。是補心之明驗也。且木耳木之餘。而心卽木所生也。清肺。心火虛炎則鑠肺。心火四布則肺安。治腸風痔漏。小腸心之表。大腸肺之表。

石耳 鹹苦寒。（生高寒水石之氣凝結而生。）補心清肺。治腸風痔瘻。（尤良於木耳。）行水解熱毒。

果部

果亦可輔穀食。故繼蔬部及之。

李 苦酸溫。（種不一。味皆帶苦濇。）屬木。養肝瀉肝。（瀉其邪。）破瘀。

郁李仁 苦甘辛溫。（棠棣也。花有紅白。子如李。大若櫻珠。小者僅如豆。取核中仁。去皮尖。蜜浸研用。）苦能泄能降。辛能潤能行。（破血瘀。治大腸氣滯。辛潤腸也。消水腫癃閉。辛行水也。）

梅　酸溫。冬花夏實。得木氣之全。而能瀉木斂肺去瘀生津。木能吸水氣以上行。故生津。多食發瘡。斂之過又使血熱也。

烏梅　酸鹹溫。小便浸青梅。置火上烟熏成。故有鹹味。斂肺濇大腸。治久嗽肺虛。久瘧陰虛。火動肺傷。至成吐血及骨蒸者。皆斂補之功也。和脾瀉肝火。治血瘀而霍亂吐逆。瀉肝之功也。色黑能入血分。解熱毒。治腸澼血痢熱瀉。濇腸解熱之功也。安蛔。蛔得酸則伏。去惡肉。煨傅。

白梅　酸鹹溫。鹽醃乾之。略同烏梅。兼能補斂心神。醒睡解酒祛痰。開猝厥牙關。擦之。○吸津使上行。則牙開矣。鎮驚癇。酸能拔取其痰。且收心之散。治巳瘡喉痺癰毒。去瘀而已。拔矢陷肉中。以吸取之效。多食傷筋。

杏　苦酸甘溫。種不一。熟而自裂不粘核者佳。得火之氣而能泄火。

杏仁　辛苦甘溫。出回回舊地曰巴旦。或作八達。今諸土皆有。以肉薄核大仁扁者良。瀉心火。除煩熱。瀉肺邪。泄氣逆。治欬逆喘促。散心肺風邪。通大腸氣秘。大腸肺之表也。○凡仁類多入心腎大小腸。雖苦而不燥能潤。攻堅殺蟲辟毒。以有火性。春花夏實。得火之金故能爛銅錫。作殺狗毒。其銳可知。然味苦而降。潤升極而降也。去皮尖炒研。發散留皮尖。肺虛及雙仁者勿用。入氣分。

棗　甘溫。種不一。大而黑者佳。蒸熟乾之乃益人。功專脾土。以純甘肉厚也。補脾則能兼補五臟。通和十二經脈。故補表藥中皆加入。惟中滿及濕症忌。以甘味緩脾。過緩則反生濕也。○入上焦血分。或用紅棗。入中下必用黑棗。

酸棗仁　甘酸平。樲棘也。小而肉薄味酸。不專補脾。惟取核仁用。入心。仁性潤。多入心及腎命。補心。以甘收散。以酸斂肺瀉肝。皆酸之用。炒用則平。甘多而補。能補心和脾。緩肝養陰。治膽寒不寐虛煩。膽寒者。膽虛而思慮不決也。肝膽相火。心火之母。膽寒則心火亦耿耿然而已。然能收自汗盜汗。則又以有酸之功也。生用微寒。酸多而斂。於心為收。於肝膽為瀉。能止渴生津。治膽熱好眠。膽熱者。肝膽之氣過而難收。則神明昏妄。不知思慮。故好眠也。凡氣粗而熱者。心神必昏。或疑膽熱好眠為不然者。不知此理也。入氣分。

桃

甘辛溫。種不一。夏熟者多酸。秋冬熟者微有辛味。屬金。養肺瀉肺。體有毛者多入肺。辟邪。金肅。多食瀉泄生瘡。

桃梟　治魅病鬼疰。在樹經冬不落者。

桃仁　苦甘辛平。用冬桃者。瀉心燥脾。能去瘀血。補肝和脾緩肝。
能生新血。苦味多於辛甘。故尤去瘀。炒用則甘多而緩
治熱入血室。損傷積血。經閉血痢。
能潤。去皮尖研。治血生用則苦辛而行。善攻。連皮尖搗
熱。皮膚燥癢。泥。治血痢
燥糞。血塊。入血分。杏屬心而仁行氣分。桃屬肺而仁行
發狂。血秘。血分何也。曰內外每異用也。氣血相
唱隨也。〇血虛
及雙仁者勿用。

花　苦平。燥濕除痰。悅顏色。泄肺逆。

葉　辟邪發汗。

櫻桃　甘溫。一名含桃。多食生內熱。

楊梅　酸熱。多得濕熱蒸鬱之氣。

橄欖　甘酸溫。斂肺瀉肝。一名青果。圓而白者曰白圓。薄劣寡味者。曰餘甘木欖。能除煩清咽。解酒。酒辛。助肝怒。灼肺金。故青果之甘酸能解之。

核　消魚骨鯁。磨服。敷疰瘡。燒灰

仁　甘淡。潤肺。解酒。解魚蟲毒。果色青。核有三仁。木高喬上聳。味酸澀。是得木性之全。而曲直作酸。則反能補肺而瀉肝。仁白而輕。則專入肺。

山棗　酸溫。亦名酸棗。又曰鼻涕團。以色正黃。皮內含白肉。粘滑如涕也。李氏與山查混附為一。失之矣。核圓長堅實。有五隙含仁。清痰。和胃。益肺。今人置柄用之以敲方響。

柹　甘濇寒。有大小圓長尖扁黃赤青黑數種。最小者曰丁香柹。黑者曰椑。可榨汁作桼。肺家果也。濇用同酸。斂肺清金。多食腹寒痛。忌酒忌蟹。

柿乾 潤肺去熱。能止熱嗽。治肺癰。療腸風痔瘻。大腸肺之表也。和胃澀腸。治反胃。以寒潤可去火而通三陽之結也。亦能止瀉。

柿霜 甘寒。輕虛。尤清肺。精液所凝。色白輕浮。專入肺。并治口瘡。

柿蒂 苦寒。止呃逆。胃火凌肺。而氣上逆也。蒂象肺。故專入而苦以泄之。或加丁香者。以胃火抑於寒。因之不和。故又用辛熱以散之。而呃治矣。今專以呃爲寒。又以蒂爲苦溫。皆失之矣。

梨 甘酸寒。類不一。潤肺收心。利大小腸。能止熱嗽。消痰去喘。止渴除煩解酒。多食寒泄。通水。瀉淤宜生用。恐過寒。熟之亦效。非生清六腑。熟滋五臟之說。若山樝多澀則宜熟。脾虛血虛有積冷者皆忌。

木瓜 酸溫。古曰楙。香者榅桲。香瓜。有鼻者木桃。又謂之樝。以圓長似瓜者爲正。瀉肝和脾柿輕而虛。功專於肺。梨脆而津。通徹上下。木瓜重而實。功在瀉肝。肝邪退則脾土和矣。重實故行下部。又酸能收濕。肝脾之脈。皆行於足。肝氣平。脾土和。濕水去。故專治濕熱水腫脚氣。

靖少陽火。膽及三焦皆少陽相火所行。膽與肝相表裏。三焦與心包相表裏。酸以瀉肝。則膽火平。酸收心散。則三焦火平。故能治霍亂轉筋。且調和氣血。是皆酸之為用在下如此也。**亦止渴。多食病癃**。酸收之過。

山楂　酸甘鹹溫。大者曰棠梂子。不入藥。**輭堅**。鹹故消肉食。化頑痰。磨宿積。**去瘀**。酸且鹹。故散瘀血。治產婦兒枕。**多食令人嘈煩**。消耗之過。

頻婆果　甘酸鹹溫。大柰也。北方佳果。南方少。**止渴除煩解暑去瘀**。

林檎　甘酸鹹溫。柰之小者。一名來禽。一名花紅。一名五色柰。**止渴除煩解暑去瘀**。

石榴　甘酸溫。多食生痰。作熱痢。色赤入心。收斂反鬱。

皮　酸濇。止瀉收脫。勿輕用。

枇杷　酸甘溫。一名盧橘。解渴生津。

葉　苦酸平。去毛淨蜜炙。清肺泄逆氣。輕虛在上有毛故專入肺酸以補肺之正苦以泄肺之逆。又甘潤則能順氣降逆。消熱痰。治熱咳。療嘔逆矣。

荔枝　甘酸溫。補肺寧心。和脾開胃。宜乾者。生食多則生熱。煎殼核湯可解。

核　甘濇溫。微鹹。抑肝之過散。固腎之閉藏。而能破積寒。和氣血。產南方。色赤。夏至熟。得火之正。生必雙。殼如陰囊。核實黑如睪丸。甘能補。濇能收。鹹能瀉。

是能入命門而保其陽氣以生物也故治癩疝散滯氣破沈寒斂精固本亦治胃脘寒痛氣血滯痛○置核硯池不冰可知補命門之意矣

龍眼 甘溫補中益氣和脾生血交心腎於黃庭乾始益人味全性純也甘專補脾和胃胃和則氣益脾補則血生肉黑而滋潤入腎汗紅入心是又能交心腎凡憂思傷脾實本於心故能治盜汗自汗怔忡健忘驚悸然多食亦生熱

橘 甘酸溫皮赤味辛苦異柑 除煩醒酒多食生痰

橘皮 辛苦溫上則瀉肺邪降逆氣中則燥脾濕和中氣下則舒肝木潤腎命主於順氣消痰去鬱隨他藥偕行非入補則補入瀉則瀉之說以陳久者爲良

橘紅　專入於肺。兼以發表。去皮內之白。更輕虛上浮。亦去肺邪耳。

橘核　苦溫。潤腎堅腎。治疝。

青皮　苦辛溫。補肝瀉肺。未熟時剥取。其色青專入肝。氣重兼能上行入肺。發木之鬱而助其升散。是以攻堅破滯。除痰消痞。治脇痛瘰癧瘧疾。亦發汗。氣虛忌用。

柑　酸甘寒。皮黃。味酸苦甘而酸較多。除煩醒酒。多食生寒痰。皮無用。

金橘　辛甘溫。又曰金豆。開鬱順氣。和脾醒酒。最芬芳。

金柑　酸甘辛溫。小而長。又曰枕頭柑。肉酸濇劣。皮甘香佳。亦能醒酒。

橙　辛苦溫。似橘而大。糖製其皮為橙丁。香美。肉劣。寬中順氣。

柚　辛酸平。似柑而大如瓜。又曰壺柑。瓤亦正酸。

香櫞 辛溫。似橙尤香。乾久治胃脘痛。寬中。順氣。開鬱。

蜜羅 辛甘溫。功用同上。

佛手 辛苦溫。功用同上

核桃 甘辛濇溫。一名胡桃。此取食核中仁也。甘而微辛。連皮濇。補腎。甘潤潤命門。辛溫固精。黑白味濇瀉肺。去清邪。療寒嗽。補肺。甘潤潤大腸。通熱秘。止寒瀉虛瀉、○昔人云留皮則入腎命。去皮則入肺。愚按凡仁皆潤而多入心。所謂仁人心也。下行則入命門。仁為生生之本也。核桃仁有腎命之形。色黑肉白。則補潤腎命。其固然也。腎命得補精氣堅固。則陽氣自行於三焦。以上達膻中。肺自得其溫潤而寒嗽除矣。不必以留皮去皮分上下。但連皮則能固能補。去皮則止於能行能潤耳。曰仁皆兩片。何獨此。曰此却似四片分兩片。中又連屬之極似兩腎命門。又似坎卦。古人合補骨脂用。然此自能溫固下焦根本。非必藉補骨脂力也。風火邪熱嗽非所宜。油壞者可殺蟲傳瘡。尤辛螫人喉吻。故殺蟲且行毒氣。

榧　甘濇樹似杉。文理斐然。故名榧。濇用同酸。而溫。屬火。潤肺寧心。屬火而能潤肺何也。曰金須得火以溫之。方不一味清燥。治寒嗽。殺尸蟲。甘而能殺。氣嚴正也。

白果　甘苦濇溫。一名銀杏。外形似也。一名鴨腳。葉似也。炒食。補肺。澀逆氣。固腎。除邪濕。潤肺治寒熱哮喘。色白入肺也。縮便止白濁白帶。仁性入腎也。生食消痰。殺蟲毒。以濇多食壅氣。小兒食之發驚。花夜放。即收。罕見稟陰性多。仁熱色綠。入肝。是以金伐木。不利於膽。故魂不安而發驚。生搗。擦。澤手面。浣油膩。亦苦濇收斂之故。

松子 甘辛溫。樹生毬子在毬甲中。近處老松亦有之。而子秕小。惟遼東雲南粒大仁肥。松子既爲果。故松節等亦自木部移入。潤心肺瀉肺行水。去清燥之邪。潤腸通閉。潤心肺即潤二腸矣。

松節 苦辛溫。治骨節風濕。苦收濕。辛補肝。行水祛風性又堅悍。能通骨節。須浸酒用之。

松脂 苦甘辛溫。熬膏傅癬毒。除風濕。化毒殺蟲。生肌止痛。

松葉 煎湯浴身。治腳氣。療蟲瘡。

茯苓 淡平。生松下而不相附。然枝根皆注嚮。是神氣所凝聚。猶松之精魄也。寧心益肺。定魄安魂。滲濕通竅。去熱固精。心常苦散。得此凝聚。則神安矣。心下有邪濕則神不安。得淡以滲濕則心安矣。火安則金不安。心安則肺亦安矣。又白色入肺。赤色入心。魄藏於肺。魂藏於肝。魂以依魄爲安。此爲松之魄。是魂依於魄也。凡濕積成熱成痰。淡滲濕故去熱行痰。濕熱妄行。則精恆不固。濕熱邪除則精固矣。不必以虛寒爲慮也。小腸心之表。滲胸膈之水。則小便利。小腸清則膀胱津液之腑亦清。餘若治痞隔煩滿通淋定嘔。其功用可類推也。

白入肺。赤入心。推類審用。忌醋。

茯苓皮 行皮膚之水。

茯神 淡平。茯苓抱松根而生者。功專入心。以抱根有神守之意。治怔忡驚癇健忘。

茯神木 治偏風喎邪。筋攣心掣。茯神所抱之木。取神抱而木伸之意。

栗 甘鹹平。生食補心散血。清肺瀉腎。鹹味多。熟食厚脾胃益氣充飢。甘味厚。○古云一毬三枚。居中者名栗楔。尤養血治腰痛。亦未必也。多食滯氣凡實粉多者能滯氣。

枝皮 煎水洗口瘡口爛。

芧音序 栗 甘鹹平。小栗也。一名栭栗。俗訛茅栗。又曰茶子栗。

榛 甘鹹平。大者似栗而殼薄。小者形如雞心。俗曰雞心栗。補心散血。以似心也。

苦櫧 苦鹹平。可濟飢。亦可澄治作粉。

甜櫧 甘鹹平。一名栲櫧。

柞子 苦濇平。一名櫟子。樹或大。或小僅高尺許。作粉濟荒。能濇腸止水瀉。

椰子 苦甘鹹平。亦名鉤栗。功同榛。

梧桐子　甘鹹平。此梧桐也。作莢如豆。莢子熟則莢裂。如船。其子著於弦上。如胡椒子狀。補心潤肺。

南燭子　甘鹹溫。一名楊桐子。一名草木王。今人謂之烏飯子。小。葉似茶而稍短。輭嫩新枝則色黃赤。而味甘酸微鹹。秋後結子成穗。初時色紫赤。經霜則黑圓而少扁。大如大豆。頂有臍如有細孔。中無核而沙細者。即其核。甘美可食。補腎煖命門。瀉邪水。滋血。能治腰痛强筋骨。道家採其葉。搗汁漬粳米作飯。所謂青精飯。陶隱君謂之烏䊩。

羊矢棗　甘濇溫。樹小。葉細繁密。不彫。實圓小。色黑。補腎固精。

枳椇　甘平。樹高大如白楊。及葉落而嫩枝腫脹。中含水汁。似癩者指頭。別有子。黃黑圓扁光澤。垂指端。並可食。故名癩漢指頭。一曰雞距。一曰金鉤。一曰木蜜。一曰白石棗。解酒止渴。甘而阜莢氣多。

其去垢惡之性疑亦同。植舍旁則造酒不成。葉入酒則化水。

無花果 甘溫。一名阿駔。樹葉粗大如南瓜葉。實如饅頭。無核。廣中無花而實者不止此。惟此入中土。故擅名。益肺通乳。蒂摘有白汁。故通乳。

葡萄 甘酸濇溫。色有青紫。西番以爲酒。野生小者曰瑣瑣葡萄。斂肺解煩。多食生內熱。性善收吸水氣。反生積濕。

蘡薁 甘酸溫。似葡萄而小。藤蔓輭細如草。則異葡萄之粗硬而有刺。益肺。

羊桃 甘酸鹹溫。藤蔓粗大。大葉有毛。子如小桃。皮黃褐色如杜梨。瓤黃綠。中有細黑子。閩人曰藤梨。又有色青形稍長而毛者。曰毛桃。浸藤汁。和石灰飾壁築墳。甚膠固。然此非萇楚。姚弋萇楚雖弱實是木類。如櫻桃。花紅。子亦似桃而小如豆。亦有此名。李時珍混爲一。失之矣。○山東者甚大而瓤赤。益肺止渴。多食寒中。

落花生　甘辛溫。一名長生果。細蔓著沙地。開小花。長蔕垂沙上。結莢則鑽入沙中。故名。莢如蘿蔔子狀。中實如豆。皮紅肉黃白。可榨油。和脾醒酒。託痘毒。生食潤肺。炒食則惹欬。或云有利無害。不然也。忌黃瓜。

西瓜　甘寒。種不一。除煩解渴。利水醒酒。多食寒中。且鬱濕成熱作瘧痢。

子　甘平。多食惹欬生痰。

蔗　甘寒。有紫白荻數種。形如蘆。截老蔗橫埋土而生。和中。益脾。清熱。止渴。解酒。消痰利水。甘入脾。汁和薑。治反胃及寒熱痰欬。兼和五臟。

白糖　甘寒。晒蔗汁凝如霜。精英者結白。次則散白。濁者在下則赤黑。和中。消痰。清熱。利水。潤肺。

沙糖　甘熱。亦曰紅糖。煎蔗汁而成。性反熱。煖胃補脾。緩肝去瘀。活血潤腸。多食損齒。

蓮子　甘濇平。連皮及生嚼濇多。去皮及煮熟甘多。甘入脾。濇斂心。心腎之交也。水火之相濟也。鉛汞之相守也。生於水。成於夏。殼堅黑腎也。實紅赤心也。味甘氣芬入脾而濇則有以固腎之精。瀉肝之過。收心之散。順肺之藏。是能以魄拘魂。以鉛制汞。而戊己相守也。去心連皮生嚼最益人。能除煩。止渴。濇精。和血。止夢遺。調寒熱。煮食僅治脾泄久痢厚腸胃而交心腎之功減矣。更去皮則無濇味。其功止於補脾而已。

薏　苦寒。蓮心也。瀉心堅腎。留欲盡之血。存生竒之本。蓮心極於上而反向下。色青入肝。故能反所以留肝血之散。而血得所藏也。

石蓮子　苦甘濇。極老而殼至堅者。今廣中有生樹上者。不可用。交心腎尤効。清心除煩。治淋濁噤口痢。益水生而火降。諸病自除。○連心殼椎碎用。功乃全。○入水則沈。入鹵則浮。鹵鹽也鹽補心物也。蓮子亦心之屬。而入水乃沈。可知其交心腎矣。

蓮鬚　苦甘濇平。蕊也。白者佳。治遺精夢泄。亦交心腎之效而取其濇水尤重。能黑鬚髮。止崩衂。形類鬚髮而汁黑。血見黑則止。故効如此。

蓬殼　苦濇。能去垢。功用略同。

藕　甘鹹平。其節生花葉。必相耦。故名。藕生於下。而味鹹則瀉腎補心。蓮結於上。則多苦而瀉心補腎。可知上下之交矣。除煩止渴。散瘀解毒。引腎水以濟心火。止吐血衄血。宜生。補脾胃。止瀉泄。宜熟。○蓮之為體。自藕及莖實。無不外直中通。所以能通上下。交水火。而味又皆兼甘濇。故通而有節。以補中州。

藕節　甘鹹濇平。止吐衄淋痢諸血症。甘能補中。鹹能輭堅去瘀。濇能斂散固精。又取其通而有節也

藕粉　甘鹹平。安神和胃。經澄治。功遜矣。

荷葉　苦濇平。微鹹。功略同於藕及蓮心。而多入肝分。平熱去濕。以行清氣。以青入肝也。然苦濇之味。實以瀉心肝而清金固水。故能去瘀保精。除妄熱。平氣血也。或以象之震木。屬之甲膽。則未切情實。如枳朮丸清震湯。其用則得之。然取意則已失之。葉

形雖仰殊不似震性
味亦不同於雷火。

芡 甘濇平。一名雞頭。抑木斂金。補土固水。甘少濇多。實
意爲多。不可生食。能止瀉泄。去帶濁。治夢泄遺精。收斂之
功略似蓮子。而不及其交濟水火。又能堅强腰膝。多食
難化。入濇精藥。連殼搗碎煎乃効。

菱 甘濇鹹寒。兩角曰菱。四角曰芰。大小青紅不一。止渴除煩。清暑解酒。芰花
向日。菱花背日。隨月轉向。是得太陰之精者。多食寒中足軟。嫩芽可蔬。

鳧茈 甘鹹寒滑。俗名荸薺。一名烏芋。益心軟堅。除熱解毒。瀉胃熱
止消渴。莖中通實結根下。是能通上下之阻隔。而軟堅之力甚速。能爛銅錫。則治噎隔可知。

嚮日葵 甘鹹寒滑。戎葵子也。莖高丈餘。葉圓有尖。花黄
大者如盤。實攢生盤中。色黑似西瓜

子而肥。其中仁。灰白色。去瘀行濕。解熱。亦能滑胎。花向日。又名向東蓮。然性亦屬水。正如月之受日光以爲光耳。

草部上

甘草　甘平。葉似槐。根直行。色正黃。出懷慶。大而粉者佳。脾土之藥。坤德之純。熟用補中。兼補五臟。行十二經。河水蘸炙。古人以其補土。爲五行所賴。既成扶正。乃可攻邪。故補表瀉下之劑皆用之。且有以爲君。分兩獨重者。非協和衆藥。使之不爭之說也。惟入腎水及去濕滿則不用。不欲其緩以生濕也。古人用藥。寒熱同劑。補瀉同劑。自有妙義。何待此爲和之。若以爲和之使不爭。則腎氣丸中。有丹皮澤瀉之寒。有附子肉桂之熱。又何不以此和之乎。今則凡方皆用之。而止於三五分。是非推爲國老。而奴之耳。是悞於調和衆藥之說也。**生用瀉火養陰。周行肌表。**生則有散意。土固火之子。然土合行則火合謝而衰矣。**湧上**如甘桔湯之類。**宜用頭。**生幹處。

達下淋濁之症。**宜用梢。反大戟芫花甘遂海藻。**此皆決瀆之性。故與補土者相反。然古人亦或合用之以建功。是在變通而已。藥有畏有惡有爲使之說。然多無義理。且古人方藥亦多不拘。故此皆不復錄。惟相反者則不可不愼。

黃芪　甘平。茵葉似槐。根粗長有歧。甘味淡於甘草。皮黃而肉白。白水芪微寒。赤水芪微濕。出綿上者佳。今汾州介休也。**胃土之藥。衛氣之主。炙用和胃益氣。固表止汗。**蜜炙用。若傷寒而氣虛不能作汗。則加於表藥中。反能使之發汗。然非黃芪無汗能發之謂也。**生用解肌熱瀉陰火。動邊衛氣。塡實腠理。**托癰毒。排膿血。以氣倡而血自隨。非

能生血也

白朮 苦甘溫。一莖獨上。葉生抱莖。根作塊多歧。有雲頭狗頭人腿形者。以出杭州於潛縣爲勝。

甘補苦燥。脾土之藥。同粳米炒。補脾和胃。借穀氣以致其和也。炒不宜焦。色黃爲度。能開胃進食。化癥消痞。止嘔吐。去肌熱。起倦怠。止虛汗。以脾主肌肉四肢。故能治諸症也。亦能安胎止痛。用陳壁土炒。燥濕收痰。借土氣以助其力也。治濕痺水腫疸黃。止濕瀉。發邪汗。利小便。皆燥濕之治。血熱及瘡潰者忌。以過燥。○朮取其燥。蜜炒乳拌皆非。

蒼朮 苦辛甘溫。莖葉似白朮。幹有分枝。枝各五葉。根色蒼赤。尤多坎坷。出茅山有硃砂點者良。

行震木之氣於坤土之中。甘補脾。苦燥脾。色蒼有赤。氣辛性烈。是行肝木之氣於脾土之中也。本經不分蒼白。別錄始分二種。然氣味枝幹。各有不同。分之爲當也。宣陽氣。達陰鬱。

宣達胃氣。榮於肌膚。達於腠理。能發汗。治痿躄。舒筋骨。止上下吐瀉。凡鬱塞之邪。無不達也。逐壅塞辟邪惡。凡痰生於濕。此行脾濕。爲能治痰之本。且凡濕腫脹滿。及濕熱下流。而爲腸風帶濁。皆能治之。焚之芬香四達。可辟山嵐瘴氣。逐鬼氣。皆震木一陽宣達之性也。但醫書所云。餌之可長生。則必不然。燥結多汗陰虛者忌。以宣達之過。○米泔浸。漉乾用。不必脂麻炒。

紫參　甘苦微寒。一名牡蒙。莖葉似人參。根形圓短。色紫潤。今藥肆不復識。入肝而緩肝之急。生血養血。去血中之邪熱。肝苦急。宜甘以緩之。凡苦降之味。皆以瀉心火。去熱邪之過。而色紫入肝。是能泄血分之邪熱。凡陰虛作熱。及癰疽瘡毒。皆主之。今漢上有一種紫色圓短如茄。亦以爲人參。而功力不逮。入瘡科治癰疽熱毒甚效。是則古所謂紫參也。反藜蘆。五參皆反藜蘆。蓋參字古作蓡。有浸潤從容之意。藜蘆辛惡急遽。宜其兩相反也。

丹參 苦微寒。莖葉扶疏，根細而疏散。**入心而瀉火之妄，去瘀生新，調經脈之緩急。**苦以瀉心，瀉心者瀉火令之過熾也。心用血者也，而主脈。心之用血太過，則血不給於用，陰虛勞熱之症作焉。且火盛則焦而血瘀，血不循於脈，而妄行則有痿痺，妄發則有瘡疥，妄聚則有癥瘕，妄下則有崩帶。丹參色赤入心，故能以苦瀉心之邪火。火不妄則用血有節，而陰不虛；炎威不灼而血不瘀，經脈之行有常，而諸血之症不作。瘀血去，新血自生，足以供心之用矣。又能安生胎，墮死胎，亦以調經脈，去邪熱之故。又能治目赤及腸鳴腹痛之屬於血虛火鬱者。○昔人謂丹參一味，可當四物。此亦不然。丹參自是丹參之用，四物自有四物之用。**忌醋，反藜蘆。**丹參主降泄，醋一於收。

人參 **甘苦微寒。**莖三椏，每分五枝，根色黃潤，有歧，或微赤，或微白。古謂有人形，殆亦神其說耳。生每依根木下，背陽向陰。古時皆出上黨，今則出長白山及高麗。蓋地氣有厚薄變遷也。○上黨參今有小如人參色不甚潤者，殆薺苨僞充。其大而枯者亦不足用。惟肥大而實者佳，宜多用，少則寡效。○人參本苦微寒，今多以爲甘溫，謬也。五參皆微寒，又謂生用微寒，熟用甘溫。蓋煎湯則謂之生，用炙過而後煎則謂之熟，古方有炙者，正以恐其寒也。**入脾而兼和五臟之氣，調變陰陽，益氣生血，退邪熱，治虛勞。**甘而有苦，和緩而不至生濕，脾厚胃和則氣血自生。又其生背陽向陰，是火土之交，陰陽之和，補益陽氣，自有生血之理也。脾主憂思，益脾則和緩而七情之傷可除，且可消痰破積，以入肺則除喘促，治虛熱，止乾咳，降逆氣。以入心則除煩熱，調血脈，降虛火，益精神。以入肝則緩肝急，定驚悸，舒筋急，理寒熱往來。以入胃則治胃氣不和，嘔噦反胃。以入腎則益精。以入腸則治下痢滑瀉。蓋正氣既調，則一切外淫可杜。但外邪方盛，有宜攻散者，則非所用。若邪盛而正虛，又當補正乃可攻邪。仲景傷寒書，自入少陽而後，用人參者甚多。今每爲傷寒家所畏忌，或又執甘溫能除大熱之說，皆失之也。顧所以用之者何如耳。人於煩渴時含之則口津自生而清涼非溫熱明矣。忌鐵。以熱治熱古有從治之法而亦非人參之謂也。

反藜蘆

沙參　甘苦微寒。莖似桔梗開青花如杯狀萎乃轉紫色根長直白而潤出北土沁澤諸州者細長白潤爲佳南方枯燥喎大者劣。入肺而泄上逆之氣潤燥清金布膻中之治令。氣會膻中而肺主氣者也肺斂之過則氣上而不下往而不返喘嗽肺痿之症作焉又氣濇則燥而不潤不潤則消而不行沙參色白輕虛上浮入肺甘以補土生金苦以降泄逆氣且苦而不燥故能和肺氣治邪火上迫肺氣虛損及斂濇太過以至痿咳者或謂人參補陽此補陰陰虛者用以代人參亦不盡然也。反藜蘆。

元參　苦鹹微寒。一根雙幹根成塊色紅潤乾則黑有香腥氣。入腎以靖水中之火。澄源去濁。遊清氣於太虛。苦以堅腎。堅者補其閉藏之令也。蓋以瀉腎。瀉者瀉其藏納之污也。腎水中有火。陰虧則火妄。火靖則水清。清潤之氣下極乃上。遊衍三焦。津液周布。火妄則水濁。濁熱之氣上行。至耳目不明。咽喉痺痛。房勞骨蒸。在氣分則陽毒發斑。在血分則癰腫瘡痛。挾濕痰則瘰癧結核。衝而上干於心。則心煩懊憹。沉而滯阻於下。則經閉便閉。元參黑色入腎。堅腎而能滋。瀉邪而有節。氣又腥香。故能使清潤之氣上升。以散其浮遊之火。凡陰虧火妄之症皆治之。然與地黃之一於滋潤者不同也。

虛寒則忌。反藜蘆。

苦參

苦寒。莖葉似槐。根長大。色黃白。味大苦。沉陰堅腎。去血熱濕熱風熱。治大麻風楊梅諸瘡。水堅則熱除。凡熱之生於酒色。浸淫於腸胃肌膚者。皆能解之。

陽虛者忌。

黃精　甘溫。莖葉緊細。葉或對節或否。略似竹而莖弱。作蔓。節間垂鬚。綴小實如豆。根結塊如薑。故一名野生薑。一名鹿竹。色黃白。煮極熟則黑。山人當果實。九蒸曬有功。補脾和胃。填精益髓。壯筋骨。殺尸蟲。按生黃精實有辛蘞之味。戟人喉吻。惟蒸曬久。庶幾補養滋腎耳。然純陽能動命火。使血妄行。山中人飲汁杯許則衂。可知其性大熱。無庸過譽也。

玉竹　甘溫。一名萎蕤。苗似黃精。根長細不作塊。色黃白多鬚。補脾緩肝。和陰陽。潤肌肉。補脾故能益氣止汗。潤澤肌膚。緩肝故治風淫四末。猝中風熱。及目痛眥爛。寒熱久瘧。然力量甚薄。李時珍謂可代參芪。亦過譽也。

狗脊　苦甘溫。葉似蕨萁。叢生根上。根黃如脊骨。有黃毛色黑。名金毛狗脊。堅腎緩肝。除濕去痹。堅腎故能治腰脊痛及脚弱。痹失溺不節。緩肝故能補風虛。利機關。苦能燥濕。又生於陰濕之地。而能去濕。其堅腰膝亦以形用也。

當歸　甘辛苦溫。葉如芹而大。又如朮。其根首大尾細。多鬚如馬尾。紫黑芳烈。好生石畔。秦蜀皆有。多用蜀產。貴潤。枯而粗者曰鑱頭當歸。稍劣。補脾和胃去濕而血得所生。補肝緩肝抑火而血得所藏。瀉心堅水而血不竭於用。要之辛以補肝。而性潤得所滋。以血得其歸爲主。故曰當歸。全用則活血。用首止血之妄行。用身養血使中守。用尾行血以去瘀。所治症可類推。酒洗或炒。有瘀薑汁炒。凡衝脈帶脈爲病。及婦人經海。皆主治之。腸滑者忌。以性滋潤。

芎藭　甘辛溫。苗葉花皆似芹而高大。根下結塊。色黃白。蜀產曰川芎爲良。陝產曰西芎。江南產曰撫芎去濕而已。補肝搜風。行血中之氣。推筋骨之濕。上徹巔頂。肝脈上會於巔。下徹血海。衝脈並肝脈而行。除寒開鬱。活脈舒筋。治症可類推。多用耗氣。香竄之過。

芍藥　酸苦寒。花單瓣者入藥。用根。白者補斂肺氣。固腠理。桂枝湯用之。表中有收也。降逆氣。除煩退熱。收心之散。瀉肝去瘀。瀉肝則能和脾。治腹痛脇下痛。抑相火。入氣分功多。斂肺宜酒炒。赤者平肝瀉火。去瘀散血。調諸血痛。去血中之滯熱。入血分功多。瀉肝宜醋炒。以治血滯痔痢。宜生用。大要亦通用。或謂白補赤瀉。亦非也。反藜蘆。性味亦相反。

生地黃　甘少苦多大寒。此掘取初出土者。其葉似芥菜。抽莖數幹。開花結實茸茸然根下分歧。纍纍結聚。如瘦小蘿蔔。色青黃。懷慶產最佳。粗大有斷紋。**瀉心火。以生肺金。於脾土之中。**色黃歸脾。味苦微甘。瀉心補肺。蓋土承火後。則火令就衰。而金氣生焉。脾土其中之傳舍也。**下沈歸腎。**體性皆下沈。而汁黑。金則生水。苦能堅腎也。**解大熱。達溝瀆。**宜搗汁。能通溺。小腸心之表也。能去瘀平血逆。治吐衄通經。解煩祛熱。凡大熱火熾之症。

乾地黃　甘苦寒。乾則寒氣苦味稍減。今南方所用皆乾者。**瀉心補腎。滋腎水以養心火。降則金不傷。肝緩則血不妄。**乾則色青黑。黑沈入腎。滋腎可以養心者。火得膏而久燃。火氣靜則不遽焚膏以速盡也。青色入肝。而腎又肝血之母。甘以緩肝。則血得所藏而不妄矣。故凡血虛發熱。勞傷咳嗽。吐衄崩中。尿血便血。凡瘀血及折跌筋絕。驚悸心痛之症。皆主治之。

熟地黃　甘苦微寒。酒浸透。九蒸晒。則甘多苦少。且苦而不燥。更滋潤。用此取其能君衆藥。色黑性沈。專達於腎。果得宜。自不泥膈。若以砂仁制之。滅其滋潤之化。何以滋腎。況砂仁是脾胃之藥。反引地黃留中州以泥膈矣。

腎家專藥。苦而能滋。苦味多燥。此則滋潤。**水滋則肝木能平。水壯則命火不妄。是爲補養先天。滋陰生陽之本。**滋陰所以生陽也。**忌鐵。**

何首烏

苦甘濇溫。藤蔓堅韌。葉如犂尖。好生古墻石砌中。根蔓引深長。結塊大者爲良。赤白皆可用。人傳藤夜交。葢未見其然。又云成人龜形。亦皆神其說而已。**平木斂陰。緩肝堅腎。**生石砌。故專行下部。深入筋骨。以補水和筋。斂精堅骨。養血充髓。又溫而不寒。故能烏鬚髮。祛風。有子。然與地黃之用懸殊。彼在滋。此在濇。或以此代彼。或並用。皆失之。**又能治惡瘡。療痎瘧。**治氣瘧。所以遂秋冬清燥之令。而平暑濕留滯之邪也。此本草所未言。今人用之爲得其當者也。○白者入氣分。赤者入血分。合之拌黑豆九蒸曬。取其黑色專入腎也。忌鐵及血。

遠志 苦辛溫。苗名小草。小葉紅花。根長下達。中有硬心。苦堅辛潤。養水中之火。而宣達上下。益精強志。遠志以其功名也。水中之火。腎夾命門也。腎藏精藏志。水堅火靖。則專壹而精益志強矣。根有心。自下而上達於莖。以分布枝葉。亦腎水之敷榮而上行。以與心交濟也。能聰明耳目。治迷惑健忘。夢交驚悸。又能治癰疽積聚之鬱於七情而成者。去心。甘草水浸一宿用。以有小毒也。

石菖蒲 辛苦溫。大曰泥菖。小曰龍鬚蒲。中曰石菖蒲。以生水石上。葉有劍脊。根瘦而節密者入藥。不必拘一寸九節也。補肝。則能生火。瀉心。則不過熾。舒風。肝木舒展。則風不撓。行濕。生水中能行水。又辛則能潤能行。除痰開膈。凡風痰迷心。胸膈滯悶者宜之。能開心利竅。明耳目。

發音聲。寬中止痛。亦解毒殺蟲。○去皮微炒。**肝家藥也。**功在舒肝而已。以爲補心固已失之。更稱久服輕身延年則尤妄。辛香必耗氣。豈可求益乎。

牛膝　苦酸甘溫。莖葉赤似莧。根黃赤亦似莧而肥韌直長。出懷慶者肥潤爲佳。川產虛大而枯。只可用治癱疽之類。**熟用。**甘多酸少。**補腎**苦堅。**緩肝**甘緩。**和筋。**緩則筋和。**堅骨。**補則骨堅。**守於下部。**熟則守。酒蒸之。治腰膝骨疼。足痿筋攣。陰痿不起。失溺不知。久瘧下痢諸症。**生用**酸多甘少。**瀉肝**酸斂。**收散**收心之散。**去瘀破癥。導熱使下行。**生則行。皆酸之爲用。而色赤入血分也。治經閉癥瘕。滑胎催產。治心痛及淋痛尿血。以其去小腸火也。又治喉痺齒痛。以其導熱下行也。又治癱疽惡瘡金傷損折。出竹木刺。則又皆去瘀直行之用也。**腸滑者忌。遺精者忌。**

土牛膝　甘寒微酸。莖葉如牛膝。而花作五出。根短白。一名天名精。功專緩肝去毒熱。肝緩則毒熱可去。故治喉痹血淋。小兒急慢驚風。又治積痰積血。搗傅蛇蟲毒。

天門冬　甘苦大寒。苗蔓生。枝葉茸茸如絲。根下簇生門冬。攢聚數十。大如拇指。其肉色白。功專入肺以泄逆氣。故能清金而下生腎水。根攢聚而輕虛。有如肺形。而色白入肺。甘補肺。苦降逆。故專於清金。金清則水生矣。故能治火熱肺虛之咳嗽。及肺癰肺痿嗌乾吐血諸症。并治虛勞骨蒸。陰虛火熱。足心熱痛。以其能出水也。去心用。脾肺虛寒者忌。

麥門冬　甘淡微苦微寒。葉如韭。根多鬚。鬚上散結麥冬。小於天冬。泄肺逆瀉心火。滲膻中之濕。色白入肺。疏散兼入心。淡則能滲潤肺除痰。除煩止嗽。治嘔吐。靖虛勞。療痿蹷。降火寧心。去心用。脾肺虛寒者忌。

紫菀　辛苦温。每枝三葉。中幹直上。頂作小花。根直下。而多節。根尾有鬚。色紫。以軟潤者為良。補肝之升發。瀉肺之清燥。不當斂而斂者。卽肺之清邪也。躋陽氣於陰中。舒鬱熱於膈上。治上焦之血。去心包之鬱。色紫入肝。而氣上行。有節。故能散肺中之熱鬱寒鬱。主治嗽吐濃血。邪去則血安而氣降矣。能開喉痹。吐惡涎。喉痹者。二陰二陽結也。亦治小兒驚癇。驚癇亦膽及心包病也。人知其治肺病。不知其實肝藥。亦失之矣。去頭鬚。蜜水浸焙。

女菀　苦温微辛。如紫菀而小白。專入氣分。順氣已欬。菀鬱也。可去鬱也。

百部　苦甘微温。有二種。一則蔓似天門冬。一則葉對生而小。根下結百部纍纍攢集。亦似天冬。而百十成串。合部故名。功專入肺。以泄寒逆。色白入肺。甘補苦泄。且合百成部。有肺朝百脈之象。但性温異於天冬。故生水之功稍遜。而潤肺治燥之効則尤長。凡清寒積於肺而哮喘咳嗽者宜之。

尤長殺蟲。以苦多也。秋金令行。炎暑退處。則蟲死矣。能斬三尸去蛔蟲。煎汁洗除蠅蝨。療疥癬。燒烟能殺木中蛀蟲。

桔梗　苦辛平。或一莖。或分歧。葉對生。花著節間。下垂如鈴鐸。紫碧白色。根白獨下。如胡蘿蔔。中有硬心。

下氣散鬱。舒快膻中。功專入肺。苦泄逆氣。辛行鬱氣。色白入肺。凡肺所斂寒熱濕邪。皆能泄散。故利咽喉。快胸膈。清頭目。行痰壅。治肺癰肺痿。及寒咳熱咳。喉痺咽痛。又治腹痛腸鳴腸澼下痢。大腸肺之表也。○苦以降逆。其用主下氣。以專入於肺。快膻中之氣。故兼及胃。胃氣上賁門。會膻中。而肺主之。胃之濁氣并升。則上焦不清。而膻中不快。此能散濁降逆。所以快膻中而葆肺也。故或謂其載諸藥以上升。後遂不知其下氣之爲用矣。

薺苨　甘平。桔梗之不苦者。非別一物也。亦能止欬清肺解毒。乾治之可亂人參。白糖煎之。亦作佳果。

白芨　苦澀辛寒。大葉如藜芥。抽莖作花。根下結荄。多兩歧。肥白而粘滑。常數荄相連及。歛肺散瘀降逆氣。能歛所難歛。肺家專藥。花白入肺。形亦似肺。汁善膠粘。根相連及。功長於濇歛。治肺傷吐血。補肺塡損。及跌傷折損。手足龜裂。去瘀血瘀肉生新肉。所謂歛所難歛也

反烏頭。

白前　辛甘寒。獨莖直上。大葉色白如織紋。根下共一蘆頭。而分鬚。柔白長似牛膝。乾則勁燥易斷散肺之邪鬱。治痰嗽。以辛瀉也。

貝母　苦辛寒。獨莖直上。長葉如蒜。開大花於頂。色可愛根下亦如蒜分瓣。周處共抱。中心成椎。瓣

成肥白。如牛蝨狀。故一名蝨。川產緊小多瓣者良。浙產大而鬆脆。只可用以外傳去毒。無瓣者勿用。散肺鬱。降逆氣。色白入肺。形亦似肺。行痰濕。辛能行水。苦而不燥。瀉心火。苦瀉心。形亦略似心包。快膻中之清氣。膻中為心之臣使。喜樂出焉。貝母潤心安肺。故古言其療鬱結。可忘憂。能治熱痰咳嗽。止虛勞煩熱。療吐血咯血。肺癰喉痺。通噎膈。下乳汁。催產滑胎。又治淋瀝。小腸心之表也。又治癭瘤。散鬱結之効也。又傅惡瘡。治蛇蟲毒。去火散邪之効也。功主瀉肺。瀉其不當斂而斂者。反烏頭附子。

半夏

辛溫。直莖如釵股。三葉聚生於頂。略似竹而柔脆。根下結圓魁。大如指頭。色白體滑。春生苗。夏至根下生圓顆。故月令云五月半夏生。潤腎補肝。健脾和胃。潤腎水而命門之火復。補肝木而發生之令行。命火不妄散。則上烘於胃。胃煖而脾健。得以化食而氣血日滋。邪濕不留而痰涎不作。故為開鬱化痰之專藥。凡一切痰症皆治之。又以其辛行而體滑也。凡一切鬱滯痞隔亦治之。皆潤腎補肝之用耳。其色白宜亦入肺。而非肺家藥者。根獨結於下而不分瓣。是陽氣之鍾命門也。命門。黑中之白也。葉數三。是少陽之行肝木也。三。少陽之數也。**開闔陰陽通利關節**。自冬至而苗上萌。至三陽而出土。自夏至而根下結。至三陰而苗枯。順陰陽之開闔者。然陽方上盡。而遽能下復。是能保命門之陽。生水中之火。岐伯以此煑粥。治不眠。使陽氣得入於陰。仲景以柴胡湯治寒熱往來亦用之。皆以其開闔陰陽也。其治痰濕。上及頭目咽喉。中在胸膈。旁及四肢。凡有痞隔。無所不行。能救暴死。是其通利關節也。然半夏乃命門肝膽相火之氣。其主治皆以宣達陽氣。一往一復。若陰虛火熾。熱痰火痰乾咳。則宜貝母天冬。而不宜此。今人以為燥。則又非所以謂半夏也。**然有毒**。凡命火之藥。皆不能無毒。用薑汁制之。或用白礬制。則失其性矣。然亦有時宜生用者。如三生散以治暴死是也。**反烏頭**。性相似而相反。不兩相立也。

半夏麴　韓飛霞造麴有十法。欲稍變其性之強悍。然亦似不必。

天南星　辛苦溫。莖有斑。葉大開五歧。莖上結椎。實纍纍著椎上。紅黃光潤。根似半夏而大。下分小歧似虎掌。故曰虎掌南星。潤腎補肝。兼行血分。以莖斑赤也。祛風行濕。破滯通關。其莖高。力猛勢驟。入肝爲多。凡肝虛則風乘之。如木虛則風拔之。故補肝即以祛風。補正即以去淫也。木拔則水濕不行。故補肝則所以行濕也。故凡驚癇風眩。及搐搦反張喉痺核結癰毒。凡風淫濕滯痰壅猝死之症。皆能治之。又能殺蛇蟲毒。傳治疥癬墮胎。毒甚於半夏。酒或薑汁制。至不麻舌乃可用。反烏頭。陰虛者忌。

膽南星　辛苦平。搗末入黑牛膽中。風乾。取出復入鮮牛膽中。如此七次。色黃黑滋潤。如陳久醃卵黃乃佳。功近牛黃。性和緩補肝腎。驅風痰而不失之驟。

獨活　辛苦溫。獨莖直上。旁枝每三葉。莖杪結實散垂。纍纍如赤珠。根大如朮。色黃。出羌地者良。本經云。獨活一名羌活。人言其有風不動。無風自動。故名獨搖草。此亦未見其然。但枝葉婀娜。常覺自動。而幹頗粗勁。有風亦不甚傾側耳。補肝潤腎。行濕祛風。此辛散之意多。而性稍從容不驟。治諸風掉眩。諸濕痙痹。舒筋活骨。循經絡而行。非若半夏南星之勁悍。不問經絡也。又南星半夏之體滑。而治痰之力多。二活則氣行而搜風之意勝。故二活為搜風入經之藥。又二活分用。則以形虛大而根多臼。節疏色黃者。為獨活。醫家以為行足少陰腎經。理陰分伏風。愚謂既虛大而疏節。則未必入於陰伏之地。又色淡則其氣柔。恐分非所分也。但二活有緩有勁。力不同耳。

羌活　性味同而力勁。醫家以體緊節密色紫黑者。為羌活。按此種枝葉尤茂。氣更雄悍。故宜布升達及於表裏也。**去濕祛風。自內達外。無所不宣。活骨舒筋。達於腠理。**醫家以為行足太陽膀胱經。而太陽亦少陰之表也。又云兼行厥陰肝經。要之二活皆潤腎補肝耳。按羌活防風。本皆治風濕之藥。非治寒也。寒淫則當以苦熱。然仲景治寒之未入陰分者。如麻黃桂枝石膏升麻。未嘗非以辛發之。葢肝木發生之氣行。則寒水之凝閉者自止矣。後人慮太峻。改羌活用防風。其用辛發之意則同。然已緩而難發重寒之侵矣。或更改用菊花蘇葉。病輕固可遂愈。邪勁何能建功乎。如過慮羌防。則監以參芪可耳。

防風

辛甘微溫。苗似菊。根長韌下引。色黃而潤。**補肝緩肝。則風淫不能乘正。故曰防風。**根柔韌引長。筋類也。故入肝舒筋。凡掉眩搐搦繆戾反張強項頭痛之因風濕者。皆筋急或筋澀也。筋舒則邪卻矣。此不專入一經。隨所引而至。而要能以潤澤和緩勝邪。為去風主藥。能殺附子毒。

藁本　辛溫。莖幹直上。枝分五葉。花聚頂。根下引。紫色。似芎藭而輕虛。補肝潤腎。達命門之氣。以直通於上下而布散之。命門當脊骨十四椎下。脊骨爲督脈所行。下抵至陰。上達巔頂。肝脈亦上行與督脈會於巔頂。藁本紫色入肝。根本在命火。獨行督脈。以上達巔頂。故治頭頂痛。項脊强。及癇痙諸症。以去其風濕。兼入衝任而治瘕疝。及胃風瀉泄。太陽經亦夾督脈而上行。然此非表藥也。

白芷　辛溫。莖直上。枝各五葉。頂開獨花如菊。根下結塊。似芎藭。色白。氣甚馥。行木氣於土中。辛補肝。而辛香醒豁脾胃。行足陽明經。瀉肺邪於經隧。色白入肺。行手太陰陽明。凡不當斂而斂者。皆爲肺邪。以達頭面肌表。手足陽明脈。皆行頭面。脾主肌肉。肺主皮毛。此能治頭面清痛。眉稜骨痛。牙痛。面皯。鼻淵。目淚。皆陽明分也。又治皮膚燥癢。則肺所主也。又治血崩血閉腸風痔瘻。癰疽瘡瘍。排膿活血。生肌止痛。則辛本補肝。而能去血中之邪壅也。但性升散。陰血虛者忌。解砒毒蛇毒。

細辛 辛溫。葉大如葵。一莖兩葉。一上一旁。根細散如鬚。氣辛烈。色紫黑。出華陰者良。對葉者不用。

補肝潤腎。宣達命門之氣。以竄達於九竅百骸。潛通咽後。命門並兩腎。爲生人之本。督脈爲幹。百骸九竅。無所不通。腎脈行於身前。亦上自咽後以通營耳目。細辛一本兩葉。根細散辛烈。故有布散宣達。竄走百骸九竅之用。主治咳嗽上氣。脊強頭痛。行督脈及少陰腎經也。并治喉痹口瘡鼻淵齒䘌耳聾鼻塞風目下淚倒睫拳毛。皆宣達九竅之用也。又辛能行水散結。故能治心下停水。行痰通經下乳。又辛以補肝。治膽虛驚癇。但性烈不可多服。**反藜蘆。**

杜蘅 辛溫性味功用同。葉厚而硬。似馬蹄。故名馬蹄香。亦一本兩葉。根粗而有塊氣辛烈。日南細辛。功力稍劣。

升麻 甘辛寒。一莖直上。對節生葉如麻。根外黑內白。曰鬼臉升麻。亦有色青綠者。根多鬚。散以緊實爲良。去蘆鬚用。行肝氣於脾胃。以升達膻中。宣布肌肉。發鬱散邪。主宣達胃中之陽氣。以升之膻中。而散風溫之邪。達湮鬱之火。治時行頭痛肺痿寒熱。而清升則濁降。故治下痢後重。及風熱飧泄脫肛崩帶。又帶脈並於脾胃。以繞腰一周。帶脈虛則下部失所繫。而中氣下陷此能升提之。治足寒陰痿。又治痘及斑疹。以達肌肉間之邪熱也。脾胃主肌肉。解毒吐蠱辟鬼氣。皆以其升陽也。陰虛者忌。下部爲陰。

葛根 辛甘微寒。蔓如豆。剝治其皮可作布。花亦似扁豆。成穗作莢。根長而肥大輕鬆。色黃白。多粉多汁。行肝氣於脾胃。升達膻中。解肌肉之鬱熱。逐外閉之清寒。主治與升麻略同。兼能清肺解渴。治胃虛飧泄溫瘧血痢。尤有劾。解毒。多服寒中。

生葛汁　除煩解熱。止吐衄。療腸風。性大寒。

葛粉　甘。寒。除煩解熱。醒酒。治喉痺齒痛。澄治爲粉。有甘寒之性。無辛表之用矣。

葛花　甘。寒。醒酒清肺。白葛花尤良。

葛實　甘鹹寒。補心清肺。解酒毒。

天麻　辛溫。葉對生。莖直上。中空如麻。花開頂上。結細子。子落還入莖中。名還筒子。根如黃瓜。長肥攢簇聯附還抱。**補肝主治諸風掉眩。上達巔頂。小兒驚癇**一根十數。根類肝。氣直達。人言其有風不動。無風自動。甚亦不必然也。

赤箭　**作湯浴。去風。**即天麻苗也。

白附子　**辛甘熱。**葉厚翹長。如石韋韭而旁作鋸齒。根似烏頭而色白。縐紋多節。出青州者良。亦出涼州。**補肝祛風。入陽明祛風。**風多犯陽明。乘所勝也。白附上行。治頭面諸風。小兒搐搦。兼行寒痰。亦治心痛血痺。又治陰下濕癢。

秦艽　**苦辛平。**大葉叢生。抽莖作花。根兩岐。各螺旋而下。左旋者良。色黃白長大。根上羅紋相交。

補肝燥脾而善行下部。引木以疏土。能養血榮筋。辛補肝。苦燥脾。治風痰濕痺。肝脾之脈皆行於足。風濕之痺多在下部。此根如兩腳。故行於下。艽者骫也。又交也。以風勝濕。引木疏土。故能引血榮筋。治攣急疸黃之症。及酒毒濕熱。小兒勞熱骨蒸。兼入血分。去血中風濕。

柴胡 苦寒。有略起莖而葉如韭者。有起莖而葉如竹者。根皆分歧如指爪。色紫黑。北產柔輭爲良。南方者燥硬。升腎水於肝膽之部。以堅水而瀉火。調劑陰陽。肝膽木也。相火所交而君火之母也。木雖生於水。而相火之氣驟。外偶遏於陰則熱自內作而水虧。始則內熱外淫交爭。久則火鬱不行。眞陰反內耗矣。柴胡色紫入肝。有以靖陰血之儲。味苦入膽。有以濟相火之過。而氣輕虛浮遊疏散。引腎水以潤肝木之枯。泄逆氣以舒膽火之鬱。是能調濟陰陽。猶爽氣微行。輕雨灑塵。而溽暑暴風皆渙然消釋也。故寒熱往來。虛勞肌熱。骨蒸勞熱。嘔逆心煩。皆能治之。又少陽經脈之行。每出入於陽明脈之間。故邪入少陽經。則寒熱往來。惟此能和陰陽。故爲少陽厥陰主藥。然要之非表藥也。又能散結調經。及胸脇痞痛。婦人熱入血室。凡血熱血結諸症。皆和肝之用也。

銀柴胡　苦寒。出銀州。今河套間地也。根長尺餘。色微白。堅腎水。平相火。治骨蒸勞熱。殺疳已瘧。

前胡　甘苦辛微寒。枝葉疎散婀娜。根下行。皮白肉黑。瀉泄高亢之氣。辛瀉肺。苦降逆。而甘能補。疏暢下行之滯。辛補肝。甘緩肝。苦補腎。皮白入肺。苦以降之。肉黑入肝腎。辛以行之。甘以緩之。有知白守黑之意焉。功專下氣。行痰。亦能調劑陰陽。非表藥也。

黃芩　苦寒。一本四五莖。疎散叢植。葉略似竹。根長引下行。老則中虛。色黃。主降火。

枯芩　降瀉心火於高位。以安肺。清肌表之熱。即老而中空者。以黃明為良。酒炒或浸。使上行。主瀉肺熱。利胸膈。治熱嗽。喉腥。目赤腫痛。凡上焦之邪。

子芩　徹邪熱於下行。而厚大腸。除腸胃濕滯。又曰條芩。嫩長而中實者。宜生用。治腹中急痛。腸澼。下痢。淋閉。失血。黃疸。痔瘻。堅腎水。去膀胱小腸火。凡下焦邪熱之症。亦**除寒熱往來**。宜膽汁炒。引入肝膽。用同柴胡。**虛寒者忌**。

黃連　**苦大寒**。有苗似竹。每枝三葉者。有苗如鳳尾草。好生陰巖絕險之處。根有拳曲如雞爪者。有如連珠者。其引長者不足用。川產緊實為良。巖寧產曰宣連。粗大而性尤寒。勁去毛刺。隨宜製炒。惟其所引也。

主瀉心火。生用瀉心經實火。治心痛痞脹。止盜汗自汗。及解百熱毒。或謂久服反熱。非通論也。苦從火化。當上炎而反下降。此則陰陽往復之理。若久服寒藥而反熱。則必無之理也。人固無久服者。果有之。必以寒死矣。安得反熱。但生於陰險之地。稟至陰之性。自宜慎用。然古人用藥。於寒涼中必加溫熱以劑之。於溫熱中必加寒涼以劑之。則無偏勝之患。且有寒熱並用者。韓懋曰。黃連與肉桂同行。能交心腎於俄頃。此可知用藥之法矣。**靖虛火**。治虛煩。止虛汗。醋炒。**兼退五臟六腑之火**。去肝膽火。膽汁炒。以鎮肝涼血定驚。治上焦肺火。酒炒。以除熱咳。治中焦火。薑汁炒。以燥濕行痰。治下焦火。鹽水或童便炒。以除勞熱。逐瘀血。及淋癃下痔赤白痢。治食積火。或土或米炒。以厚胃和脾。治氣分之濕熱。吳茱萸炒。謂之左金亦以伐肝也。治血分之濕熱。黍炒。以止吐衄。點目人乳浸。以治目赤眥傷。餘若瘡疥癰疽酒毒胎毒安胎殺蛔之用。皆可以意推矣。虛寒者忌。忌豬肉。

胡黃連 苦寒。苗葉如蘆根似連珠黃連。色稍枯黑。外黃內黑中虛折之塵出如烟。出波斯國。今秦隴南海亦有之。功用同。治骨蒸勞熱溫瘧消渴泄痢。以治小兒疳積驚急尤良。

大黃 苦微辛大寒。叢生每枝三大葉。根結大塊。剖之色黃赤紋如錦。川產良。有香。瀉脾胃火。蕩腸胃有形之積滯。去血分鬱壅之實熱。色正黃而結體大。氣重力雄。入脾胃。推蕩有形之滯積。凡胃小腸膀胱大腸之燥結鬱熱瘀蓄皆能去之。其治肌膚壯熱譫語者。以滯去而熱自解也。其紋赤故入血分。能去心包肝膜血中伏火。及血逆血瘀損傷癰疽腫赤之類。又行水除痰者。以辛味則能行也。如欲其升胃氣入於膈上。則用酒浸洗。欲其中行則生用。以治損傷夫積瘀則酒煎。

外傅治遊丹熱腫湯火傷折傷去瘀血。生肌肉。搗和醋又合陳石灰炒至紅。去大黃用灰。曰桃花散。凡癰疽已潰毒盡。傅之生肌滅瘢。

知母　辛苦寒滑。葉如菖草。當中抽莖直上花實。根下行交糾相附。旁小根圍繞狀如蚳附。**堅水潤腎亦補肝。**堅而潤則不凝寒。潤仍堅則不散漫。腎水壯而命火安。故合黃蘖以滋陰。治產後蓐勞骨蒸勞熱。凡陰虧之甚。相火無制。必用勿疑。又辛能補肝。使肝木從容條暢。而燥金之氣不傷。故治久瘧。辛能行水。使膀胱滋潤以行津液。故利小便消腫。膀胱腎之表也。**瀉肺泄逆而即以生水。**瀉其過斂。泄其上逆則高而不亢。故治熱嗽。止煩渴。消熱痰。治瀉痢。又斂而不燥。上而能下。則金能生水矣。所謂治源也。所謂知母也。

〇下行鹽水拌。上行酒浸。**忌鐵。多服滑腸。**

澤瀉 **甘微鹹溫。**叢生澤中。葉似車前草。嫩時柔脆可茹。抽莖分歧。乃作花實。一叢有數根。皆如蘿蔔。色白微紅。乾則黑。出晉地。建寧亦出。**功專瀉腎去濁生清。**生水中。味鹹故專能轉腎之過堅。而瀉濕行水。錢氏言腎無瀉法非也。凡瀉者瀉邪也。邪者有餘也。水凝聚不流。則必生污而水益鬱。反作熱而濁氣上蒸。於是邪水有餘。則骨蒸勞熱。此乃有以瀉之。故能治勞熱淋瀝陰汗水腫尿血泄精瀉痢濕瘧。利小便。及脚氣諸症。且腎水清而濁氣不作。耳目自可聰明矣。故本經言其聰耳明目。列之上品也。**多服昏目。**此語人多疑之。然吾親見建寧人多茹其苗。而目昏亦腫。蓋瀉腎太過。則水虧矣。凡物皆宜有節也。

附子 **辛甘大熱。**一莖獨上。旁分兩支。支各三葉。直幹又抱有小葉。頂作花。葉與花俱略似單瓣莿。根下結魁如芋曰烏頭。附烏頭生而圓好端正曰附子。附子之根開兩岐者曰烏喙。形細而長。兩角下向者曰天雄。旁乳之小而未成者曰側子。西秦川蜀皆出。以四川彰明赤水者爲最。皮黑體圓臍平下尖八角重一兩外者良。補命門之火。左旋以生肝木。辛熱潤腎補肝。後行督脈。通行十二經。生用走表。開腠理。通關竅。逐寒風濕之邪。治猝中風寒。痰厥暴卒。用之湧吐。及大寒在表。關竅不開。皆宜生附以開之。熟用行裏。水浸裹麪煨之。發拆後切片炒黃退冷用。回欲盡之陽。滋已燥之血。燥枯萎也。此以溫脾胃使滋氣血。交心腎而濟水火。如六脈沉微不見。陽欲盡也。六脈洪數無倫。按之即散。亦陽欲盡也。用熟附以回之。加入補氣血藥中。使命火存。則脾胃有所溫而氣血生。肝木得所生而春令行。三焦得其潤而決瀆利耳。如陰陽否隔。上下不通。則合寒藥芩連之類用之。所以交心腎於黃庭而通上下也。製用滋本。童便浸七日。或加鹽及薑汁合和煮熟。一以殺其毒。一以引使下行歸腎命也。**固命火於寒水之中。逐淫邪於沈痼之地。**性急。製用則從容下行。有以滋化之源。如八味丸是也。凡風寒濕燥之邪沈痼積聚於脾胃大小腸膀胱及血分及積而成痺痿瘕疝冷痢寒瀉在下焦者皆可統治。**用尖則直達尤速。如其所指。**尖下向根也。以為向上則悞矣生用外行。熟用內行。皆能直達病所。**有大毒。**甘草童便黃連犀角。菉豆黑豆皆可解。**胎孕忌。**下同。

烏頭　**補肝腎祛風。**畧同附子。但氣已旁泄。故補命火之功不及。而辛熱之性無殊。可用以逐風去痺行濕。

烏喙　**祛風去寒之在表者。**以偏斜旁達。不能如附子之直達也。

天雄　**制之可下入命門。**以兩尖皆直長向下也。昔人謂補上焦者悞。

側子　可用以發表。治四肢風寒燥濕之邪。燥清也。枯濇之氣也。此如桂之用枝焉。

草烏　辛。苦。大熱。即川烏一類。但野生。非秦蜀之產。根不生附子。下行多岐。味不甘而苦。毒尤甚。亦可制用。薑汁以治風濕。攻頑痰。去久痺。奸人用以作蒙汗藥。泥水菉豆甘草。皆可解。熬射罔。傳箭射猛獸。

香附　辛。微甘。平。苗曰莎草。葉細如韭而韌。抽莖作碎花細實。根散布如鬚。鬚上結塊如鼠矢。色黑。氣香有毛。去毛制用。補肝破鬱。宣達氣血。肝家主藥。兼利三焦。辛補甘緩。行而有節。根葉疏散而綴着。故氣尤散行。能解憂思悲怒驚恐之鬱結。破氣血痰濕寒熱之鬱積。去痞滿。消腫脹。止吐瀉。攻食積。療脚氣。治癰疽。止吐衄腸血。調婦人經血。凡血氣不調之病。亦治瘧痢。○上行胸膈則生用。以升之散之。下行肝腎治腰膝。則熟用以和之守之。童便炒則入血分。鹽水炒則補心轉堅。蜜水炒則滋潤。薑汁炒則行濕化痰。醋炒則攻積去瘀。酒炒則通行經絡。水炒黑色。則止血。忌鐵器。**多服耗氣。**過散則耗。○貝母香附。皆解鬱之藥。婦人尤宜。然貝母主上焦心肺之痰鬱而寒。香附主中焦下焦之氣血而平。用宜審人稟之陰陽耳。

木香　辛苦微溫。土產苗如小木。南海來者。不可詳。蓋用根也。形如枯骨。味多苦而粘舌爲良。

補肝泄肺。升下焦無形之氣。以達於上。而蒸水穀。和氣血。降上焦有形之物。以行於下。而司決瀆。去滯壅。理衝脈之寒氣逆氣。上行治胃脘痛嘔逆反胃。痰壅氣結。中守和脾。消食。安胎。下行治瀉痢癃閉。痞塊癥瘕。行衝脈。治寒氣上攻。又治霍亂。殺鬼物。去腋臭。凡一切不正之氣。多服耗氣。宜磨汁。

威靈仙 辛鹹溫。莖弱葉粗。獨莖作長穗。根下鬚如馬尾長及二尺。色深黑。曰鐵脚威靈仙。以深山者爲良。不聞水聲處者更良。**補肝祛風瀉腎行水**。散行經絡。治一切頑痺積濕宿水陳痰。性極快利。不可輕投。氣血虛者忌。

續斷 苦辛溫。獨莖大葉。上乃分支。花如芙蓉而小。根皮黃。多節。碎緻客斷。如雞脚。去皮裏硬筋。酒浸用。**堅腎補肝。去傷續斷**。主金瘡折損。止痛生肌。以形用以功名也。能破瘀消癰。縮小便。煖子宮。治腰痛。止胎漏及崩帶血痢。腸風遺精等症。則苦堅辛補之功也。

骨碎補 苦溫。一名猴薑。好生木石上。葉似石韋而多刻缺。貼根有厚葉數片。堅硬而短。如手掌。根似薑而扁。有黃黑厚毛。去淨。蜜拌蒸。**補腎治折傷。瀉心去瘀血**。外傅止血。

白薇 苦鹹寒。莖葉參差。頂花如金錢。根似牛膝而短。白色柔軟。去旁鬚。酒洗。**和水火滲**

邪濕。去寒熱。治婦人血厥。傷中淋露。心下虛煩。及凡熱淋溫瘧。時寒時熱昏惑。

延胡索　辛苦溫。蔓生弱枝。每枝三葉。根似半夏。三五簇生。肉色黃。形小堅實者良。通氣血之凝滯。辛補肝而氣行於血中。苦瀉心而血滲於氣中。凡蔓生多能去滯。補肝故除風痺。瀉心故利小水。通氣血之凝滯。故治諸痛。調婦人月經及產後血暈。暴血。下崩上衝。凡婦人血症。多宜之。又去癥瘕疝氣。及折傷瘀血。

大薊　甘苦寒。葉叢生如苦蕒而多刻缺。莖葉皆有細刺。故俗名牛觸嘴。抽莖直上。小葉抱莖。頂開花作薊頭。色紫。狀如鼓椎。又名鼓椎。老則飛絮。亦如苦蕒。根下結塊如朮。堅腎水。去血熱。泄逆氣。治腸風腸癰。及婦人赤白沃。亦治吐衄。能安胎。

小薊　苦甘寒。小葉。小紫花。亦作薊頭。根長直。功用同。力微。

地榆　苦。酸。寒。澀。瘦莖直上。節上分枝。葉頗似榆。故名。莖上作花毬圓長紫黑。類椹與棗。故亦名酸棗。根分歧似柳。而韌。外黑內紅。**堅腎去熱。瀉肝去瘀。**色赤入下焦血分。主治血崩血痢腸風。**身頭止血。**酸炒黑用。**稍行血。**生用。

三七　甘。苦。微寒。亦作山柰。廣西番峒者佳。苗葉之狀未詳。根略似白芨而有節。味頗似人參。**治一切血瘀血熱。療金瘡杖傷。**又謂之血參。

土三七　甘。苦。寒。莖葉似苦蕒。分枝繁衍。葉多刻缺而尖。莖有赤稜。秋作黃花。其中蕊如金絲盤紐可愛。但不香。根大如牛蒡而韌。味甘多苦少。**功用同。**

蕳茹　辛。寒。抽莖作叢。葉對節抱莖。實如豆。一包三粒。根如蘿蔔。皮黃肉白。斷有白汁。**益肝去熱。能蝕惡肉。去瘀血。除熱痺。破癥瘕。排膿血。殺疥蟲。行新血。小毒。**

鬱金　辛苦寒。莖葉類芭蕉。根下圓長。橫紋狀如蟬肚。外黃內赤。色鮮。降泄心胞之逆。以達於至陰之下。升達腎肝之氣。以宣於清明之境。氣陰而行於陽。以宣鬱行瘀。苗逐層包裹。而以漸舒。根逐節駢聯。而體下銳。皮黃入脾土。內赤行血分。故能下氣破血中之滯。治吐衄溺血。婦人逆經。及敗血攻心。痰涎入心。諸血滯痛之症。氣芬芳。又能宣達陰中之陽。蓋古人用和鬯以灌地降神。求神於陰。亦有所取類也。

薑黃　辛苦溫。苗葉似鬱金。根下結黃塊。形扁如薑。故名。不香。行肝氣於脾。理血中之氣。功用亦似鬱金。然辛多苦少。氣較烈。根形作塊氣不芳馥。又不能如彼之從容而達於上下也。有橫行之力。治四肢之風寒濕痹。

莪蒁　辛苦溫。苗葉亦似鬱金。根作卵形。三五成簇。旁多芽。色青。味苦多於辛。堅硬難破。以灰火煨透，乘熱搗之。**補肝瀉脾。**色青入肝，補肝氣之行而達其瘀血；味苦瀉脾，發脾土之鬱而行其濕氣。**功長破積。**

荊三稜　**苦辛平。**貼根生葉，略似莎草。抽莖直上，作三稜，故名。頂分三歧，橫出作穗，綴子甚細。葉亦多三。近根有毛，結塊亦成三數，多芽，形長扁如鯽魚，色黃。**行肝氣於脾，攻堅破積，通乳墮胎。**有辛味，三之數，行無堅不破，力峻亦耗氣。

白茅根　**甘寒。降火清金，行水。**能除火於心肺之部，治虛火迫上之吐衄，亦利小便。然血熱之不在上焦者不能治。

茅針　**甘淡寒。清金解熱，能潰癰癤。**白茅初生未舒葉，形如針，中含白花，成穗如綿。小兒剝食之，曰茅蓊。撈茅巽木之氣也。色白入肺，一陰之生，涼風解熱，是以清金散火。然針能潰癰

⿸疒鄉者，巽善入，入而散之之義也。又初生時，生氣上而必舒，其形上銳，是以有潰癰之功，且去熱也。酒煮服之，一針潰一孔，二針潰二孔云。

仙茅 辛熱。葉如白茅而濶，根直下，如小指，色黃白而多涎，花亦多涎，或開在頂而紅，或附根開而紅紫，如筒。用根去皮，米泔浸，去赤汁。○有毒。**補命門火，強陽。**皆茅類也，而與白茅正反，觀其形色可知。

苧根 **甘鹹寒滑。含氣滋生。**一歲三刈而能復生，氣堅固也。**補心清火。**色微赤，入心，入血分。**使三焦心包之火不妄，不鬱，軟堅，去瘀，**安胎。治天行熱病，止渴，治狂，除煩，下治諸淋，外傅赤遊丹毒、癰疽發背、金瘡折跌，又化骨鯁，以皮作產婦枕，能止血暈，安腹上能止血母痛，汁能化血爲水，皆甘鹹補心用血之功也。孕婦兩三月後，相火日盛，血益熱，胎多不安，苧根甘鹹入心。能布散其光明。而不爲鬱熱。此安胎良藥也。○皮作布。宜於夏。猶葛也。根亦如葛。皆能養心淸肺散火。但葛色白。入氣分散陽明之火。苧色赤。入血分散厥陰之火。散火即以補心也。

花　作茹。淸心利腸胃。散瘀。葉間作穗成毬色紅。即花也。可蒸食。至老而成子則色青。

野苧根　安胎尤效。

薔薇根　苦澀寒。蔓生莖勁多刺。陽地則花紅。陰地不見日色則花白。野生則單瓣。家園有千瓣瀉心堅腎水。瀉肝靖相火。能除風燥濕。斂精堅骨。生肌殺蟲。又治泄痢遺尿好眠。皆靖火之功也。治牙痛口瘡尤效。

花　乾之可罨金瘡。去瘀生肌。白者良。

營實　甘苦濇。圓小色赤。中有白子包聚。多毛。去子及毛淨。可煎飴如金櫻。斂精固氣補肺收散。功同五味子。

芭蕉根　甘大寒。赤白二色。可蒸作茹。靖火清金。白治天行狂熱。除煩解渴。赤治產後血脹血逆。搗汁服。外傳癰疽疔毒。

甘露　甘寒。抽莖作大花。如蓮蕊。色黃。每清晨開瓣。瓣中盛露。其甘如飴。清心養肺

凡甘寒多汁者。皆清心而養肺。以火謝而土生金也。

蕉牙　甘寒。微濇。花謝後。附莖結實。排列如牙。色青。剝去青皮。中肉黃白。兩廣乃有之。可當果。中原罕結實者。止渴清熱。去瘀解毒。

甘遂　苦寒。蔓莖小葉。根下行。纍纍如串珠而圓長。瀉脾濕。墜腎水。專以攻

濕爲能經隧無所不達有毒凡水濕積聚皆達而泄之治水腫之悍藥也兼能治痰裹麯煨或薺苨水浸制其毒脾虛者忌反甘草性味亦正相反

大戟　苦寒莖弱多枝三葉根下行色紫赤芽正赤刺人喉故名紅芽大戟杭產良瀉心燥濕色赤入心北方者色白不可用以其能傷肺也以攻水行血爲能決瀆搜臟腑之濕有毒墮胎浸汁色青綠兼入肝血之分然專入三焦以決瀆而下達於膀胱也反甘草損肝肺以漿水煑去骨用之

防己　辛苦寒蔓莖弱葉三歧根下行中通心有花紋出漢中者色黃爲良其木強而有黑點者曰木防己不足用亦可治風瀉心去小腸邪火堅腎化膀胱津液功專行水決瀆以達於下嶮捷無所不達苦燥濕兼以辛行水形下達兼以中通故最捷性不安和

能耗心肺之氣。以降泄太過也。○木通亦中通。然用莖而味甘淡。行氣分之水。此苦寒而用根。行血分之濕也

燥脾土之濕。故曰防已。脾已土也。凡去濕者皆苦燥脾也。治脚氣腫尤效。

商陸　苦酸微辛寒。大葉似萵苣。抽莖作碎白花。附莖上子略似菝葜。根下行有歧。生陰濕地赤花者傷人。服之見鬼。陰氣勝也。沉陰下行。瀉火逐水。去熱結。水性下行。逐水乃正以順之也。功用略同大戟甘遂。又可磨塗瘡癬殺蟲。有毒。黑豆湯浸用。

赤商　敗瘀血。利小便。傅惡瘡。貼臍利小便。消水腫。○凡逐水者。皆能墮胎。

常山　辛苦寒。苗葉疎散。略似漆。根下行多歧。似雞脊骨。瀉肺泄逆。瀉其過於斂。濟之清燥。泄其過於斂上之逆氣也。合甘草必吐。而曰泄逆者。斂於上者。吐而越之。則氣得以下降而自順矣。專除痰飲。合甘草則湧吐。合大黃則下利。合烏梅鼈甲則入肝。合浮麥竹葉則入心。合麻黃則入肺。合附

子則入腎。合草果檳榔則入脾。然要須辛以行其氣。苦以抑其逆而已。其究以補肝而使之散。瀉肺而不使之斂。去其滯於中者。而陰陽平矣。**主治諸瘧。**瘧者陰陽爭也。不當斂而斂則瘧。陽不行而水滯成痰感飲。常山草果行其不當斂而斂者也。可斂而不能斂則亦瘧。陰不成而氣散無所主。何首烏烏梅斂其當斂而不能斂者也。**有毒。**酒浸蒸。

蜀漆　**功用同**常山苗也。

藜蘆　**大苦辛寒。**獨莖對葉。葉上經紋有三。根散下。枯殼數片。包其近根處。**涌吐風痰。**宜痼症。**有毒。**入口即吐。氣惡通頂。令人嚏。大瀉肺也。**反細辛芍藥五參。**

巴戟天　**甘辛溫。**枝葉扶疎。根多分行。促節如串珠。以根中微紫有白粉而色理暗者眞。出蜀中。**強陰益精。亦治風濕。**去心酒浸焙。

甘松　甘溫。葉叢生如茅。根鬚繁。散垂氣馥。補脾。理氣。開鬱。西涼黔蜀皆出。

山柰　辛溫。根葉皆似薑。氣甚芬芳。出廣中。蓋杜若之類也。補肝溫中。除寒辟惡。治心腹寒痛。亦治霍亂。去濕殺蟲。

良薑　辛熱。根葉亦似薑。而開花結子。出高州。補肝煖胃。消食散寒。功用同上。

紅荳蔻　溫中散寒。醒脾燥濕。即良薑子也。俱壁土炒。

射干　苦寒。一名扁竹。長葉排如鳥翼羽扇。又名烏翣。抽莖作花。聚於頂似蝶。色有紅黃白紫翠。瓣皆雜斑點。根長細。好生水旁石砌。降少陰厥陰之火。散少陽相火。喉痺要藥。散血消腫。除痰結核。散瘧母。通經。利大腸。泔水浸。和竹葉煮用。

山豆根　苦寒。苗蔓如豆。經冬不彫。用根。瀉心火。保肺金。治喉腫喉風。牙齦腫痛。及喘逆熱咳。并治腸澼痢疾癰痔。解諸藥毒蟲毒。

山慈菰　甘微辛寒。葉如萱草。抽莖作花。如龍爪。色黃。根圓如慈菰。無毛。出處州山中。衢州建寧亦出。有毛者乃烏蒜。葉相似。花紅。名龍爪花。是處有之。有毒。清火散結。治癰疽疔腫。瘰癧結核。解一切蛇蟲毒。

貫眾　苦寒。根苗皆似狗脊。但色黑而大歧。根叢聚連貫生苗。故名。訛曰管仲。好生山溪水石間。瀉火。解熱毒。熱結。輙堅殺蟲。能化骨鯁。亦有鹹味。有毒。煉丹家謂其能制三黃。化五金。結丹砂。制水銀。

漏盧　苦鹹寒。稜莖皆三葉。花圓大。尖瓣有托。如石榴。根莖枯如麻梗。色黑。出閩中。瀉火解熱輭堅殺毒。治癰疽發背。排膿活血。止痛生肌。又能通經下乳。治遺精溺血。

白蘚皮　苦寒。莖葉疎散而弱。根黃白散出。取皮用。瀉脾燥濕。行下焦。瀉小腸和膀胱。能治諸黃。去濕痺。又治諸瘡疥癬。

五茄皮　苦微辛寒。莖似木而長弱如蔓。多輭刺。枝葉繁。每枝五葉。結實葉間。如黑豆。三五攢簇。根堅硬長引。用根皮。堅腎補肝。燥濕行水。活骨舒筋。凡藤蔓之類。多能舒筋。根皮之類。多能行水。況莖似木堅長。引根好生石砌。故尤能入堅穴。通關節。無所不達。爲治風痺濕痺良藥。色青黑。專入肝腎。昔人謂爲五車星精。以葉五出。又備五色。而功專去風行水。然此亦誇辭也。氣芬芳。兼益脾和胃。嫩葉可茹。○三葉者曰三茄皮。氣味同而功劣。

萆薢　甘苦平。蔓枝長引而勁。葉三歧似楓。根淺而橫。亦長引。有淺黃而硬者。有白色虛輭者。白良。

緩肝堅腎。清小腸火。化膀胱水。亦治惡瘡。治風濕痺。殺君火之邪。通利水道。和緩從容。相火之勢清良藥也。以其去熱。故亦治瘡。

菝葜　甘苦平。蔓枝長引。勁而有刺。葉上三經紋。莖色赤。葉間有鬚。生紅子如豆。著節間。有核。根結塊。色黃。一名金剛刺。功用同上。長於治毒瘡。治蛇蟲毒。

土茯苓　甘淡平。弱蔓長引。色黃赤如線。葉長而厚。細根亦長引。入土深下。結卵。纍纍作串。大如鴨子。或赤或白。俗名梗飯團。補脾和胃。滲濕利水。緩肝舒筋。主治惡瘡解毒。甘淡之味。土德之純。多能解毒。蔓藤之性多入肝。甘則能緩肝。此蔓尤似筋。又能滲去筋脈之邪濕。故治毒瘡最良。且能攻堅破結也。忌茶。楊梅瘡。馬刀瘰癧。皆統治。常服亦可。

白蘞　甘寒。蔓生柔韌。枝葉煩密。一枝五葉如爪。俗名五爪龍。根引長。結卵圓長。一窠三五枚。色白。

除熱解毒。散結生肌。甘而能攻能散能斂。以其形用。且火邪退而土自生金也。消溫瘴血痢腸風痔瘻赤白帶下。及一切癰瘡跌損。及面上疱瘡。生肌肉。斂瘡口。〇蔓中通。折斷吸之。有甘汁。能解渴消暑去瘴。

赤蘞　甘苦寒。尤解血中熱毒。功用同。

烏蘞　苦辛寒。色黑。根亦黑。莖蔓枝葉。皆如白蘞。有細倒刺如毛螫人。一名葎草。一名烏蘞莓。能攻毒。有小毒。

草部下

艾　苦溫。家艾也。古以湯陰淇水上者爲良。得火之正性。堅腎固命門。養

陽逐陰。莖喬味苦性熱是火之正也故以承冰下鑑日之光可取火於日其固火之源可知性陽而行於少陰太陰厥陰之經守在下部能煖子宮調經血安胎孕治崩漏療冷痢。**燥脾土養胃氣**。苦以燥濕脾健而胃能化氣猶竈火之溫乃以熟物也治腹中冷痛去脾胃之沈寒亦治**溫中去寒**。霍亂所謂寒淫於內治以苦熱者。**安正辟邪**。火德之照臨也能殺蛔療癖疥。**用以灸火**

治百病。古人多用針灸火氣所達氣血自調邪淫自散今人治寒病及癰疽猶有用灸者但古法具在人失其傳耳素問靈樞明堂圖周身經穴甚詳不敢用者恐審穴不確穴亦有禁灸者。○灸火用陳久者爲良。

蘄艾 **功用同**。亦艾也但葉多刻缺深歧如指氣更香出蘄州或以爲野艾則不然野艾蓬蒿也辛而不苦可蒸茹。

青蒿 **苦寒**。喬莖直上碎葉茸茸如綠絨花實附莖葉間亦細碎。**得木之生氣堅腎**

靖相火滋陰調陽。色正青。生最早。性寒。而氣自芬暢。是
木之生於陰。而從容以達於陽也。行
厥陰少陽之經。以清血中之濕熱。守在下部。治骨蒸
勞熱蓐勞虛熱黃疸。及凡鬱火不舒之症。能明目。安
正辟邪。辟蚤蝨。治惡瘡。子根葉同功。童便浸擣莖葉取
汁熬膏良。古人云
用子勿使葉。用根勿使莖。用莖勿使
根及子。不知何故。泡湯亦解熱渴。

茵陳蒿 苦寒。有似青蒿枝葉茸茸。但色黃綠不芬者。有
似菊葉而薄小。作黃花如鈴下垂。曰倒掛
金鈴者。二種皆因舊
根而生新苗故名。 得土之生氣堅腎燥脾濕去鬱解
熱。色微黃。花亦黃。是有得於土之氣。而行濕以去其鬱
熱也。苦能燥脾土之濕。濕不積則不鬱而成熱。主治
黃疸。泄太陰陽明濕熱。而通之太
陽水道。守在下部。亦治時熱瘴瘧。

香薷 辛溫。莖香直上。小葉細枝。有二種。家香薷溫。石香薷平。 得金之和氣瀉肺

舒鬱暑。散結行水。好生石砌。味辛得金之和也。肺金主歛。而氣清燥。人感暑熱之氣。則有溽濕隨之。乃復遏於凄清。則暑濕鬱而不得舒。以有煩熱頭痛躁渴之病。此肺之歛所不當歛。而失其和也。久之則瘧痢以清燥而起矣。此味辛以瀉肝行水。肺不安歛。則暑熱自散。熱散水行。而小便利矣。故爲清暑之藥。其氣行於中上。治霍亂。安嘔逆。解煩躁。消水腫。多服耗氣。實辛散之藥。熱非清渴。不得多用。以陳久爲良。

角蒿　辛苦寒。牡蒿也。一名蔚。葉似菊而薄小。花淡紅紫。結角微彎。長二寸許。行肝氣於脾。以舒蘊濕積熱。主治口瘡。除疳去蟲䘌。

紫蘇　辛溫。補肝瀉肺。舒氣行血。祛風散寒。肝之藥也。辛味散氣。開腠理。發汗。行水。祛風散寒。色紫專入肝。兼行血分。亦能和血安胎。莖葉同用。多服耗氣凡辛散者皆能解魚蟹毒。不可過用。

蘇子　辛溫。炒研。功用略同。能潤心舒肺。下氣消痰。除咳定喘。利膈寬腸。溫中止痛。凡用子用仁。皆有潤意。辛尤瀉肺。則斂者開而氣順矣。凡下氣者。言順氣也。氣順則膈利寬腸。亦以其潤而降也。

白蘇　辛溫。解魚蟹毒。可作茹。不入藥。

荆芥　辛苦溫。莖葉略似蘇。亦曰野蘇。然蘇之花實聚附莖端。此則成穗疎散。補肝瀉肺。上行袪頭目之風。除經隧之濕。清頭目發汗。治頭風痛及諸痙強直。宜生用。去血中之風濕。解血分之蘊熱。治腸風。及婦人崩帶血暈瘀血。及瘰癧瘡腫。宜酒炒黑。俱連穗用。取其上行。反魚蟹驢肉。紫蘇能亦以能潤。解之。

薄荷　辛寒。蘇州府儒學前者爲貴。補肝瀉肺。上行清頭目之熱風。治頭熱痛。清目利咽。愈牙痛。已熱嗽。和口氣。開聲音。解鬱暑。止煩渴。生津液。凡上部之熱。旁行搜皮膚之濕熱。治斑疹遊丹瘖疥。中去肝膽之虛熱。肝膽正氣不足。則虛熱生。此定小兒驚悸。且治血之虛熱。下治腸胞之血熱。止血痢。通小便。

雞蘇　辛溫。今日大葉薄荷實非也。方莖中空。葉似白蘇稍長。旁多小刻。氣辛烈。補肝瀉肺。下氣理血。功用略似紫蘇。而解表不如。亦略似薄荷。而清凉不及。

藿香　辛甘溫。莖似蘇。葉如落蘇而小。出兩廣。補肝和脾。瀉肺邪之清冷。舒胸膈之熱鬱。主治藿亂。故名。

夏枯草　辛苦微寒。叢生。葉似苦藏而糙。花附莖端。如麥穗。或紅或白。堅腎補肝瀉心。行於東方。散結氣。除內熱。冬至生。入夏枯。陰方掩陽。則能達之。陽氣已盛則氣亦盡。是以散結除熱。亦解暑。且治瘰癧濕痺諸疾。并膽腎之氣而能明目。

益母草 辛。微苦。寒。一名茺蔚。一名蓷。方莖直上。高者及丈。葉對節似麻。每枝三葉。碎花附節間。或紅或白。補肝和脾。燥濕行血。脾生血。肝藏血。脾濕則血不生。肝虛則血不藏。火熾則血妄行。此草色微紅。入肝專主血分。能去瘀生新。調經解熱。行任脈而安胎。產治胎漏產難。行帶脈而提氣血。治帶下崩中。爲婦人經產良藥。又治疔腫乳癰。

子 主治大同。更能益精明目。潤心除煩。又治血虛頭痛。

蘭草 苦辛。甘寒。莖高葉繁。紫莖素枝。赤節綠葉。葉光澤有歧。對節生。方採時不香。挼輒稍乾則芳香耐久。今之都梁香也。俗名辟汗草。頂作紫花似蘇荏。曰孩兒菊而不似菊。泄肺逆。瀉心火。

和中利水破鬱舒脾。氣香能解陳鬱，味辛行水，苦燥濕也。內經以治數食甘肥，傳爲消渴之症，其和中破鬱可知。又辛能行痰，香能辟惡，佩之且能去穢除邪，是以又有殺蟲去惡之功。自寇宗奭、朱丹溪、李士材考之不詳，惑於黃山谷一幹一花香有餘爲蘭，一幹數花香不足爲蕙之說，遂以本經之蘭草爲山蘭，而指今之幽蘭花當之。前人辨之雖詳，近猶有循其悞且爲之說者，抑思幽蘭花雖有香，葉則全無氣味，以爲能清肺開胃、消痰利水、解鬱調經，於義類無所取。今人重建蘭花，因并及葉，強附醫經，多見其惑。然本經列蘭草上品，別澤蘭中品者，則以其非蘭而類於蘭，非家園種蒔，而野生澤中，故別之，猶馬蘭、蝦蟆蘭云耳。古人採蘭、佩蘭、浴蘭，皆貴蘭草，澤蘭殆非所重也。

澤蘭　苦辛甘寒。似蘭草，莖微方，節促，葉有毛，香亦不足。補肝瀉脾，和氣血。甘則和緩。利筋脈。辛則能行。主治婦人血分，調經去瘀。節促所主下部，色紫所主血分。能消癥結。散水腫。降血逆。爲婦人要藥。又治癰毒。

幽蘭根　苦甘溫。此謂山蘭。曰土續斷。治腸風塗癰腫。因辨蘭草澤蘭并及此。惟根有用耳。

龍膽草　大苦大寒。獨莖直上。葉對幹。厚而青綠。花色青碧。大如錢。生深山。堅腎水。瀉相火。除下焦濕熱。定肝膽虛邪。治骨蒸黃疸熱痢。亦治時行瘟熱。定小兒驚癇。引使上行。亦治咽喉熱痺。赤睛努肉。外治癰毒瘡疥。虛寒者忌。

大青　苦鹹大寒。獨莖直上。每節三葉。葉圓而長。秋開小紅花成簇。結赤實。大如椒。俗曰女兒紅。補心神。瀉邪熱。瀉脾胃火。治寒閉鬱熱。天行時熱。陽毒發斑陽狂。及黃疸熱痢痺瘧喉痺。

蒲公英　甘苦平。苗葉似萵苣而小。抽寸許。作黃花。如菊。莖中空。斷之有白汁。花罷飛絮。亦如萵苣。一名黃花地丁。又曰鳧公英。**補脾和胃瀉火。**花黃汁白。葉亦淡黃。宜歸脾胃。能化熱毒。解食毒。消腫核。療疔毒乳癰。皆瀉火安土之功。通乳汁。以形用也。固齒牙。去陽明熱也。染鬚髮。汁久則黑。血之類也。可解蟲盞。人言一莖兩花。高尺許。根下大如拳。旁有人形拱抱。搗汁酒和。治噎膈神效。吾所見皆一莖一花。亦鮮高及尺者。然以治噎膈。則有可得效之理也。亦可茹。

紫花地丁　辛苦寒。小葉。密排附莖。如柳。莖青黑。弱如蔓。夏開紫紅花。垂如鈴鐸。細結小角。**補肝燥脾。平血熱。去壅濕。**主治一切癰疽疔毒瘰癧血熱。

紫背天葵　酸鹹寒。生陰地石砌。弱莖。葉五出而尖。聚莖端。圓布如葵。背深紫。故有斯名。實小草也。**瀉肝膽胃命相火之邪。解一切熱毒金石藥毒。**雷斅毋用

以炮製毒藥。能制丹汞之毒。定小
兒驚悸。治吐血衄血。塗火瘡熱毒。

雷丸　**苦酸鹹寒。**或云生竹下。或云生淡竹草下。或云
生紫背天葵下。惟大竹下者未見。餘
皆親見之。其生天葵根下。色紫
黑如鼠矢。淡竹草下者亦然。**平相火。燥濕土。定驚悸。**
解忤消積殺蟲。相火雷火也。且雷驚人也。以平相火
定驚悸而名。非得霹靂而生之說。

淡竹葉草　**甘淡寒。**貼地小草。葉如竹而薄。**功同竹葉。并**
背有毛。莖細弱作蔓。
治小兒驚癇。甘以緩之。淡以安之
亦平相火之治也。

三葉酸　**酸平。**小草弱莖。蔓生石砌。每枝三葉。圓聚莖端。
則形如六葉。葉有鬱。夜則三葉皆合。晨復
開。開小黃花。結小角。**補肺瀉肝。除熱氣。去瘀血。斂陰。出**
中有四五小子。色褐。
治節。能煮紅銅爲白。其去瘀血可知。味酸數三。則肝木
也。開合應晨夕。則肺金之出治節也。酸主收斂。而

開合以時。故能補肺金而靖肝火。使氣靜而血不妄行。治吐血衄血。去一切逆血瘀血。及血熱癰毒湯火傷。毋以賤而忽之。

扁蓄　苦平。亦名扁竹。葉似竹而細弱。莖蔓地而扁。促節有粉。故名竹。三月花紅。靖少陽火燥濕土。主利小便。亦瀉心火。治黃疸熱淋殺蛔凡蟲蝕下部病。

豨薟草　苦辛寒。一名火杴草。一名老虔婆。一名黃豬母。莖方根紫。葉對節頗似蒼耳與蘇。嫩苗可茹。有豬腥氣。故名豨。薟。味螫口也。開小黃花圓聚。堅骨行肝。燥脾去熱。主治濕痺風痺。生下濕而味苦辛。莖紫花黃入肝脾。自應有治風濕痺之功。豨性好塗泥。其氣息亦或能去濕也。酒拌九蒸晒。煉蜜為丸。或搗汁熬膏用之。唐成訥。宋張咏。皆盛稱其功。然氣味非純善。稱之者或不無過譽也。

茵芋 辛苦溫。莖紫。葉如石榴而短厚。炙用。治風痺濕痺。有毒。或熬膏或作丸。不煎。

澤漆 辛苦寒。莖勁。上分四枝。中有白汁粘人。葉圓黃綠如貓眼。一名貓兒眼睛草。瀉肺降氣行水去熱。能止嗽殺蟲。利大小腸。逐水腫。

旱蓮草 苦鹹溫。生莧菜地中。葉似竹而糙。高二三寸。花白瓣碎。有托結實如蓮蓬。小如豆。內子細如沙。莖斷之有黑汁。補心血瀉心火。濟水火。交心腎。能止血。黑鬚髮。黑汁入腎。交心腎也。昔人夏至收之。冬至又收女貞子。煉蜜合之。名二至丸。方意甚妙。

馬鞭草 苦寒。莖葉似益母草。穗如車前。花細色紫。瀉心火。破熱血。主通經殺蟲。攻癥結去熱。

劉寄奴　苦溫。一莖直上。上抱小葉。貼根叢葉如苦藚。而糙澀。杪作花如菊。花白蕊黃。花謝飛絮。亦如苦藚子。作黑秕。均可用。堅腎瀉心。破血通瘀。止金瘡血。藥以宋武帝劉裕得名。此事不知果否。其氣能令人吐。或有治血之功耳。

淫羊藿　甘辛溫。三枝五葉如藿。一名仙靈脾。補命門肝腎。能壯陽益精。亦去寒痺。

白頭翁　苦寒。四葉貼根。獨莖直上。近上亦有四葉對生。杪作獨花如翁頭。近根處有白茸。堅腎瀉心。破結去熱。治熱毒血痢。攻瘕疝血痔。不專入陽明也。以除熱耳。人云有風不動。無風自動。亦不然。○又按土人所用。有草生水澤中。亦名白頭翁。莖葉與此相似。味辛苦。氣薰。能行濕去風。性溫。能治痺。豈所傳或譌歟。

紫草　甘鹹寒。莖如蘇荏。根莖花實。色皆紫。近根有紫茸。補心緩肝。散瘀活血。色紫赤入心肝血分。心輭則能用血。肝緩則不失所藏。兼能滲熱濕。利小腸水。靖腎命火。治疸症。及一切惡瘡血熱之毒。

茜草　酸鹹溫。弱莖蔓生。莖中有筋。每節四葉對生。圓尖如杏。莖葉皆糙澀。根亦細弱長引。色赤可染絳。瀉肝補心。收散滲濕。活血消瘀。色赤人血分。瀉肝則血藏而不瘀。補心則血用而能行。收散則用而不費。故能劑血氣之平。止妄行之血。而去瘀通經。兼治痔瘻瘡瘍撲損。

天仙藤　苦溫。葉似葛而圓小。白根有鬚。四時不彫。堅腎燥濕。活血疏氣。主治水腫。

蒲黃　甘平。此菖蒲作花。其蕊屑也。蒲中抽莖。後有一長葉抱之。前有一短葉承之。花黃坐其中作穗如杵。生用行血消瘀。蒲生水中。本行肝氣以入心。蒲黃又有心君之象。是交腎於心。而通行血脈也。甘平和緩。能通經利水活血行血。去瘀生新。療損傷消熱腫。炒黑則止血去妄。血得黑則止。而此又其類也。能止崩帶吐衄且澀精。

海金沙 甘淡寒。細蔓碎葉。蔓生木上。其葉緲紋中含細沙。採之微曬使萎。擊以杖則沙落。色黃赤。忌焙。除手足太陽二經之血分濕熱。且除狂熱。草上結沙。亦所含之精英也。氣輕上浮。宜入心肺。沙體下墜則入二腸。甘淡則能滲濕去熱。色黃赤則入血分。故主治五淋莖痛濕腫。下熱除則上熱亦息。

石韋 苦甘寒。生水石上。只一葉。柔韌如熟皮。長三五寸。形如短刀。背有黃毛。作點子兩行。排列整齊。俗曰七星劍。清肺降氣。能生腎水。堅腎緩肝。以利水道。主通淋治膀胱熱。且能益精氣。去毛微炙。

毛 傅湯火炮傷。

瓦韋 同用。可治淋無堅腎之功。

虎耳草 [illegible]淡寒。以形名。生水石上。葉圓如錢。後缺背色赤。旁引長鬚亦赤。搗汁滴耳中。治聤耳腫痛。涼血滲濕之功。當不止此。

穀精草 辛溫。收穀後。生稻田中。似嫩秧抽莖。上結圓粒如星。又名戴星草。益肝明目。辛益肝而目爲肝竅。莖端戴星。形似目而有光。故主上行而明目退翳。亦治齒痛。

石斛 甘微鹹平。生水石高峻處。逐節生葉似竹。另抽莖作花。每八九朵。或紅或白。無香。與根莖皆略似山蘭。人取之裹以棕絲。掛簷間。不須土。茂如故。可辟火。以出霍山者。莖短而中實。光澤如金。曰金釵斛最良。他產虛長日本蘚功力劣。**補心神。**鹹補心。不藉土而能活。花葉鮮好。以其神舒淡也。**瀉腎濁。**鹹瀉腎。生於水石。把水石之英而遺其濁穢。其質潔清也。**和脾胃。**甘補脾。淡滲濕。且兼補五臟。**得清虛之氣。以祛浮熱而保其眞。**能治勞熱。去妄火。壯筋骨。起痿痺。治自汗盜汗。夢泄遺精吐血衄血諸症。不寒而能退熱。不滯而能斂陰。氣味中和。須習服久。始得益。難刻期責效。熬膏不如水煎。當茶常飲爲妙。

麻黃

辛微苦溫。虛而有節。枝而不葉。辛而非葷。所生之地冬不積雪。非其熱也。其升散固然。**補肝行水液。瀉肺降逆氣。行徹肌表。故以爲足太陽經藥。**以治太陽傷寒。開腠理而大發其汗。以祛外閉之寒邪。故今人以爲太陽藥。然實非入膀胱也。大補肝木。升散其陽氣於沈陰積寒之下。則潤澤之氣從之以升。膀胱之津液大作。是猶龍飛而雷雨從之以起。陰鬱旋消。而百果草木皆甲拆矣。然其輕虛上浮。氣分之藥也。汗者血之類。仲景於太陽傷寒無汗者麻黄湯中究兼用桂枝。以勝寒於血分。而後汗作寒散。非徒以傷寒傷風。發汗止汗。分兩途治也。其輕虛入肺。以治肺中積寒。痰哮氣喘。則不發汗矣。是可知用之之道。○用以發汗則去節。否則汗不透。煑十餘沸。掠去浮沫。**實震木之氣。自下而達上。自東而行於西也。**如所謂東家種竹西家拆屋者。此言本於肝而行於肺也。**氣虛者慎用。**同參芪亦可。

根節　止汗。

木賊草　甘。淡。微苦。微溫。色青綠。似麻黄而莖粗。糙澀如錯。可刮磨金石竹木。故名。**緩風泄肺逆。輕浮上達。**能發汗祛寒。亦似麻黄。但味不辛。升散之力不如。**滲邪濕除妄熱。刮垢去翳。**以能刮磨竹木。故治目去翳膜。目肝竅也。**兼行血分。**青色入肝。

故行血分。能治赤痢腸風脫肛痔瘻。一以其微苦而甘淡。能除血中濕熱。一以其中空類腸。而又能磨垢。故去腸胃垢穢。今只用以去目翳。不知有發汗治痢諸功矣。

燈草　淡寒。清肺金而滲濕。去妄火以寧心。無味。淡即其味。色白輕浮入肺。以滲濕行水。又心以入心。心君火也。君火有主。則神明敷布而不熱。君火無主。則火氣拂鬱而不明。其受膏燃火。心之用血而生明也。故能寧心。心寧則安。熱不作矣。又形類腸。小腸心之表也。淡滲濕。寒去熱。金生水。故入腸。治疥癬。擦癬則蟲俱著草上。浮水可見。利小便。亦以其去濕熱。且能出毒也。

灰　能止血。吹喉痺。塗乳止夜啼。黑能止血。且火性已過。是能滅火也。小兒夜啼。亦心火妄而不安於夜。故服此能止。凡驚癇不安。用藥皆當以爲引。亦治淋。消水腫。

通草　淡寒。莖蔓似竹而弱。葉尖長多縐。垂蒂作黃花。似菊而圓小。一名黃薔薇。亦以蔓葉略似耳。莖中含白瓤可挏之而出輕輭潔白如燈草而粗大又名通脫木今用作象生花**功用同燈草兼能通胃氣下乳汁催生**燈草體小而行專專入肺心大小腸通草體大而行泛可統理三焦水道及週身竅穴無所不達○麻黃木賊中虛而通升陽氣以上行自下極而上達於頭目肌表燈草通草中實而通降陰氣以下行自上焦而下達於二陰體足

木通　甘淡寒藤蔓粗大而弱葉狹長而色黯糙花如鈴鐸莢如皂角而圓肥色黃瓤或黃或白甘可食子色黑如豆而有尖一名燕蔔俗名白那黃那**清肺金而行水去妄火以寧心決瀆以利三焦化液而通九竅**色黃宜入脾脾濕之主也藤中實而通徧體穀文輕虛上行淡以滲濕利竅故能清肺金以滌水之源心火鬱則生熱通則明而熱除故木通之通能清熱而寧心三焦水道所由有所壅則火蒸濕而成熱水泛溢而成腫木通之通所以決其壅而化津液故能通

二便。消腫脹。除濕熱。又能止渴除煩。開音聲。明耳目。除攣痺。療喉痺。醒脾胃。且能破血排膿。通經下乳催生。汗多者忌。恐重耗其津液也。○木通防已。皆輕而疏通。則能升清氣於上焦。而後降濁水以下達。燈草通草木通。味性皆相似。然通草通形於實。木通通氣於虛。○色黃粗大爲劣。色淡緊細爲良。

燕蔔子　甘寒。卽木通實也。又名山蘿蔔。解渴除煩。通淋利水。

釣鉤藤　甘微苦寒。生水石旁。藤勁色紫。葉長尖對節而生。節間有勁刺。如釣鉤雙出。緩肝風。抑相火。色紫入肝。治小兒驚癇瘛瘲客忤胎風斑疹。亦治大人諸風掉眩。以形用也。不耐久煎。用鈎。

金銀花　甘微苦寒。一名左纏藤。藤左繞也。一名忍冬。藤冬不枯也。一名鷺鷥藤。花似之。藤柔而靭。葉狹長而糙。花簇生。長蒂。二瓣長。二瓣短。初開色白。經宿則黃。黃白相間。故曰金銀。氣甚清芬。**緩肝補肺。降逆。散熱。養血。祛風。止渴。清暑。**大解熱毒。藤左纏。是能緩肝以養榮而舒筋。故治風熱癰疽惡瘡疥癬。及腸澼血痢。凡一切血熱。皆能治之。宜花與藤葉兼用。花色黃白入脾肺。以解暑止渴。去上焦煩熱。和脾胃則獨宜花。**瘡家主藥。**

欵冬花　辛溫。細草茸茸。作花於山澗溪谷。隆冬冰雪中。黃如千瓣菊花。後更生大葉如苦蕒。取蕊尤良。甘草湯浸一宿暴乾。**行肝氣於肺金之中。以舒其閉斂之邪。**能治咳逆。氣喘。喉痺。肺痿。咳血。吐血。爲除痰嗽要藥。兼能除煩。定驚。明目。以行陽氣。開陰鬱也。

旋覆花　鹹苦微辛溫。莖葉略似金錢花。花亦似而紅。形如小盆。午開子落。**補心通血脈。泄肺。降逆氣。**午開花。含陽氣而升於極上。色赤入心。散心之鬱血。頑痰。子刻花落。順陰氣而降覆於下。味苦降泄。降肺之逆氣水氣。**虛人愼用。**故治結痰痞氣噎逆水腫之隔於胸中者。能泄氣也。取半開花。去蒂下皮殼。已落者不用。

根 **能續筋。**搗汁滴傷處。傅以渣。半月勿動。斷筋自續。以其能接續陰陽也。○一名金沸草。

瞿麥 **苦寒。**叢生細莖。小葉似竹。作花有單瓣重瓣。瓣末碎如剪絨。又名剪絨花。色內白外紅。中有黑畫。斑斕可愛。五月開至九月。用蕊殼。**瀉心降火。破瘀行水。**能利小便。治淋閉。破血潰癰消腫。通經墮胎。又能明目去翳。

紅藍花 **辛苦甘溫。**莖枝喬上。葉對節生。花長瓣細碎。如菊而成毬。實似麻仁。**補肝行血。瀉心去瘀。**色赤入血分。去瘀血。生新血。治痘瘡血燥。喉痺咽腫。通經利水。血逆血暈。能下死胎。**不可過用。**

凌霄花　甘酸寒。一名陵苕。一名紫葳。柔藤緣木。極於巔頂。葉深綠。光澤多歧。每枝五葉。花五出。形如杯。色深黃有赤點。不宜近鼻齅。傷腦。緩肝風。瀉肝熱。去血中伏火。治瘀血結血。血閉。腸結。崩帶。淋閉。諸血熱生風之症。治肝風巔頂痛。本經言能養胎。蓋相火過盛。血熱而胎不安者宜之。〇搗傳酒齇鼻甚効。

芫花　苦溫。葉似柳。長莖裊然。生古墟墻垣及水砌。紫花成穗。花落葉生。功專行水。理脾濕。下逆水滯。水可毒魚。反甘草。

根　治疥殺蟲。花葉皆有毒。擦皮膚便作赤腫。如打傷狀。

蕘花　辛苦溫。作黃花。功用同芫花。行水尤速。

甘菊花　甘苦辛平。菊譜以花小色黃。外有平瓣。而中湧碎花者。爲甘菊。俗曰饅頭菊。又曰簪頭菊是其他則黃白紅紫千瓣單瓣不一類今所重鄧川白菊要以黃爲正白者專入氣分赤者專入血分也昔又謂野菊瀉人爲苦薏眞菊延年愚謂分家菊野菊以得氣有厚薄耳安得分眞假且菊終有辛耗之意安在其能延年也得金氣爲多而清虛芳潔益入肺而行肝氣降逆氣因得以下生腎水上清頭目去過歛之邪補清潤之正也主明目目雖肝竅睛屬腎水水清則明肝熱則昏行肝之鬱清水之源是所以明目清氣得以上升而濁熱下降則頭目眩暈可除此以滋肝木之陰毗瀉肺金之濇也然氣味甚輕非有補養之劾卽用以清頭目亦未必可責之一撮之微也

五味子 性温五味皆備而酸爲多蔓似葡葉亦略似結子成穗如葡萄色紫赤俗曰赤葛出南方色赤者劣出遼東色紫黑者良肺家專藥功擅收斂輕虛上浮乾則

吐白霜。故專入肺。肺在上而下覆。此有其形。肺爲五臟華蓋而朝百脈。此兼五味。是亦兼五化。而酸爲多。則專補肺而助其收斂。收耗散之氣。靖方旺之火。退過甚之熱。拘遊蕩之魂。定將離之魄。治虛極氣促喘咳無力及瞳子散大。勞熱不輟諸症。○人言脈數有實火者勿用。愚謂此非補火乃退火者。何實火之不可用。但風寒邪鬱作熱。方宜表散。則酸收非所用耳。如陰虛作熱。則此在所必用也。

兼斂心神。鹹補心以用血。酸收散以寧神。除煩渴。止吐衄。安夢寐。○以斂心神宜生用。勿槌碎。蓋其補斂酸甘之味。在皮肉。不在核也。核辛苦。

且生腎水。核形似腎。味辛苦。苦能下氣。瀉心補腎。辛能行水潤腎。故椎碎則兼滋腎水以強陰濇精。亦以其斂陰而善藏。使陽氣不過耗。而安有於內。所以利貞而幹事也。

馬兜鈴　苦辛寒。蔓弱而韌。葉如犁尖而輭薄。實作毬。中多子。似木槿花子。熟則四裂。下垂如鈴。故名。去筋膜。用子。

瀉肺降逆。輕虛上行入肺。下垂似肺而能開。則又有降瀉之意。治喘咳。然此瀉而無補也亦能湧吐。去蠱毒。

青木香　能治蠱傷解毒。即馬兜鈴根。非木香也。

瓜蔞仁　甘寒微苦。古曰果蓏。一名栝瓜。實相似。故名。子色青綠。仁色白。多脂。令人吐。壓去油用。清心潤肺。瀉火泄逆。瀉上焦垢膩。輕虛上浮入肺。用仁則并潤心肺。能降鬱熱。治熱咳。除胃痺。止吐衄。止渴生津。又潤腸通利二便。二腸心肺之表也。

瓜蔞　甘寒。兼皮瓤合用。以麵裹煨。去肺中沉寒積熱。主治哮喘痰火亦通乳汁。反烏頭。

天花粉　甘酸微苦微寒。即瓜蔞根。澄治爲粉。補肺斂氣。降火寧心。根雖在下。氣味輕虛上行。色白入肺。亦補肺之主藥也。潤燥消痰降火。治時行狂熱。解渴除煩。兼瀉肝邪。緩肝急。清膀胱熱。根在下體。故兼能瀉肝緩肝。治一切癰疽發背痔瘻。消腫排膿。生肌止痛。兼能行水通經。止熱淋小便短數。除陽明濕熱。脾胃虛寒者忌。

王瓜　苦寒。一名土瓜。一名馬瓟瓜。蔓似瓜蔞。葉細碎多刻。蔓多鬚。瓜圓小如彈丸。四五月間早生。故名王瓜。功用同瓜蔞。尤長通乳。形似乳頭。多汁。

根　甘苦平。亦同天花粉。

連翹　苦寒。其莖喬然疎散。結實作房似蓮蕊。中分數房包碎子。熟則房裂五瓣。專瀉心火。形似心。故入心。味苦善裂。故散瀉心火。兼瀉三焦火。利水通經。爲治瘡毒主藥。排膿活血。止痛生肌。殺蟲消腫。凡諸瘡痛癢。皆屬心火。

蒼耳子　甘苦溫。一名枲耳。葉初生。如鼠耳。莖既高大。葉又略似麻枲。色蒼白。花紫。五出。實如鼠矢。堅硬多刺。仁色白。六者而能治以形用也。形多刺。燥濕除風。苦燥濕。汗則能祛風。上下內外無所不達。上通腦頂。治頭痛鼻淵目喑齒痛。下行足膝。治肢攣痺痛。外達皮毛。治瘰癧瘡疥。偏身風熱瘙癢。去刺。酒拌蒸。

根葉　治同。作湯浴。去風潤燥。〇忌豬肉秔米。

菴蕳子　苦辛微寒。菴蕳蒿也。莖葉似菊而薄。葉粗。莖秋間作碎紫花。結細子附莖。補肝堅腎。散熱行水。能強陽續傷。治腰膝骨節重痛。又通經。治產後血氣痛。氣行則血從也。能制蛇。

黑牽牛　辛苦寒。蔓弱而繁。葉三歧如楓。花青藍如酒杯。不分瓣。見日則紫碧而萎。結實有蒂。作小毬。中含黑子。如山查核。補肝潤腎命。行水破痃癖。去下焦積濕鬱熱。寒故能除熱。氣辛烈故善行。東垣以爲熱。殆不然也。然能潤命門之燥者。命門固水中之陽。行則潤矣。其所長惟去濕行水。通下焦氣秘。治水腫。利大小便。

白牽牛　甘苦辛寒。蔓似黑牽牛。葉圓長。花亦如杯。色紅白。結白子。亦如黑牽牛而長蒂。一名天茄。嫩時可茹。**功用如黑牽牛。入大腸氣分。**

葶藶子　辛苦寒。叢生。葉如苦苣蘿蔔菜之類。抽莖開細花。作黃實如黍米而圓長。**瀉肺降逆氣。行上焦之邪水。以下達於膀胱。**肺因積水而咳喘憤急作脹者。此能除之。故止嗽定喘。能攻積聚癥結。留濕伏熱。亦通經。○孟夏殺三葉。謂薺葶藶菥蓂也。菥蓂即夏枯草。葶藶以陽動而生。陽盛而死。行春氣之生。實升陽而達於上。故能上達於肺。而苦得火味。上極而下。陽極於上。其成則必降於最下。是以下氣而行水之功最速。且必下達也。有甜葶藶。性緩功劣。

車前子　甘微鹹寒。一名芣苢。一名牛舄。俗名蝦蟆衣。子成穗如舄尾。夏月收。補心除妄熱。瀉腎滲邪水。功用似澤瀉。但彼生水中。專去腎之邪水。此生陸地。則兼去脾之積濕。彼用根專下部。此用子兼潤心腎。又甘則能補。故古人謂其強陰益精。然要之行水去妄熱。是其所長。能治濕痺五淋。及暑熱瀉痢。通利小便。若補腎令人有子。則虛語也。詩序芣苢篇。婦人樂有子之文。殆相附會耳。以子治產難催生下胎。則信有之。亦鹹能輭堅。滑能利關節之功耳。

葉　甘鹹寒。滑。補心寧血熱。瀉腎。靖肝火。止吐衄。消瘕癥。去瘀通淋。且明目。解酒毒。

地膚子　甘苦寒。似蒿而多支。細葉赤莖。子附莖端。去殼細如蠶沙。補腎堅腎。利膀胱水。水壯則熱除。故去膀胱邪熱而小便利。其補腎。能強陰益精。且治癩疝。堅則固也。

枼　去皮膚風熱，明目，去毒。煎湯浴，治瘡疥及丹腫。洗眼除雀盲及澀痛。

菟絲子　甘辛平。子如黍粒而扁，色黃，落地生苗，長寸許則蔓，附草木而上，根遂斷，故見以爲無根。蔓如粗綫，脆嫩多汁，黃赤如金，有枝莖而無葉，枝端紅白花，圓好如珠，芳香遠聞，花後結實，至冬而蔓盡枯。嫩時可茹。古曰唐蒙菜。潤腎補肝，益精續絕。潤腎補命門，故益精健筋骨，益骨力，兼能祛風明目，以其補肝而不熱；且治口苦燥渴，以其清膽且足腎水；止精寒淋瀝、精滑，以其陽氣自足也。治一切勞傷，其無根而能榮茂花實，則其續絕補不足之功可知。揀淨，酒浸一宿，蒸，搗作餅。

莖苗　作茹，功用略同。

金櫻子　甘酸濇溫。蔓生而勁，大葉，赤莖，多刺，開白花五出，略似梔子花而圓瓣，結實黃赤如石榴而長，亦多刺，實中白子多毛。去刺及子淨，熬膏。補肺生水，和脾瀉肝。抑其升散之過。

則所以瀉之也。固精斂氣。治夢泄遺精。止氣虛勞嗽。及泄痢便縮。功略同五味。

覆盆子　甘酸溫。宜採草本。蔓地生。莖少刺。花白。實如楊梅而無核。去蒂則中虛。形如覆盆。乾則色紫黑。此爲名實相稱。今曰蒔田藨。有高幹似樹而生者。乾則色帶青黃。去蒂亦不似覆盆。此名留求子。俗曰耘田藨。又名木藨。今多用之。性味雖相近。恐補腎之功不如也。補肺生水。瀉肝益腎。固精斂氣。治肺氣虛寒。氣短不足。固精。縮小便。去妄熱。明目。搗汁色黑。能黑鬚髮。

葉　搗汁滴目中。去目弦蟲癢。此用木藨之葉也。

蓬蘽　酸熱。寒。藨也。莖蔓多刺。實小而繁。冬乃熟。補肺去寒。餘功略同。

白蒺藜　苦辛溫。細葉蔓生。繁窠實。三角如芰。刺甚銳。補肝祛風。刺尖銳。祛風之力甚勁悍。堅腎去濕。治虛勞腰痛。遺精帶濁。瀉肺泄逆。治風寒咳嗽。肺痿哮喘。通行上下。體輕故兼能上行。亦通乳催生墮胎。

沙苑蒺藜　苦鹹平。出於沙苑故名。細草蔓生小花作莢中實如豆形似腎色青綠。堅腎水瀉邪濕。治虛勞腰痛帶濁遺精去癥瘕痔瘻。明目。目以腎水養。

茴香　甘辛溫。直莖分枝細葉如絲色黃綠披紛可愛實攢聚莖端如川芎蛇牀輩出寧夏者大如麥粒有細稜輕虛芬烈謂之大茴。潤腎補腎甘補補命門。煖丹田。開胃調中。上達膻中。舒肝木。達陰鬱。舒筋。下除脚氣。氣味厚重形質輕浮。故大補命門而升達於膻中之上命門火固則脾胃能化水穀而氣血生諸寒皆散矣肝膽亦行命門之火肝木氣行則水濕不留虛風不作。故其功亞於附子但力稍緩耳。

小茴　治寒疝。亦名蒔蘿粒甚小餘功亦同但力尤緩以調食味能茴臭惡之氣故名。

八角茴　甘辛熱。功用同。大木所生。來自海外。今閩廣亦有。子分八瓣。如盤。每角中含圓子。色紫赤。圓而有尖。香尤烈。

使君子　甘溫。蔓生。如馬兜鈴。結實如榧子。有五稜。中實亦似榧仁而輭。出蜀成都眉卭。今閩中郡武亦有。煨熟及生者。配食。以補脾潤肺。主治殺蟲。五稜其殼煎水下之。亦入煎藥用。味甘益亦得五行之正焉。土成五行。五氣和則蟲自息。忌飲熱茶。犯之則瀉。

益智子　辛熱。叢生。大葉。抽莖作花。子如棗核。取仁用。補肝腎命門。溫脾胃。開鬱結。去腹中積寒。滯濕。功用似茴香。然辛熱之品。或謂能濇精固氣。蓋未必也。

砂仁　辛溫。貼根生。小葉。而後抽莖上達。實纍纍亦結貼根處。圓大如指拇。外有薄殼。中包細仁。數隔扁形相砌。體質輕虛。一名縮沙蔤。出廣中。以陽春者爲佳。潤腎。補肝。補命門。下。尤能溫子珠。和脾胃。開鬱結。輕虛上行。實主於溫養中州。而行氣於膻中。故能治寒熱噎膈寒咳嘔吐霍亂。散咽喉口齒浮熱。消食醒酒。又祛逐寒痰。治赤白滯痢。蓋其品中和。然辛而不汗者。其用以仁。其行在中。不及表也。又合黃芩能安胎。以和陰陽之意。能化銅鐵。消骨梗。則命火之化也。

白豆蔻 辛熱。抽莖大葉。抽穗作紅花。結白實成穗。似砂仁而稍大。溫養命火。達中州而上浮膻中。瀉肺散寒。潤燥。燥清冷也。此上行穗生。色白。故入肺。而辛潤能瀉清燥之邪。故主治寒瘧。破滯解酒止吐逆和膻中。兼能溫脾胃化食去冷積。

肉豆蔻 辛溫。一名肉果。莖葉似白豆蔻。實散垂。較圓大如荔枝。殼有縐紋。殼內有斑紋。稉米粉裹煨。忌鐵。行相火於脾胃。以去土中之積鬱。形似胃。故功專陽明。消食。去寒。行濕。消寒。治心腹冷痛。止吐逆。亦能醒酒。

草豆蔻　辛熱。一名草果。高莖小葉。根下另發枝。花如蓮中裹實。產閩中建寧者。大如龍眼而稍長。皮黄白色。殼薄而稜峭。仁似砂仁。**主溫脾胃開鬱結**。功用略同肉豆蔻。而性尤烈。能治瘴瘧寒瘧食瘧。解臭氣及魚肉毒。然耗氣生熱損目。

草果　辛葷尤烈。主治同。滇廣者。如訶子。皮殼厚而色黑稜客子亦粗大。與閩產不同。以麪裹煨用。氣味不和。要非良品。**俱忌鐵**。

蓽茇　辛熱。出嶺南。莖蔓葉大。實似桑葚而長。色青。此蓋扶留蒟醬之類。去挺。米醋浸。刮淨皮粟用。**去胸中沈寒**。非良品。

胡椒　辛熱。蔓生。實成穗。似花椒而無核。垂葉間。葉還裹之。出南海及滇中。**溫中去寒。殺毒快氣**。性非和純。今人嗜好以供食料。然耗氣生火。發瘡痔昏目。損齒。

畢澄茄　氣味功用同。一類二種。或云卽胡椒之未成熟者。

蛇牀子　辛。苦。溫。莖葉花。皆似川芎。子聚莖端細枝上。如牀。似小茴而尤小。微有臭氣。諺云蛇牀亂蘼蕪。堅腎潤命門。去下部寒濕。祛風殺蟲。能強陽煖子宮。治陰痿囊濕。及腰酸痹痛。女子陰痛陰癢。產門不閉。帶下脫肛諸症。又治癬疥惡瘡。煎湯浴。止風癢。蓋味多苦。入腎守在下部。今但知用以治瘡。其補益腎命之功。失之久矣。

鶴蝨　苦。辛。溫。苗葉似天名精。抽莖作實如蛇牀子。沈括筆談。謂卽土牛膝子。非也。功用略同蛇牀子。今惟用以治蟲殺蛔。然功亦能溫下部。但氣狐臭。有小毒。子好粘人衣。

牛蒡子　辛。寒。大幹似木。大葉似桑。實如葡萄。褐色有毛。一名惡實。一名鼠粘子。俗曰餓死囊中草。功專瀉肺。散結去濇。去皮膚之風熱。利咽膈。治喉痛。止咳嗽。除痰。退斑疹。

亦統治諸瘡腫。兼通利二便。以辛潤而性滑也。酒拌。待有霜。拭淨用。

根　苦寒。可傅瘡腫。豬脂搗傅。又搗汁飲。可治中風。

續隨子　辛溫。貼根有小葉數瓣圍莖。抽莖直上。每對節生三四葉。莖杪作小花結子。一名千金子。去殼取仁。壓去油用。有毒。行水破血。殺蟲毒。下惡物。行三焦水道。通利二腸。外塗治疥癬。去蟲毒。

馬藺子　甘平。微鹹。一名蠡實。叢生似薤葉而長厚。結角如麻角子。亦略似脂麻而赤色有稜。醋炒用。破血輭堅。不可治疝。上治喉痺。治一切癰瘡毒腫。及婦人血氣煩悶血暈崩帶。利大小腸。大約少陰厥陰之藥。

根葉　同功。令人瀉。

蓖麻子　甘辛溫。高莖直上。葉如麻。五出如爪。開花結子成穗。子作毬如栗。多刺。中含實。圓大如豆。光澤如漆。似斑蝨牛蜱之狀。背黃赤而黑點。殼中仁色白。補肝氣之升發。能拔有形之物而上之。治針刺入肉。竹木骨鯁。傳惡瘡腫毒。能追膿拔毒。凡有形之滯物。皆能出之。瀉肺氣以下行。能決至高之水而下之。治肺脹胸膈停水。治水癥浮腫。約研服五六粒。便下青黃水。不可過服。通關竅。正經絡。調上下。治偏風口眼喎斜。搗餅傳之。偏右則貼左。偏左則貼右。一時便正。治胞胎不下。合巴豆麝香作餅。貼足心。若盤腸併下者。貼頂心。又凡口噤鼻窒耳聾。作於一時者。搗子綿裹塞耳鼻。治喉痺舌脹。壓油作紙撚。燒烟薰口中。涎沫自出。流盡即愈。有毒。忌鐵。或云服此則畢生不可食炒豆。亦不然。

冬葵子　甘淡寒滑。今多取一丈紅花之子。即蜀葵子也。凡葵子性味皆同。葵菜子亦可用。取冬子以得水之合也。**通行上下之水。**利二便，行津液，下乳催生。

花　治赤白帶，赤白痢，通淋，染鬚。白花治白帶白痢及肺癰，赤花治赤帶赤痢及血淋，皆以甘滑而淡滲濕去熱利關竅也。有黑花可染鬚。

黃葵花　甘鹹寒。此非葵而有其名，以性味同耳。葉五歧如爪，花黃如杯。一名側金盞，一名秋葵。結實作毬，內分房含子，色黑，略似牽牛子而圓小。**傳湯火瘡，餘功同葵。**麻油浸花，塗火瘡良。

青葙子　苦微寒。野雞冠花也，但穗尖長，子黑。**堅腎水，去妄火，明目，殺蟲。**

馬蹄決明　甘苦鹹平。莖長而弱，葉左右夾枝如槐，花黃如鳥形，莢長細如菉豆，子窩砌十餘粒似豆。而形如馬蹄。緩肝急。堅腎精。瀉邪水。養心神。明目。連莖葉搗汁。可作酒麯。名獨占紅。亦辟蛇毒。

汪芒決明　功用同。莖相似。但葉疏小。莢短小。子圓小。

蓼實　辛溫。取辣蓼子。非水紅花馬蓼子也。古人用以調和食味。今以為毒而棄之。明目溫中。行水祛風。今人以作老酒麯。白花者良。

預知子　苦寒。藤蔓如扁豆。紫花。作莢如皂莢。子褐色而光潤。出蜀中。堅補腎水。能治勞熱。辟蛇蟲毒。按此即今小兒所佩壓驚子耳。是處有之。不必神奇其說。

木鼈子　苦甘溫。蔓生大葉。實如瓜。其核形扁似鼈。色綠。治諸瘡毒。亦止瀉痢。殺疳積。有毒。忌豬肉。可毒犬。番木鼈功用同。

馬勃　辛鹹平。生濕地。或糞草堆中。及朽木上。形下小上大。如傘之未開者。色紫中虛。亦如肺狀。不分葉。彈之則粉出。取粉用。瀉肺。能止咳。補心。能散血。治喉痹咽痛。止衄。清金。能清發音聲。去瘀。傳治一切惡瘡。

肉從容　甘酸鹹溫。生北邊西陲產馬之地。形長大如臂。重及斤許。有鱗甲如松毬。或云馬遺精所生。蓋未必然。要亦發於蘊蒸之氣。如菰蕈之類耳。煖水臟。瀉邪濕。斂精氣。壯陽事。本草盛稱其功。謂可治五勞七傷。然恐非純良之品。且令人滑陽。

草從容　功力稍劣。小而無鱗甲。

鎖陽　甘鹹溫。鱗甲密比。形如男陽。亦肉從容之類。潤燥壯陽。

浮萍　辛平。青萍。葉稍圓大。黑萍面有綱紋。惟紫萍背紫赤色。葉最細碎。入藥用。生於水而味辛色紫。

全乎肝木也。然有鹹味。生於水也。本草未及言。行少陽之合。補肝氣而升達於皮毛。三月萍始生。味兼辛鹹。化血作汗液。而體輕浮水面。是以表散邪汗。開發腠理。而達之於外也。決三焦之瀆。瀉肺金而行水於下極。生水中。鹹滲辛行。是以能逐水氣而下達之於膀胱小便也。去皮膚風熱。作湯浴。治偏身瘡癩。去瘙癢。治筋肉痿痹。辛能祛風去濕。最難乾。惟盛以篩。置盆水上。晒日中。則乾。燒烟能辟蚊。

卷柏　辛鹹平。生水石上。起幹分葉。茸茸如柏。雨潤則舒。晴乾則卷。故名。一名萬年松。亦苔類也。補心行肝。專入血分。色青微紅。水石之英。故入血分。生用則行。去癥瘕通淋閉破瘀血。通月經。炙用能止。炙則溫。兼火化。有苦味而辛減。故止血。治崩漏脫肛腸風血痢。

青黛　辛鹹寒。靛花之精也。按藍靛有蓼藍。似蓼與莧。味辛溫。有槐藍。枝幹莖葉似槐及決明。味甘鹹有芥藍。亦名芥藍菜。味甘辛可食。性寒。本芥之別種。
皆可作靛。其法刈浸水中。淹以石灰。至爛盡而靛成。則
藍草之本性已化。惟是積**補肝瀉肺**肺。色青入肝。而辛補
朽成鹹。與石灰之辛存耳。肝舒暢其氣。則木
安而相火不鬱。肝血不涸矣。質雖沈降。氣味輕浮。其英
上浮。故能入肺。而辛瀉肺。去其過斂之邪。則肺清而逆
氣可平。熱邪退散矣。故治發斑咯血痔瘻腸風。**瀉腎補**
去一切鬱火風熱。小兒驚癇疳熱丹毒血熱。
心靛重。則黑而青中自含赤艷。故鹹味又能下入腎而
上入心。水渟則朽。即以靛之渟久而朽者。瀉其苟聚
之汗。火輭乃明。即以黛之輕散上濡者。補其神明之用。
故治溽暑蘊隆。天行濕熱。燥渴虛煩。下通二便之濁。上
寧君主**傳癰毒治蛇犬齩毒。**
之官。

補遺

急性子 辛平。鳳仙花子也。莢如蓮蕊。成熟則裂而卷。其
子爆出。故有此名。子褐色粒圓如蘿蔔子。

催生下胎。取其意也、且能順氣。解蛇蟲毒。大能解毒。花叢下蛇所不至。花葉可洗瘡解毒。白花佳。葉亦可茹。

番椒　辛溫。一名辣椒。非椒也。以味得名。莖葉扶疏。葉圓有尖。開白花。結實短者如雞心。長者如指。嫩青老赤。鮮紅可愛。子色白。形扁如茄子。可充食料。辛美而烈。海外番人當果食。開胃除寒熱。潤腸療痔瘻。大辛溫。而能療腸風痔瘻者。以其實下垂。性下行。色赤入血分。味辛瀉肺。導火以下行。故雖熱而能去熱。若吳茱萸亦然。

地芫荽　辛苦溫。布地生。似芫荽而小。氣甚烈。一名鵝不食草。通鬱去寒。可截瘧止衄。搗汁和酒服。○以乾末搐鼻。可發噴嚏去寒鬱。

翳草　辛平。蔓地生。葉圓如錢而小。有刻缺。色綠而光潤可愛。麋鹿所嗜。明目去翳。[illegible]

鼻中，左瞖塞右孔，右瞖塞左孔。

麋銜草 甘溫。草如車前葉，無三經紋，背色赤，微有毛。 溫燥。腎命，益精強陽，固衛氣，和榮血，悅顏色。一作薇含草。一名鹿銜草。謂日交嫐牝麀則食此而復強，恐謂其亦甘溫沈厚，性味略似車前、澤瀉輩，能去腎邪而安正耳。內經合澤瀉、蒼朮以治酒後受風而汗出，謂之漏風，則其用可知矣。或謂夷齊採薇而食，三年顏色不變，卽此草，是則無稽之談也。

虎杖 甘苦辛溫。粗莖直上，葉如椿，莖葉渾身密刺，俗曰虎肌巴，又名烏不踏。嫩苗色赤而脆，去皮可生食。 堅腎潤命，強陽益精，壯筋骨，增氣力。根煎濃酒服，更以渣合酒糟、鹽，傅跌傷折損處，可續筋接骨。

黃藤 甘苦平。一名茶餔藤，藤生而葉似茶。氣味清香，嫩苗可茹。 解瘈犬齩毒。犬聞氣則遠避。瘋犬傷。採此蒸煑食。或煎根汁服。毒遂解。後亦不發。

牛李子 甘寒。一名烏罡子。一名鼠李子。一名牛詣子。一名楮李子。一名禾鐮子。好生道旁田畔。一幹直上。葉長大而色青黑。似桃而厚且軟。秋結實成穗垂葉間。圓大如豆。色黑多汁。可食。中有細核。取汁熬膏。滋陰養腎。活血。能起痘瘡黑陷。

補骨脂 苦辛溫。莖高三四尺。葉小似薄荷。花微黑色。實如麻子。圓扁而黑。九月采。生嶺南諸州。及波斯國。今嶺外山坂間。多有之。四川合州亦有。皆不及番舶者佳。胡人呼爲婆固脂。而俗訛爲破故紙。酒浸蒸用。亦有童便乳浸。鹽水炒者。大補命火。煖丹田。壯元陽。縮小便。亦治小兒遺尿。膀胱病也。夜屬陰。故尿不禁。破故紙炒爲末。每夜熱湯服五分。治虛寒喘嗽。能納氣歸腎。唐鄭相國寒嗽方。破故紙十兩。酒浸蒸爲末。胡桃肉二十兩。去皮爛研。蜜調如飴。每晨酒服一大匙。忌羊血蕓薹。

白飛霞曰。破紙屬火。堅固元陽。胡桃屬木。潤燥養血。有木火相生之妙。**腰膝痠痛。腎冷精流。火虛泄瀉。**命火微。則脾胃無以化水穀。譬如鼎釜之下無火。物終不熟。故補火即以生土也。四神丸所以治腎瀉脾瀉。**及婦人血脫氣陷墮胎。凡陰虛有熱。大便閉結者。戒之。**如不得已用於丸中可也。

卷之二終

醫林纂要探源卷三目錄

藥性

木部

肉桂 桂心 桂枝　牡丹皮
厚朴　桑白皮 桑枝 桑椹 桑葉 桑寄生
黃蘗　地骨皮 枸杞子 葉
杜仲　烏藥 葉
椿白皮 苗葉　樗白皮
榆白皮 葉 莢　木槿皮

秦皮　杉

烏桕子　海桐皮

芙蓉　欆櫚子

蘇方木　沉香

檀香 紫檀　降眞香

茶 薑茶 孩兒茶　石南葉

苦丁茶　赤檉柳

水楊柳　辛夷

密蒙花　山茶花

山茱萸　女貞子
柏子仁 葉　梔子
枳實 枳殼　檳榔 大腹子 大腹皮
楮實 皮　槐角 槐花 根皮
苦楝子 核 皮　蔓荊子
牡荊子 莖葉 荆瀝　皂角 子仁 刺
白蕤仁　訶子
椒 椒目 葉　吳茱萸
丁香　蕪荑

巴豆　沒石子
大風子　衞茅
漆　乳香
楓香　豬苓　沒藥
冰片　樟腦
血竭　酥合油
阿魏　安息香
蘆薈　胡桐淚
共六十四種　內分用三十種　附用五種

火部

明火　木燧火

石火　稻薪火

桑柴火　荊柴火

蕭火　艾火

炭火　石煤火

糞火

共一十一種

土部

黃土　伏龍肝

百草霜　墨

烏龍尾　石灰

醶　堊

共八種

金石部

金　銀

銅　銅綠　古錢　自然銅　錫　鉛　鉛粉　鉛丹

鐵　鐵落　鐵精　鏽　鐵華　鐵砂　密陀僧

丹砂　水銀 銀硃 輕粉

玉　水晶

琥珀　空青

雲母　石膏

凝水石　滑石

朴硝 芒硝 元明粉 風化硝　元精石

浮水石　蓬砂

硇砂　赤石脂

禹餘糧　磁石

青礞石　代赭石

花蕊石　爐甘石

陽起石　石鍾乳

白石英 紫石英　硫黃

雄黃 雌黃　白礬

皂礬 礬紅　無名異

礜石　石蟹

石燕　砒霜

共四十一種 內分用八種制用用七種 附用四種

水部

明水　露
霜　雨
雪　雹
泉水　井水 井華無根水 新汲水
長流水 急流水 逆流水　地澤水
勞水　百沸湯
陰陽水　酸虀水
冰　米泔

鹽 青鹽

共一十七種 內分用六種

鱗部

鯉骨　金魚

鯇　鰱

鱅　青魚膽

鯽　鯿

文魷　竹魚

黃鯝　石斑

鱓　鰽
鱖　鯊
杜父　石首 鰾 石
勒魚　鯔
鰣 鱗　鱸
嘉魚　白鰷
烏背　鯧
鱣　鮪
鮫鯊 翅 白　鱧 膽

鮎　　鰋

黃魤　　鰌

鱓 血骨　　鰻鱺 骨

馬鮫　　鯸鮐

帶魚　　比目魚

銀魚　　燕窩

針工魚　　拖槍魚

桃花魚　　望燈

麥魚　　黃雀魚

龍骨 齒　鼉

鮻鯉 甲

共五十一種 內分用十三種

羽部

雞 冠血 血 肝 卵 肶胵 屎 卵殼　雉

鵔鸃　鷳

鶡　鷓鴣

竹雞　鶉

鴽　鴨 血 卵 醃卵 變蛋

鳬　鷗

鴛鴦　鸂鶒

鵝 脂 卵　鴻

鴈　鴿 卵 屎

鵓鳩　斑鳩

鵲　鶯

啄木鳥　雀 屎 卵

白頭翁　鶴骨

鷹骨　梟

鵂鶹　鵩
五靈脂　夜明砂
蟬蛻　蜣螂
蜉蝣　螳螂　桑螵蛸
五倍子　鹽麩　白蠟
蜂蜜　黃蠟　露蜂房
蠶蛾　蠶蛹　殭蠶　蠶退紙　蠶繭　繅絲湯　綿　蠶沙
蝱　油蚻蟲
竈馬　斑蝥

共四十五種內分用二十六種附用一種

毛部

牛　血　肝　膽　心　胃　喉
乳　角笋　牛黃　黃明膠　屎

犛牛　犀牛　角

兕　角　羊　血　肝　膽　脛骨
角中蟲　乳　屎

山羊　血角　羱羊　角

豬　血　膽　肚　肺　野豬
脂　蹄　蹄甲

豪豬　肚　地豬

犬　血　心　肝　豻
脬　骨

狐　豺
狼　貓
貍 香貍臍　虎 肚 骨 膠 鬚 虎威骨 睛
豹 骨　貛
貉　獺 肚 骨
飛狐　馬 溺
驢 溺 阿膠　騾
駱駝　象 皮 牙 膽
鹿 血 茸 角 膠 角霜 鹿鞭　麋 血 茸

麢　麂

麝 麝香　猴

猿　獂

熊 掌脂 膽　羆 膽脂

魋　猩猩

鼠 腎屎 膽　田鼠

松鼠　鼴

石鼠　兎 血明月砂 肝

彙 同猬 皮 膽脂

共四十八種內分用七十四種

介部

龜殼 膠

陰龜

瑇瑁

鼊殼 卵

黿

蟹

蚌殼

蜆殼 灰

蛤蜊 文蛤 粉

淡菜

抱魚

西施舌

江瑤柱

蚶殼

蟶　鏡面魚石决明

珠　牡蠣殼

黃螺　青螺

土螺　蝸牛

車渠　貝

鰕　海馬

鱟　鰞鰂海螵硝

鰿　鮀

海參　海粉

蟾蜍 蟾酥 脂　　石蛹

蝦蟆　　黃蛤

蛤蚧　　守宮

蚺蛇 膽　　白花蛇

烏稍蛇 蛇蛻　　蜈蚣

蠍　　蜘蛛

蠐子　　水蛭

蚯蚓 蚓蚷　　五穀蟲

共四十八種 內分用十五種 制用二種

人部

血餘　上池津

人牙　爪甲

乳　童便 還元水 秋冰 秋石 人中白

人中黃 甘草黃 糞下土 金汁　臍帶

紫河車

共九種 內分用三種 制用四種

醫林纂要探源卷三

婺源汪　紱雙池輯

後學　單芳宗香輪梓行
　　　董鴻起静菴
　　　程鸞池愚亭仝校

藥性

木部

肉桂　**辛甘熱。**木有菌桂、苘桂、板桂、牡桂之殊。葉有似枇杷、似冬青、似柿之異。今不能細分，但以厚而色紫、氣香者爲良。古惟貴廣西桂林、紫金山所出，今則廣桂鮮佳，所用多出雲南交趾。**補肝，潤腎。助命門火，行少陽之令。實肝臟主藥。**色紫入肝。味辛補肝，泱痼冷沈寒，而宣達氣血，祛風去濕，皆陽春之令。膽火，肝木之行，轉冬爲春也。**兼和脾土。**甘則補土。且肝木之陽氣舒。則土膏動。而土遂其生物之功矣。故能開胃進食。治濕瀉寒瀉。○辛雖主散。而甘則能緩。故雖熱而和。不過於走散。

桂心 苦辛熱。去皮肉。獨用其中紫赤有油者。專入血分。行血消瘀。除寒去濕。舒筋活骨。能托癰疽。攻癥去痹。瀉心之邪障。心者神明所居。有外邪障之。則病而膻中不舒。膈俞血涸。噎隔心痛之病。皆是也。辛以行之。苦以泄之。則心安矣。故桂心能統治九種心痛。

桂枝 甘辛溫。小枝上嫩皮也。補肝瀉肺。行陽氣於四表。燮調榮衛。化汗液。去邪閉。外徹腠理。以其能升達陽氣於四表。且色紫入榮分而去其寒邪。故太陽傷寒。仲景麻黃桂枝二湯中皆用之。且陽升則津液隨之而汗作矣。是以人以此爲太陽藥。其實此何嘗是膀胱藥也。又言寒傷榮用麻黃，風傷衛用桂枝，傷寒惡寒，傷風惡風，皆非通論也。冬月之風，即是寒。未有不惡寒，而專惡風者。且此色赤，主入榮分，而麻黃湯中亦用此以去榮分之寒。非麻黃湯獨治榮之寒，桂枝湯獨治衛之風也。但無汗用麻黃湯者，所以疏通其腠理之外閉，而使汗得出，邪從以散也。有汗用桂枝湯者，以寒既侵榮分，則腠理反自開而汗出，故大去其榮分之寒，使邪從汗出，及邪去則榮衛和，腠理密，汗自止矣。非此能止汗也。夫豈有辛散而反能止汗者。

祛四肢及脇下風濕。

牡丹皮

甘鹹微辛微寒。 單瓣紅花之根皮入藥。此有鹹味，鹹多於辛，人自不察。

補心，緩肝，和相火，行少陰之令。實心血主藥。 色赤入心。甘鹹補心。甘能緩肝。相火者，心火之母。相火熾則心火不明，故必緩肝而後心能行令也。君火以布散為明，以血液為用。二火合則血枯結而心失所用矣。於是有神短心煩，積血瘀血，火氣妄行，聚為骨蒸，迫為吐衄，恍惚，為驚癇瘈瘲之病。丹皮補心以供血之用。緩肝以免火之妄。能去血中伏火。以和血生血。去積血。通經脈。故能除煩熱。止吐衄。治無汗之骨蒸。安心神之恍惚。治驚癇。定搐搦。及一切瘡癰大毒。○汗心之液也。而無汗骨蒸屬之心者。其液內枯。其神明短縮也。**兼瀉腎邪。**腎之邪水渟汗而不行者。渟汗則朽而生熱矣。故八味丸中用之。亦以瀉腎邪也。

厚朴 **苦辛溫。**樹聳直。葉似樟而長。子亦如樟而色青黑。味甘鹹可食。核形圓而扁如盒子。生川中者皮厚而紫潤。故曰厚朴。或以爲榛樹皮誤矣。○去粗皮。薑汁炙或醋炒。**燥脾瀉心。行積濕和太陰陽明之治。爲脾家主藥。**體厚多肉入脾。苦以瀉脾燥濕。辛以和胃行氣。降已上之逆氣。破未行之宿血。消食化痰。行水破瘀。和中州。厚腸胃。治反胃嘔逆及腹中冷痛瀉痢。亦治霍亂除滿悶。皆承溽暑之後。而和其濕潤之氣。使脾土不失之過緩也。**孕婦忌。**孕欲潤。欲緩。不欲燥。

桑白皮　甘酸微辛寒。用根皮刮去粗皮取白者蜜炙。補肺瀉火。緩脾土。斂肅清之氣。爲清肺主藥。桑固東方之木。而根皮能入於西。陰陽互根也。色白入肺。而酸斂甘補。其有酸味。人多不察耳。肺主氣。壯火則傷氣。承夏以秋。故火退而濕滲亦以下行。又辛能瀉能行。故爲補肺清金之藥。抑已亢之火。决高原之水。止熱嗽喘滿吐血咯血肺脹浮痰。利大小便。散瘀血。斂清氣。皆所以清金而遂其肅清之令也。亦治心煩。寒嗽者忌。忌鐵。

桑枝　甘辛平。祛風行水。古人以桑爲箕星之精。箕處天河之畔而主風。故用其枝能祛風行水。此則肝木之令也。古人重桑薪。其火能拔毒。凡烹煮魚肉。煎藥熬膏多用之。

桑葉　甘酸辛寒。清金斂神。清金能止嗽。斂神能止盜汗。能靖肝火故明目。去風明目。

桑葚　甘酸寒。此有酸味更易知。而前人不察何也。補肺生腎水。斂魄拘魂。味甘酸補肺。色黑入腎。斂固精魄。則神魂亦安。故能聰明耳目。通利關節。止渴除煩。又能消水腫。烏鬚髮。取黑葚搗汁熬膏和蜜服之。

桑寄生　苦甘。狀不一。他樹亦有。必桑上者乃可用。堅腎瀉火。固齒牙。長鬚髮。止崩漏下。乳安胎。除風去濕。又能散癰毒。寄而能生有續絕之義。

黃蘗　苦微辛大寒。葉圓小而厚。出川蜀者樹大而皮肉厚。色深黃而黑。補腎清金。抑相火行冬藏之令。為堅腎主藥。色黃而深暗。氣味沈厚入腎。苦堅辛潤。行膀胱之濁水。而斂二腎之真精。治陰虛之骨蒸勞熱。療血竭之痺痿癱瘓。止妄熱之瀉痢崩漏痔瘻。行旁溢之疸黃濕腫淋閉。肅清塵穢。能使耳目聰明。反源歸根。以俾真陽不泄。是歸藏之令。自秋而閉塞成冬。以保合太和然後更生也。兼瀉心火。治諸瘡痛癢瘰口瘡殺蚘去蟲蠱此猶冬雪之殺蝗蝻也。中寒者忌。尺脉弱甚者忌。生用降火炒黑止崩帶酒炒則上清耳目口齒清金蜜炙治肝胃火鹽水炒能安腎水靖膀胱火。

地骨皮 甘淡寒。枸杞根皮也南方者樹不滿三尺北方者高及丈許。補肺清金平肝火滋腎水。甘淡之味多能補肺甘土味土生金而味薄則上浮入肺淡者水之源而金生水故甘淡兼能滋腎若二冬亦然凡根皮之用體厚者則下守如肉桂黃檗厚朴是體薄者則上浮如桑白皮牡丹皮地骨皮是然厚於下則必生於上故肉桂黃檗亦能上升浮於上則必反於下故桑白皮地骨皮皆能清上滋下又木皮多能行水木之引水而上榮枝葉分水而下瀉土中者皆由於皮故木而横剝斷其皮則枯死矣桑白皮地骨皮性味則上浮體則根下故清肺於上而淡能滲水於下以甘緩肝以水滋腎故地骨皮上行則治咳嗽吐衄消渴。中行則平怒氣。治胷脇痛。下行則利二腸。清膀胱熱。丙平血熱濕熱。外退肌熱。止虛汗。治有汗之骨蒸。良品也。

枸杞子 甘苦寒。以甘州產為最。粒不大而味多甘。補肺。體輕上行。平肝。甘緩肝。堅腎。苦補腎。核亦有腎形。實成則下復於腎。色赤味苦。是瀉心火以下交於腎。故能堅腎而益精。强陽。補虛勞。壯筋骨。且益肝明目。目。肝竅而腎之精也。

葉 苦甘寒。葉味苦多於甘。昔人謂之天精草。嫩苗採茹。最益人。補肺清金。泄逆氣。輕而上榮。薇蒂如肺。能清肺之客熱。止消渴而無下行之功。

杜仲 甘微辛溫。葉有三經紋而輭薄。根皮厚而色紫黑。中有密絲如綿。切之不斷。出漢中者良。補肝行氣而能緩。守於中下。非若他辛味之升散。潤腎益精而不泄。從容

滋養。非若他
辛味之强陽。和筋束骨。續絶除傷。皮中絲不斷。故能和
筋束骨。色紫黑入肝
腎。肝主筋。腎主骨。而甘又能補能緩。故治腰
膝痛。又能安胎。除陰下濕癢。止小便餘瀝。不必去絲
留絲乃有舒筋之用。或酥
炙蜜炙酒炙酒炒薑汁炒。

烏藥 苦辛溫。樹小。葉有三經紋而茂。子黑。根多粉。切
之有車輪轂文。形如連珠。出天台者良。泄
肺逆。燥脾濕。潤命火。堅腎水。去內寒。降一切逆氣。調衝
任二脈。溫皮胃。消
宿食腹痛。治寒而反胃吐食。及瀉痢霍亂。去
膀胱寒氣。小便頻數。亦能殺蛔。治血凝血滯。

葉 苦溫。一名芳箕茶。嫩者茸茸。色
黃白。炒乾收貯。陳久愈佳。溫中燥脾。能消食
殺蛔。治
腹中寒痛。
小兒尤宜。

椿白皮 苦甘濇寒。東引根皮良。
或蜜炙醋炙。泄肺逆。燥脾濕。去血中

濕熱。木色赤。皮白亦微赤。故入血分。而苦能燥。濇能止。治泄瀉久痢腸風崩帶小便赤數。去蟲䘌。

苗葉　甘苦辛平。新苗可茹。氣甚葷而美。然能昏人神。同豬肉食閉氣。

樗白皮　苦甘寒。一名臭椿。氣甚惡。木疏散無用。泄肺逆。燥脾濕。行氣分濕熱。木白理疏。故治久瀉白痢。去陳痰。止小便數。○必瀉痢久者乃可用。

榆白皮　甘寒滑。種非一。取白粉榆皮爲良。皮中粉脂可濟飢充食。補肺清金。益氣斂神。行痰去濕。通利關竅。治淋瀝。去濕腫。下留滯。止咳嗽。消痰。能安神。治心煩不眠。亦以通陰陽之故。與半夏粥同意也。通利二便。去大小腸之濕熱。治瀉痢。二腸。心肺之表也。又能治乳癰妒乳。催生下死胎。皆淡滑通竅之効也。又治疥癬疕禿。消赤腫。○按此必能治肺癰咳血衂血。但未試耳。

葉　甘寒滑。可茹。古人以和飲食羹汁。益肺和腸胃。

莢　甘酸寒滑。圓薄如錢。嫩者可食。作醬酸滑。補肺止渴。斂心神。殺蟲䘌。其殺蟲與蕪荑同。

木槿皮　微苦寒甘滑。木槿花根皮也。花葉已詳蔬部。今重川槿根皮。然皆可用。補肺滲濕去熱。安心神。通利關竅。治肺癰腸癰腸血。衄血。消渴。心煩不眠。下治二腸通利二便。療腸風泄痢。亦殺疥癬。

秦皮　苦濇寒。木似槐。其根皮有白點。性直而欶。色黑駁也。堅腎。益精。濇精。令人有子。明目。煎洗。去翳膜。退赤腫。瀉肝。漬水則青碧。書紙不脫。或以爲椿皮。亦非。濇與酸同用。平相火。止驚癇。又治崩帶下痢。

杉　辛溫。補肝。祛風。行水。去濕。用皮。杉性直上直下。色赤。得相火上行之氣。然內而不表。其皮固也。莧中利氣。其理疏通也。治心腹脹滿。及脚氣腫痛。洗毒瘡。

烏桕 苦寒。葉圓而尖。經霜色紅。子有黑殼。老則自裂。內白如脂。內復有核。色黑。中又有仁。皆可榨油。

用根皮。**燥濕去熱。徹於下。極解砒石毒。**浸汁色黑。下行入腎。行濕之功最速。治疔毒。殺魚蟲毒。

子 **膏可塗瘡。**皮肉可壓油製燭。亦可食。核中仁復可榨油燃燈。不可食。

海桐皮 **苦辛溫。**如桐而多刺。花紅如盞。大如錢。皮白色。堅韌。作索不斷。出廣南。**去血分之風濕。**木色微赤。故入血分。能行經絡。直達病所。其多刺。固皆血脈所行也。治風蹷頑痺。腰膝攣痛。殺疳䘌疥癬。洗目赤。去牙䘌。塗蟲螫。

芙蓉 **甘辛寒滑。**一名拒霜。又名木芙蓉。皮亦可作索。柔韌不斷。**清金瀉肺。用行**

皮毛之濕熱吸在内之鬱毒。根花葉皆可用以外傅清一切癰疽。排膿消腫。亦治火瘡。人謂之鐵箍散。又名清涼膏。清露散。搗爛敷之。中間留頭以出毒氣。乾則頻易。然只可治陽分之實熱浮淺者。若陰分毒深者。非所能及。

椶櫚　苦濇溫。用椶皮。敗椶尤良。燒灰存性。止吐衄。凡一切失血。

椶子　苦甘濇。取仁。可用以服食作粥。澀精堅腎。

蘇方木　甘鹹辛寒。狀不可知。補心散瘀。心用血者也。散瘀血卽所以補心。除血分妄作之風熱。治產後血暈及血母痛。通經去瘕瘵。癰疽毒。排膿止痛。及撲打損傷。多用破血。少用和血。

沉香　辛苦溫。狀不可知。有白斑者曰黃熟香。輭而削之則卷者曰黃蠟香。投水中浮者曰棧香。半沉者曰煎香。沉水而心空者曰雞骨香。以沉水底而黑如犀角者乃入藥。升於至高。氣香辛升。沉於至下。體重苦降。堅腎潤命門。煖精助陽。溫中燥脾濕。平肝怒和胃氣消痰。和上下。瀉心降逆氣。治心氣痛。凡一切不調之氣皆能調之。氣之本在命門。周行上下。而腎復納之。沉香色黑。沉歸腎命。故通徹上下如此。并治噤口毒痢及凡邪惡冷風寒痺。忌火。宜磨用。

檀香　辛溫。狀不可知。或亦檀樹之類。補肝瀉肺。和胃。利膻中氣。進飲食。

紫檀　辛鹹平。補心和血。可傅腫毒金瘡。止血定痛消腫。

降眞香　辛溫。狀不可知。色赤。功用同紫檀。

茶　苦辛。微寒。得清高之氣。甘則能補。而泄肺逆。瀉心火。燥脾濕。堅腎水。開爽心神。良品也。以生於高山巖石深隱雲氣之上者爲佳。是得最清最高之氣。故能升清降濁。止渴除煩。清頭目。去痰熱。止咳嗽。醒昏睡。此皆泄肺逆瀉心火之功。又能消宿食。解酒毒。去一切油膩燒煿之火毒熱毒。而利大小便。此燥脾濕和腸胃之功也。浮火去。則腎水堅。且使相火不作。又降中有補。但甫經火制則挾熱。須以經年陳久者爲良。多飲亦能耗散。且使不寐。清燥之過也。有節則無損矣。性味似人參。而參則補。茶則耗散。何也。曰參之用以根。且得厚土之氣多。故補。茶之用以葉。且得水石之氣多。故散。然參何嘗不降泄。茶何嘗不緩補。其解渴除煩。和胃消食。解酒去熱。開爽精神。俱同。但一則散而能收。一則散而不收耳。今人務服補藥。嗜肥炙。反視茶爲鴆毒。則惑之甚矣。

薑茶散　苦辛甘平。切生薑同茶炒。陳久爲良。治赤白痢最佳。且能平和陰陽。消暑去寒。

[illegible]解酒食毒。亦治瘧。

孩兒茶 治口瘡解渴。云是搗茶汁所成。然味過於苦濇寒凉。

石南葉 辛苦温。大樹茂葉頗似枇杷而無毛。秦中者佳。炙用。 潤腎補肝。壯命門火。此木葉而功在下者。蓋氣味重歟。古人用以治腳弱風痺。謂能補內傷陰衰。而別錄云婦人服之。則切切思男。藥性論又云令人陰痿。李時珍以為陰痿者。恃此以縱慾之過。前人之言。或非無謂。可用之藥甚多。亦何必此也。

苦丁茶 苦甘大寒。治天行狂熱。

赤檉柳 甘辛鹹寒。河柳也。然絕不似柳。生水澤畔。喬然直上。葉茸茸類檜柏。但枝弱下垂。秋則彫。如柳耳。天將雨則樹有雲氣上蒸。故一名雨師。有赤白二種並良。 瀉肺熱。散瘀血。能挹潤澤之氣而升之於上。宣毒去鬱。疹症痘症毒熱不起者用之。以其能升達布散也。則移治他症亦或可推矣。用葉。

水楊柳　苦平。河畔野柳。似柳而枝短不垂。瀉火熱。宣毒氣。枝葉煎浴。可起痘漿。飲汁可治黃疸。

辛夷　辛溫。紫木筆也。取花包。剝去外旁皮毛。微炒用。宣行肝氣。直達於上。上徹巔頂。快胃氣。瀉肺邪。通關利竅。去熱祛風。治鼻淵鼻塞。及目眩牙痛。亦能發汗解肌。以傅面去黑斑瘡鼻。

密蒙花　甘寒。葉似冬青。冬不彫。花繁密蒙茸。故名。緩肝涼血。專主明目。花紫赤。入肝血分。上行頭目。治目中赤筋青盲膚翳赤腫眵淚爛弦。及小兒疳積攻目。○出蜀中。以酒浸蜜拌蒸曬用。

山茶花　**甘。辛。寒。**樹葉似茶。故名。花有赤白。用赤。**補肝緩肝。破血去熱。**能上止吐衄。下治腸風。塗湯火傷。

山茱萸　**甘。酸。溫。濇。**非茱萸類。不知何以得名。核滑精。宜去。**益腎瀉肝。**酸味瀉而非補。抑其發散升達之過。而與之以節焉。是乃所以瀉肝也。肝過散則相火大行。而腎水衰涸。抑肝氣之散。所以斂相火而滋培腎水也。**固精斂氣。**腎藏精。主納氣。酸濇以收之。不使過散。則精得以藏。而氣得所納矣。**補肺金於腎部。以引金生水。而行秋冬之令。使之保合太和。安息陽氣也。**肺金為腎水之母。肺居上極。而斂之。則下行。萸肉體輕。亦能上浮。入肺。氣味則重。是以沈而下行。引金以生水。引母以就子。人知秋冬為肅殺衰老之氣。而不知陰陽循環。不斂則無以復舒。不降則無以復升。有秋冬之收藏。所以爲春夏發生之本。有宵夜之寢息。而後爲旦晝動作之本。萸肉之甘酸溫。所以安息陽氣。以藏之靜密之中。而爲動用之本。所謂戰乎乾。勞乎坎。而艮以成終成始也。故仲景八味丸用之。或以此爲補肝。則大悞矣。但此雖非補肝而肝木之根荄則賴是以固。大抵此藥功在固精斂氣。性不寒凉。故能煖腰膝縮小便治鼻塞目黄耳鳴耳聾。是皆瀉肝而不使浮陽過散相火妄動之功。本經言其通九竅。固非無謂。而別錄謂能發汗。則已大非。又王好古謂八味丸用此爲君。夫八味丸則何嘗以爲君也。

女貞子

甘。苦。平。女貞冬青自有二種。俗謂女貞爲小葉凍青。謂冬青爲大葉凍青是也。女貞子純黑而繁。冬青子黑而微赤。子亦疏散。用黑者。**堅補腎水。安養陽氣。**腎家專藥。有强腰膝明耳目之功。又能黑鬚髮。蓋其物多汁。兼入血分也。

柏子仁

辛。甘。鹹。溫。柏有數種。惟側柏入藥。俗名扁柏者是。結子作青毬。大如小指頂。毬中含數子。辛氣甚重。色褐。去殼取仁。黃白色。多脂。壓去油淨盡。其味甘鹹。盖去油則辛減而甘鹹出矣。**補養心神潤燥益血。**心家專藥。此木本屬燥金。仁則潤而補心。燥之極則潤。斂乃復散。而火之神發其光明矣。辛潤而瀉肺。鹹輭以補心。能安神養血。布散光明。止盜汗自汗。定驚癇。明耳目。辟鬼魅。盖使心能主血。而血足以供心之用。則不瘀不妄。心火亦以安。又兼能醒脾土。澤肌肉。皆辛潤甘緩鹹輭之功。心火生脾土。脾土生肌肉。血脈安行。肌肉自得所榮也。

葉

苦濇微辛微温。扁如翣。故側柏葉人言其西指。亦不然。但性喜向陰耳。味苦濇。氣則辛。木色白。葉則蒼翠。**泄肺逆瀉心火平肝熱清血分之熱。**葉皆上行於肺。氣辛又瀉肺。味苦則泄肺之逆氣。用葉必兼有枝梗。梗則赤。故又入心入血分。而苦瀉心。濇破血。葉青入肝。而濇瀉肝。平妄火。故主一切血滯血妄之症。而順養陰氣。治吐血衄血。血崩血痢。腸風溺血諸症。又擣塗湯火傷生肌殺蟲。生用清血熱。炙炒養陰血。炙研可罨凍瘡治龜裂。

梔子 苦酸寒。酸多於苦。生山野緊小者良。家種肥大只可染色。人每言七稜梔子。吾所見皆六稜一陰生而梔始花。花亦六出。六陰數也。其性所以泄亢陽而滋晏陰。然異半夏者。彼生於下。則陽之復於下。此結於上。則陰之降自上也。瀉心火安心神。苦以瀉之。酸以收之。斂相火之妄行。酸瀉肝火。瀉三焦之水道。苦以降泄。色赤黃而體輕虛。上行入心瀉膻膈之妄火。邪熱。使心神安。水不騰沸。三焦水道亦以通行。亢者抑之。散者收之。此所以定晏陰安血脈也。故能治心火虛煩懊憹不眠。止消渴。治吐衄。血痢。血淋。通小便。療疸黃。治胃脘火痛。凡一切火症。又治赤白癜風。皶皰。擊跌損傷。生用瀉火。炒黑止血。薑汁炒止煩嘔。清內熱。用仁。去表熱。用皮。

枳實 苦酸。微辛。微寒。類橘而更多刺。實亦相似。但苦澀不堪食耳。古云江南有橘移江北則化而爲枳。**功專泄降。斂微陰而破逆氣。行秋令也。**人知其破氣而不知其斂陰。蓋酸能補肺。所以斂陰也。本經言其益氣明目。肺主氣。壯火爍金。則能耗氣。補肺降火。則所以益氣。故大小承氣湯中皆用之。承氣者。火方盛而以陰承之。使氣不至於一散而盡。則益氣之說明矣。火能昏目。火氣靖則目明。盛夏人多氣促而目昏。及秋爽則氣平而力出。目亦明爽。尤易見之理也。其行痰定喘止咳利胸膈消痞結攻食積開胃健脾。兼治瀉痢淋閉痔腫腸風。似皆破氣之用。然所破者逆上之氣。逆氣消則正氣順。掃除穢濁。以成清肅之功。則萬寶西成矣。

枳殼　**苦。酸。辛。寒。**小而皮厚曰枳實。大而獨用其皮曰枳殼。古未嘗分。晉魏始分用。

檳榔　**苦。澀。溫。**生閩廣瀕海之地。樹似棕櫚。葉聚巔頂。如翣。抽莖作包。生檳榔。下垂纍纍然。堅實而色紅黑。形如雞心。破之中有赤白錦文。嶺南人嗜之。合浮留藤葉及蜃灰嚼之。苦澀而美。少頃則回甘味。以之代茶奉客。然多食則醉人。**功專泄降。去瘴除痰。亦斂陰氣**降泄肺氣下行以墜於下極。消食行痰。攻堅去積。燥濕去瘀。治二便氣秘。裏急後重。及脚氣上攻諸症。又能殺蟲醒酒。辟瘴毒。〇全無辛味。惟合浮留藤葉及蜃灰嚼之。則有辛味。本草言味辛。悞也。又入口甚濇。濇與酸同。實有補肺斂氣之功。人第知其下氣破氣。而不知其順氣斂氣。逐邪乃以安正也。又回味甚甘。則亦能和能補矣。

大腹子 **苦濇溫**亦檳榔也。但梢散垂而穗生。作大包以裹子。形圓而肥扁。味苦澀。不堪嚼食。小異檳榔耳。今藥肆不甚分別。昔人謂向陽者爲檳榔。向陰者爲大腹。亦非也。**功用同**形不下尖。則下降之功恐不速。味不回甘。則中和之氣恐不足。然大概相同耳。

大腹毛 **苦溫**苦而淡。亦不辛。此其外包也。色黃白。形如敗羶亂毛。〇鴆鳥好止此木。須酒或黑豆甘草湯頻洗而後用之。**下氣開胷膈燥濕平霍亂**亦能逐水腫治脚氣去痰涎。治瘴瘧。通利大小腸。

楮實 甘寒。即穀樹子也。形如覆盆桑葚。扁大鮮赤。多涎滑。雖甘不堪食。明目去骨鯁

形似桑葚。功用亦相似。然色非若彼之黑。別錄稱其補虛勞壯筋骨。脩眞書。又云久服令人骨瘻。甚矣古書之宜深酌也。別錄之稱固太過。脩眞之云亦未必然。其性多汁而善膠粘。則行痰固氣滋養之功。容或有之。其能去骨鯁。則以其滑也。

皮 行水消腫。剝取作紙。性柔靭。汁甚膠固不解。

槐角 苦寒。莢如豇豆。獨子。五子者勿用。□忌鐵器。用牛乳拌蒸。瀉心火。堅腎水。功專固腎。兼清肺金。靖肝火。古稱爲虛星之精。則屬水可知。且木色黑。烏花卵實。類諸豆。是以瀉心火兼清肺金。火降則金不受灼。堅腎水兼靖肝火。腎水固則相火不妄炎。二腸爲心肺之表。心肺

遺熱於大小腸。乃有腸風痔瘻。此味苦降。下達二腸。故爲治腸風痔瘻之主藥。且瀉心故治煩悶。靖肝故治陰瘡濕癢而明目止淚。堅腎故能固齒烏鬚。又能殺蟲墮胎。

槐花　苦寒。色青黃。能染綠。形如飛鳥。**泄肺逆。瀉心火。靖肝火。堅腎水。**體輕入肺。色綠入肝。兼入血分。治風熱目赤。赤白瀉痢。痔瘻腸風。吐衄崩漏。氣較緩於角耳。

根皮　**洗痔殺蟲。**

苦楝子　苦寒。木略似槐。季春乃花。結實垂如金鈴。一名金鈴子。殼中含子。取子去皮核。用肉酒蒸。川産良。**瀉心火。堅腎水。清肺金。靖肝火。**形垂如鈴。氣味厚而下行。故入膀胱及陰囊。主利小水。治諸疝。以形用也。然疝多積寒。宜治以温熱。此不過引導之使至耳。又治傷寒狂熱。熱攻心腹作痛。又殺蟲治蛔及癬疥。皆瀉火之功也。

核　苦。辛。寒。去肉。槌碎。漿水煮。治疝去痼冷。須合溫藥如茴香等類。

皮　大苦。大寒。用根皮。殺蟲治疽。力甚峻。勿輕用。

蔓荊子　辛。苦。微寒。非荊類而氣味似之。亦不蔓生。形弱似欲蔓耳。開小黃花。結實附莖。粒如椒而大。輕虛上浮。行肝氣於上極。以散熱祛風。兼能燥濕。肝脈上行巔頂。與太陽脉會。此味辛苦。補肝祛風而輕虛上行。故主治頭風腦鳴。并能清頭目利九竅。治目赤牙痛。凡一切頭面風虛之症。固齒牙。長鬚髮。亦治濕痺拘攣。以其苦燥濕而辛能舒筋也。

牡荊子　辛。苦。溫。即黃荊也。花紫色。子成穗而輕虛。補行肝氣。祛風燥濕。能發汗行水。治水腫身黃。又消食和脾胃。

莖葉　辛。甘。溫。用以罨醬。黃罨麯。作湯浴去風濕。

荆瀝　甘辛平。去葉。截取中間尺餘。架兩磚上。中間火炙。則兩頭瀝出。祛風逐痰。達肝氣於經絡骨節之間。以通其滯窒。治中風失音。驚癇眩暈。及熱痢。功同竹瀝。熱多宜竹。寒多宜荆。皆以薑汁和之。

皂角　辛鹹溫。樹似槐而多刺。作花亦如烏。結莢。有數種。長大而枯燥。形扁者俗曰皂莢。有短而圓肥者曰肥皂。又曰肥珠。有小而肥如豬牙者曰豬牙皂角。此種最良。去弦及子。或蜜或酥炙。或絞汁或燒灰。隨宜制用。性能消鐵。凡研鎚見此。久則成蝕孔。若樹不結莢。近根處鑿一孔。納鐵孔內封之。則結莢矣。大行肝木。敷布心火。雷電合作。燭幽破堅。蕩陰穢。辟邪濁。辛以行氣。鹹以軟堅。行氣以祛風。軟堅以解熱。燒灰搐鼻。治中風口噤。令作嚏可醒。調末服。可涌吐痰涎。通利關竅。治喉痺胸痺。炙過煎服。消痰破結。垢膩畢除。蕩滌腸胃。搜泄濕熱。攻一切結聚。殺一切蟲蠱。下胎。焚之可辟瘟疫。外傳。散腫消癰。以威爲德。卒成肅清。非可輕用。辛。金味。鹹。水味。此得金氣以行水令者。是以滌蕩穢濁。已過則卒成清燥之治。生氣反耗縮矣。

子　甘。鹹。辛。溫。圓大如小栗。殼堅而黑。煨熟去殼。有輭皮一層。熱湯泡浸。則消化如膠。婦女用以梳粧膠髮。及刺繡膠線。其仁色綠。小兒亦或食之。益心潤肺。通大腸燥結。殺痔蟲。煨熟存性用。

刺　辛。鹹。溫。辛多於鹹。須用牙皂之刺。長寸餘。色如犀角者佳。功同皂莢。鋒愈銛利。長於攻潰癰毒。引他藥直達患處。已潰者勿用。

白棘仁　甘。鹹。寒。樹茂叢生。有刺。花小。實如小郁李而扁。紫赤成紋。甘酸可食。取核中仁。泡去皮尖用。潤心寧神。生治昏睡。熟治不眠。功略同酸棗仁。生則鹹多。布散神明之用。

熱則甘多。安定神明之主。人知其**散血去熱明目除痰**治目疾。而不知其能補心久矣。

治目赤腫。

眥爛多淚。

訶子 **苦酸溫濇**。來自番舶。今廣中亦有之。葉大如栗。六稜色黑。一名訶黎勒。**補肺斂氣泄逆去熱燥脾和胃。安厚倉廩行秋氣斂陽之令。**去核生用肉。清金降逆止渴開音。治氣逆喘咳痰嗽。煨熟和胃進食。治寒氣腹脹膈氣嘔逆。下行以固濇大腸收脫止瀉。治崩帶不止。大腸肺之表也。

但凡有外邪病初起者。未可猝用。

椒 **辛熱。**俗曰花椒。以別於胡椒。秦產曰秦椒。實大而薄。蜀產曰川椒。肉厚而皮多綿者。最佳。閉口者有毒。微炒去汗。搗去裏面黃殼取紅肉用。**補肝潤命門**氣味重沈。色紫赤。入肝及命門。用鹽引下行。治衝任寒氣上逆。及陰汗洩精。破血分寒阻經閉癥瘕。又能堅齒牙。治目之火衰而不明者。**煖胃燥**

脾濕。命火常溫。則脾不濕。而胃能化食矣。能除脹滿。及腹中寒氣冷痛。吐瀉。冷痢。寒痰。去飲食毒。若胃氣素熱者忌。瀉肺開閉塞。體質輕虛。生用能上行入肺。宣達寒淫。發汗行濕。治傷風寒咳嗽。斬尸殺疰。雷火之氣也。

椒目　苦辛。椒中黑子也。堅腎潤命門。行淫水。安相火。黑色專入腎。行水道。治腎虛耳鳴。

葉　殺蟲。合松葉金銀花煎浴。治疥瘡血瘡。

吳茱萸　辛苦熱。可作苦辣醬。古人謂之藙。補肝燥脾。瀉肺降氣。有小毒。不及椒之嚴正。功用亦略同。可治厥陰頭痛。陰毒腹痛。寒嘔吞酸。冷氣痞滿。食積瀉痢。寒疝血痺。引熱下達。通大腸秘結。及腸風痔瘻。行水。治脚氣水腫。降逆氣。祛積寒。治衝脈裏急上衝胸脇。○滾湯泡去猛烈之性而後良。

止嘔。黃連炒或合黃連用。治疝。鹽水炒。下產後餘血。醋炒。

丁香　辛。溫。毋丁香大而肥。雞舌香小而瘦。小者良。忌火。宜磨用。補肝潤命門。壯陽煖陰戶。治下部寒氣。疝癖奔豚。衝脉寒逆。氣厥上衝胸膈。煖胃去中寒。治胃寒痓脹。呃忒嘔噦。瀉肺散風濕。辛能祛風行水。

蕪荑　辛。苦。溫。樹大葉多岐。莢輕虛似榆。有三瓣。又似蓍蕢等所作莢。有臭氣。陳久爲良。瀉肺祛風濕燥脾消寒食。功善殺蟲。氣味形體皆輕而上浮。故散行去皮膚肢節之風濕。而苦燥羶臭之氣。又能散脾濕去脹滿。治腹中積冷癥結疸黃。又殺蟲去蛔及瘡癬一切蟲病。

巴豆　辛。鹹。熱。毒。葉似蠟梅。實似大豆。色黑黃。一名剛子。形多作三稜。雷公泡炙。分巴豆剛子爲二種。非也。大毒。補肝瀉腎。行陽決陰。宣關竅。逐沈寒。無所不達。

生用去殼取仁去心皮膜油曰巴豆霜用以急治斬關奪門推盪水穀去生冷硬物之傷及痰癖氣痞血瘕其力最猛熟則炒去烟令紫黑乃用使稍緩以磨久積化癥瘕行水腫可止瀉痢崩漏治驚癇以入血分則醋煮用可通經下死胎以去表毒則用殼可殺蟲療瘡瘍又治一切蛇蝎之毒壓取油作紙撚燃之吹黑以熏鼻或刺喉使吐惡涎惡血可治中風中惡中痰中氣暴厥及喉痺等急症中其毒冷水冷粥可解重者以黑豆菉豆汁解之

沒石子 苦溫 出大食國樹形不可知粒小紋細者佳炒研忌銅鐵 堅腎固精收陰汗黑鬚髮

大風子 辛熱毒 出南番樹形不可知子中有仁色黃白 行痰殺蟲刼毒壓取油刼一切毒治瘡癬疥癩用霜亦可刼頑痰行積水

衛茅　苦寒。一名鬼箭羽。葉似野茶。幹有別葉四稜。夾笴似箭羽。用羽酥炙。殺蟲辟鬼。亦能破血通經。催生墮胎。本草盛推。蓋取其苦寒瀉火。又以形用耳。

漆　辛鹹溫。樹葉俱似椿。取漆者審其理脈。斜斧向上斵之。傷口向下。以蚌殼或竹筒嵌斵口。盛汁收之。如乳色黃白。久則黝黑如飴。用陳乾者。補肝行血。補心散瘀。力勁攻堅。性粘續絕。凡木汁多入血分。漆之辛鹹能行血中之氣。而輭堅破積。消久瘀積滯。一切血塊癥瘕。殺傳尸勞瘵蟲蠹。清明心主。使用血通脈。無所凝滯。且膠粘之性又能凝固器物。使寒暑不變。蟲蠹不傷。而發其潤澤光明。故入藥實能續筋堅骨。補正之功。人人於不覺耳。但氣重而力峻急。自不利於皮毛肌肉。驟中其氣。即發瘡腫裂。或磨鐵銹水搽之。即愈。又用蟹殼水洗之。亦妙。以漆見蟹則成水耳。入藥須燒灰存性。總宜少用。

乳香　苦鹹辛溫。木汁也。木形不可知。出南番。似楓香。凝如乳頭色明透者佳。以燈心同炒則易研細。**補肝祛風**。去血中之風。伸筋行血。治口噤耳聾癱疽瘡腫折傷。**補心寧神**。能護心使毒氣不犯。調心氣。散瘀血。通神明。解鬱熱。治心腹諸痛癲狂失心。**生肌止痛**。能生肌者氣安和也。外科尤多用之。

楓香　**苦鹹辛平**。楓脂也。亦名白膠香。**功用略同乳香**。葉經霜則紅。山海經謂爲蚩尤桎梏所化。故性亦行血分。去血中之風。兼治吐衄咯血風疹齒痛。

豬苓　**甘淡微苦平**。楓之精氣所結。猶松之茯苓也。形如豬矢塊。皮黑肉白。**補腎滲邪水**。色黑入腎。淡滲濕。**瀉心平暑暍**。氣味輕淡。上行而降氣。瀉火。能開腠理以發汗。利小腸水滲入膀胱而通水道。治瘟疫大熱。伏暑痎瘧。解懊憹。消水腫。止燥渴。通淋濁。止瀉痢。**多服損神**。功多似茯苓。惟此相反。豈松屬陽而楓屬陰故歟。

沒藥　苦辛鹹平。木汁也。木狀不可知。色赤透明者良。功効略同乳香。而補心功多。以色赤也。布散血脈。通十二經。以行血中之氣。通滯去瘀。定痛消腫。破癥瘕。療痔瘻。治陰瘡折傷。生肌活血。補心膽驚悸。安定神明。兼治目赤翳暈。

冰片　辛。寒。木狀不可知。出南番。或曰老杉脂也。殆未必然。以瑩白如冰作梅花片者佳。補肝瀉肺。散鬱通竅。內宣骨髓。外徹腠理。辛香之氣。固無不達。且足以感鬼神。或疑辛味補肝則不當寒。香氣屬陽亦不當寒。豈知陰陽之中。又各分陰陽。肝木不屬陰乎。涼風吹人。則煩鬱頓解。木氣鬱熱。則枝葉枯縮。涼風解鬱而枝葉舒矣。鬱金亦辛而寒。梅花獨作寒香。勿謂辛香遂不寒也。但寒而香者陰中之陽耳。猶鬼神之焄蒿然也。冰片主散鬱火。能透骨除熱。治驚癇痰迷。喉痺。舌脹。牙痛。耳聾。鼻瘜。目赤浮翳。痘毒內陷。殺蟲。瘡痔。催生。性走而不守。亦能生肌止痛。然散而易竭。是終歸陰寒也。

樟腦 辛。寒。以木切片。浸水煎成霜。取霜置罐中。上覆椀鹽泥封固。文武火煉之。其精汁飛升。凝於覆椀之內。成片瑩結。可混冰片。○木色赤。老樟有血。能生陰火成妖魅。是亦陰類。且經火升煉。火化之極。則反而寒。如輕粉朴硝之類。皆辛寒也。樟腦能於水中發火。以布濡樟腦炙火。火燃而布不焚。其屬陰火可知。功用略同冰片。置鞋中能去脚氣熏衣篋可辟蠹蟲

血竭 甘。鹹。平。一名麒麟竭。木汁也。木狀不可知。出南番。色赤。染透指甲者眞。補心行肝。專行血分。去瘀生新。治內傷積血。及外傷失血。癥瘕癰毒。金瘡折傷。止痛生肌。以色赤味鹹。故入心入血分也。性亦走而不守。須另研。若同衆藥研。則化作塵飛。假者是海母血。味大鹹而腥。

蘇合油 甘。溫。出南番。云是合衆香之汁煎成。然氣實不甚香。却能固冰麝諸香之氣。使不走散。行而能守者也。色黃白。如乳。以筋挑起。懸絲不斷。補脾開胃氣。通竅開鬱。殺精鬼。

辟不祥。專主氣分。

阿魏 辛。溫。木汁熬成。木狀不可知。出西戎諸國。氣味極羶臭。而能解臭穢。佩此入廁。不覺穢氣。色紫黑。取少許安銅器一宿。粘處白如銀錫。釋家列於五葷。蓋羌戎人食之也。今以大蒜合搗羊脂僞之。補肝和胃開鬱解毒。消食積。去穢惡。解菌蕈及諸自死牛馬肉毒。溫中。治心腹寒痛。殺尸蟲。疳䘌。亦治瘴瘧痢。多服耗氣昏目。

安息香 苦。辛。醎。平。出安息國。色黃黑結塊。氣亦不甚香。而能和眾香。亦木汁熬成。或云獅子屎。殆不然。通達布散。徹於上下。去積攻堅。辟惡去穢。齅之則氣下泄。坐之則香氣達鼻。其通徹上下可知。鮮有眞者。

蘆薈 大苦。大寒。出波斯國。亦木脂也。味苦色綠。氣甚臭惡。一名象膽。瀉相火。安心神。清肝熱明目。定小兒驚癇殺口鼻齒牙內外諸疳。鎮心除煩。功專清熱殺蟲消積。胃寒者忌投。

胡桐淚 苦。鹹。寒。出甘肅西涼。蓋胡地另一種桐樹。生斥鹵處。其汁入土結成者。形如小石片。而體粘滑。如膏油。按梧桐花汁。亦粘滑成淚胗。豈即此類歟。補心血瀉心火散結熱殺蟲蠹。磨汁掃喉中取涎。能治咽痛。煑汁漱口。治齒蠹風疳。外傅散瘰癧結核。

火部

明火 以金燧取於日而得者。金燧者鍊精銅爲鑑。吸取日光。以艾茸承其光則火炎矣。古人以供祭交鬼神。燔膟膋蕭合黍稷。又爇荊灼龜以卜。今廣中有火珠火鏡。乃珠玻璃爲之。亦可聚日光以取火。舒肝潤腎。明志意。動魂氣。合冥莫。感神靈。火非可服食。何以舒肝潤腎。人見火光。則氣血自覺舒展。志意自覺欣動。魂氣寧壹。志已默通於鬼神矣。

木燧火

周禮司爟掌四時變國火以救時疾。如春有痟首疾。夏有痒疥疾。秋有瘧寒疾。冬有欬逆疾。此四時之疾也。春取榆柳之火。夏取棗杏之火。夏季取桑柘之火。秋取柞楢之火。冬取槐檀之火。此四時變國火以救時疾也。仲春寒食。令民息其火。次日清明。乃燧取榆柳新火。以徧布用之。至小暑前一日。又息其火。而取棗杏之火。季夏大暑前一日。又息其火。而取桑柘之火。季秋前一日。又息其火。而取柞楢之火。季冬前一日。又息其火。而取槐檀之火。此如大儺王儺國儺。及藏冰開冰之意。使四時之令。隨所取之火而舒也。鑽木可以取火。今海外諸番。猶用此法。雖不及擊石之易。然其道古矣。舒民志意。易氣移神。此就改火之意言之。榆柳色青。故春取其火以達肝氣。棗杏色赤。故夏取其火以達心氣。桑柘色黃。故夏季取其火以達脾氣。柞楢色白。故秋取其火以達肺氣。槐檀色黑。故冬取其火以達腎氣。蓋春病瘠首。肝風也。夏病瘡疥。心火也。夏季泄瀉。脾濕也。秋病痎瘧。淸燥也。冬病欬逆。寒閉也。故四時改火以達其氣如此。

石火　便民致用。兩間之物。莫不含陽而生。陽氣之動則發爲火。故木石金寶之類。燧之皆可得火。硫黃土中之火也。湯泉由土中火使之熱也。雷則土中之火。因地氣上騰而發者。至於水中有火。則滇蜀之間有火井。故火無往而不在。泯於無形。用之以時可有。不用亦一時可熄。熄之未嘗滅。用之未嘗留。天下之至神者。故於人爲心爲神明。寂然不動。感而遂通天下之故焉。然有所謂君火相火。何也。曰火亦非有二。以其得於陽以生。而有炎熱之氣。有長養萬物之機。有變化萬物之用。則謂之相火。以其陽德之發爲光明。而有炳照萬物之光。有宰制萬事之權。有靈妙不測之用。則謂之君火。故君火惟一。相火則本於命門。動於肝膽。熏蒸脾胃。行於三焦。無在不有。猶木石土水中皆有火。隨所燧而卽得。隨所動而輒生。其發爲光明。則主於一也。凡火之出。惟燧出之。相火之動。惟心使之。故心火君也。相火欲其熱。不欲其燎原。君火欲其明。不欲其逐物。明滯於物。則火必燎原矣。故君子觀於木石之有火。而知養生焉。

稻薪火　和緩春容。有穀之餘氣焉。烹飪飲食。以安養脾胃。調和氣血者。宜之。稻黍稷粱麥菽麻之稈。皆可。內經獨言稻薪者。豈以生於水而用於火。尤爲得陰陽之和乎。然草火之性和緩。凡茅蘆之類。可類推矣。

桑柴火　堅勁而和。有攻堅入裏之能。煎補藥。熬膏膠。及煎去淫感之藥。宜之。桑火甚勁。凡難爛之物。惟此能煮透。諺云老雞煮不爛。移禍於枯桑。詩云樵彼桑薪。卬烘於煁。蓋惜之也。且能拔毒。癰疽不起。瘀肉不腐。流注瘰癧惡瘡不愈者。燃桑木片吹息灸患處其毒可拔。火雖同而薪性異。是不可以不擇。如枳枸爲薪能敗酒。皂莢樹爲薪能裂釜。槐樹爲薪宜煎射罔可知火之性各因其木舉一端餘可類推。

荆柴火　通志意達經絡古人用灼龜以卜。牡荆方心勁實而通古以其火灼龜謂之楚焞能通人志於神以方而有恆也。

蕭火　其氣焄蒿其意悽愴古人合膟膋黍稷爇之以求神於陽。卽野艾也古爇以感神自覺有焄蒿悽愴之感今人焚香其用遂廢惟以之辟蚊蚋而已然取類用物之精。今不如古也。

艾火　嚴氣正性以祛百邪以灸百病。能透百脈拔六淫之邪。

炭火　魄復戴營其焰不揚用以烹飪令人志氣不強以

燔以炙以烹茶茗以煉丹石凡小用宜之木焚爲炭所存之魄以爇火是魄之復載魂也故其火無烟而焰亦不揚不足於光明但取能熱耳只用烹飪非有室家者所宜惟其無烟而火熱有恒故烹茶煎藥煉丹宜之以煿溫熟物則亦宜之然炭又自有剛柔草木之異柔草者僅冬烘而已

石煤火　地中之陽氣所鍾也山有煤其水必出泥漿而帶硫黃氣凡地下之礦皆陰精也地下之煤皆陽氣也開鑿恣取氣必竭脈必傷是天地鬼神之所忌人材日下物產日薄未必不職此之由古者焚萊有禁斧斤以時入山林後世不然林木既窮并掘根柢且烈山而焚之柴薪不足於用乃取給於石煤今則燕薊豫章之境待以舉火者不知幾億萬家矣嗚呼六府不脩三事不和不爲撙節愛養之謀而暴殄天物日有甚焉將伊於胡底也**剛而不和烈而無燄熄則難燃燃則**

不熄。令人短志寡神。思淫好忿。有相火之熱。無君火之明。其氣偏。則養人亦偏。宜矣。

糞火　掃拾於牛馬者。薪炭皆窮。乃以此備烹飪之用。噫。甚矣。臭穢熏蒸。烹飪不潔。令人志亦卑濁。何以洋濯神明。禽獸不火食。惟人火食。所以靈於物。人所居方土。且足以移人。況火以烹飪。其有不足以移人者哉。

土部

黄土　甘。平。掘地去穢土。取新黄土。汲清泉沃之。攪渾待澂清。用其水。一名地漿。亦或用土。和陰陽。解百毒。治赤白泄痢。瘴暑霍亂。中暍暴死。解一切魚肉菜果菌蕈藥草丹石之毒。及蟲蜞入腹中者。去瘀血。續傷損。以净土蒸熱。帛裹之。更互熨。受傷之處。雖瘀血凝聚。氣絶欲死者。皆可復治。

伏龍肝　辛。苦。甘。温。取竈心土。或竈額土。久受火氣。堅結如石。外赤內黃者。研細水飛過。温中和脾。祛寒燥濕。治反胃。止寒咳。妄血。吐衂。崩帶。及溺血。遺精。以苦能抑火瀉心。甘又能補能綏土德。又安靜以止之。醋調傅腸風癰腫。豬脂調傅赤丹毒。水調服可下死胎。

百草霜　辛。苦。温。竈突上烟煤也。瀉心降火。去妄熱。止妄血。下氣消積行痰。上竈而赤。下竈而黑。辛行苦泄。主瀉心安肺。止吐衂及諸積瘀。積血降使下行。併治傷寒陽毒發斑。疸熱。熱膈及咽喉口舌白疕。諸瘡。凡火毒之已亢者。

墨　辛。苦。平。古用松烟。性近温。今用桐油烟。性近寒。然氣味輕虛。俱不失爲平。珍之者加入珠金冰麝。

陳久爲良。瀉心清肺。去妄熱。止妄血。下氣歸腎。止吐衄。傅腫毒。點飛絲入目。和酒服。催產下胞胎。療咽喉口舌諸瘡尤効。以瀉火瀉心也。

烏龍尾　辛。淡。平。梁上烟塵也。瀉肺清熱。傅治諸丹毒。及皮膚風熱。

石灰　辛。苦。澀。寒。須墻壁上風化久者良。古壙灰尤佳。火毒未退者勿用。瀉心堅腎。破瘀攻結。歛肺清金。殺蟲解毒。辛能散能行。苦能降能堅。澀能收能止。風化石灰煎服可止瀉痢崩帶。破堅核積聚。收脫肛陰挺。外傅能散瘀止痛。止血生肌。蝕惡肉。去瘢痣。殺蟲蠱。治金瘡頑瘡久不收口者尤効。以攻則甚銳。以止則能固。由火化之餘。行秋冬之令者。

鹻　辛。澀。寒。柴灰也。凡稻麥黍稷之稈。及蒿蓼之屬。燒灰存性。以水淋汁爲鹻。滌衣去垢。發麫起酵。皆用之。白麫入鹻水中。久則凝淀如石。降胸膈痰涎。除腸胃積垢。功用略同

石灰治反胃噎隔。火化之餘。能除鬱火。且辛潤苦降也。然斂澀腸胃。反至停食。

堊甘。平。白土也。一名白墡土。**補肺生金。解渴清暑。**治肺癰痿。止赤白痢。和脾胃。治霍亂腹痛。

金石部

石亦金類也。

金辛。甘。平。黃金也。出沙中。**味補肝化。而氣能鎮肝邪。**五金皆然。黃色屬土。其氣尤和。**開爽精神。鎮安魂魄。**治小兒風熱驚癇。湯藥則加金器同煎。丸藥則以金箔爲衣。**畏汞。**五金皆然。○或云有毒。非也。天地之精英。安得有毒。但非腸胃所能容耳。

銀　辛。平。白金也。出山中。取丱烹煉而出。功用略同黃金。嚴氣正性。以造盃椀。遇毒氣則變黑。以造剪刀。割癰疽則解毒。

銅　辛。苦。平。赤金也。紅爲本色。雜以鉛乃有青銅混銅黃銅。烹煉得法。則有響銅。至若白銅則另是一種。鎮心明目。

銅綠　酸。平。鑄銅作版。米醋澆之。則化綠花。可鏇用。青本生丹。此則丹復於青。其味從醋也。補肺瀉肝。破瘀血。行妄火。斂金氣。合肌肉。治風爛淚眼。惡瘡疳瘡。合金傷。生肌肉。又治婦人血氣心痛。引吐風痰。

古銅錢　微酸。平。凡古銅之自吐青花。尤良於醋所澆刮者。味亦酸。蓋從木之色。則從其味也。瀉肝火。主明目。風淚赤眼。日揩青綠古錢。亦良。

自然銅　辛。苦。平。產銅坑中。自然而成。可以爍火用。宜火煅醋淬七次。乃細研。以甘草水飛過。金也而能補肝化。生於自然中。涵火用。主治折傷。續筋骨去瘀血。所涵有火。是相火也。藏火於金中。故行肝化。而能續筋骨去瘀血。今接骨者用爲要藥。不必疑其有毒。

錫　辛。酸。平。青金也。最柔者。

鉛　辛。鹹。黑錫也。參同契言其被褐懷玉。內含金華。以喻腎水能制心火。蓋五金皆畏汞。汞最善走失。故以喻心火。而汞見鉛則止。是腎水能制心火也。鍊丹家乃謬以鉛爲金丹之母。八石之祖。直以鉛製金石之類。升鍊爲丹而服之。至唐憲宗。遂以服金丹而死。愚哉。補心安神。祛風明目。能解毒墮痰。煎用之取其氣耳。非可服也。作鉛丸兩手時摩弄之。可去鵞掌風。

鉛粉　鹹。辛。寒。以酒糟罨鉛使腐。入甑蒸之。則化爲粉。朽腐故有鹹味。輭堅行痰。殺蟲鎮驚。入氣分。於肺爲瀉。白色。入氣分。散其所不當斂爲瀉。可少許入藥。或熬膏外敷。

鉛丹　鹹。辛。寒。以硝礬加鹽鍊鉛。則化爲丹。亦戊己相抱月魄載營之意。鹽礬硝石。皆鹹酸以補心之味。故鉛亦化丹。歸色於心也。功用同粉。入血分。於心爲補。赤色入血分。輭堅行痰。皆心之令。鉛丹熬膏外科最需用。能除熱拔毒。去瘀血而長新肉。

鐵　辛。鹹。寒。黑金也。其鹹味含之卽見。前人多失察。瀉腎舒肝。補心寧神。凡補腎藥忌之。黑色歸腎。而鹹瀉腎。故補腎藥忌。然亦自有交濟心腎。定魄安魂之用。

鐵落　苦。鹹。寒。煆時砧上椎落。得火化。故苦。寧心神。瀉妄火。墜涌痰。

素問云治狂症。禁其飲食。飲以鐵落汁。

鐵精　同　煅擊時飛起如塵者。　泄肺逆墜涌痰。

鐵銹　補心寧神。解毒除熱。　杇鐵上赤衣。塗漆瘡尤効。

鐵華　酸。鹹。寒。　醋浸使生赤衣也。　補心寧神。平肝定驚。止怒解毒。　加之酸以收心瀉肝。

鐵砂　辛。苦。鹹。寒。　琢針所錯落者。　行水消腫。兼濟心腎。　治疸散瘿。染鬚髮。凡鐵汁色黑。皆染緇。

密陀僧　辛。鹹。平。　出取卝銀坑中。難得。今用乃傾銀罐底所積。實銀鉛銅餘氣所還結也。謂之爐底。有毒能殺人。須甘草水煮用。　鎮心神。散毒腫。墜痰殺蟲。　外傅。略可治凍瘡。又搽脇。

治狐臭。然爛人肉。

丹砂　甘。微辛。寒。黔沅諸郡皆出。辰州爲良。明透。形如箭簇者尤佳。細研水飛二三次。去黑脚。勿見火。火煉則有毒。君火之下。承以陰精。神以靜安。明乃四徹。離之爲卦也。形靜而神動。有妙於無。凡陰陽水火。其宅皆互藏。腎水命門。則水中之火。坎中之陽也。心火也。心內有竅。內含精汁。則火中之水。離中之陰也。鉛黑而內含金華。砂赤而內含水銀。皆動藏靜中。故精神不失。而妙用出焉。丹砂本藏土中。得土之正味。故甘。鍾於南荆。得火之正色。故朱。形則金石也。得金之形體。故鎮靜。靜而居陰則生水。得水之精氣。故寒凉。靜極復動。但未用耳。故內含水銀而味遂兼微辛。水中相火。又火之根也。故能鎮心神。定驚悸。辟邪惡。除惡熱。安相火。平肝木。明耳目。祛風痰。養血安胎。除煩止渴。要以色赤歸心。俾君火得以靜而明生焉。重鎮之體。不可過服。過服反重墜而生毒。周禮註以丹砂雄黃石膽磁石礬石爲五毒。

水銀　辛。寒。汞也。丹砂燒煆則自流出。是其液也。性善走。鉛能制之使止。亦水能制火。黑能止赤之理。故脩煉家以喻坎離交媾之義。磨鏡者必用鉛所制之汞。光明乃發。人毓精以養神。使心神常靜。則能動發光明。亦猶是矣。其已制而未碎者。合棗肉入口唾研之則碎。其未制而散走在地者。可以花椒茶葉末收之。功專殺蟲。治疥癬。殺蟣蝨。能墜胎絕孕。此非毒也。其無微不入。一散難收。亦猶心神之用。逐物以流。不能復反。則傷物敗度。爲害無窮。辛行而散。寒則摧傷。此其所以毒也。

銀硃　辛。寒。制汞罨以酒糟蒸熟則變爲丹。復從硃砂之色。猶鉛制而成粉。復從金石也。粉復燒之。又復成鉛。銀硃復燒之。亦復成汞矣。以標硃爲上。心紅爲下。功用同水銀。毒稍減。

輕粉　辛。寒。鹽礬硝石升煉汞則化爲粉。亦從金色。破堅行痰。毒能攻毒刼頑痰風痰。消堅積熱毒。竄走經絡。可治癡瘓抽搐之病。不宜輕用。外傅亦殺蟲治毒瘡。今治楊梅瘡必用之。然貽害甚大。昔人有深戒矣。中其毒者。土茯苓黃連陳醬及黑鉛鐵汁。皆可解。

玉 甘。平。出崑崙于闐諸西域。具五色。以粹白爲貴。其出北方瀚海者曰瀚玉。水晶亦曰水玉。凡所稱寶石。皆玉類也。**鎭心安神。平補五臟。清明耳目。潤澤肌膚。**古王者服食玉屑。周禮玉人所供食玉。韓昌黎所稱玉扎也。玉分五色。蒼養肝。赤養心。黃養脾。白養肺。元養腎。皆能鎭心安神。屑爲末傅身面。能悅澤肌膚。塗滅瘢痕。口含玉屑則能生津止渴。蓋其氣恆潤而體恆溫。

水晶 甘。寒。瑩徹如冰。有白色。茶色。以墨色爲貴。**止渴生津。鎭心明目。益腎清火。**琢爲墜子。時用指目。可去熱清目。墨晶作眼鏡。尤養目。

琥珀 甘。平。赤色爲貴。蜜黃色者曰蜜蠟。人云松脂入土千年而化。又云楓脂所化。其凝萃精華。則亦玉類。以手摩令熱。能引芥。體至堅。擊之難碎。刻之不入。須煮半日。乃可搗用。贋者煮松脂雞子。及青魚枕等以僞托之。**鎭心寧神。安魂定魄。破癥散瘀。平補五臟。**氣味甘淡。上行。能降泄肺間邪水。以通行三焦。而下達膀胱。形體沈重下行。能降泄邪熱。破逐積血。又能生肌肉。合金瘡。明目退翳。然大要色赤入心。兼入肝經血分。故小兒科外科多用之。

空青　甘酸寒。產銅坑中。甚難得。大如雞卵。小亦如雀卵。中空有水。色青。**收心之散。瀉肝之熱。平膽火。利小腸水。**明目之功最大。

雲母　甘淡平。石也。層層迭起。薄可如蟬翼。光瑩明徹。日照之如銀。俗謂之老鼠銀。輕虛易碎。有五色。以白爲良。**補肺下氣。堅固肌理。去熱解毒。**雖石藥而體質氣味。皆輕虛上浮。色白入肺。甘能補肺。兼補五臟。淡能滲水解熱。通利關節。昔人煉粉服之。謂入火不焦。埋土不腐。故可長生。

此則妄矣。然可熬膏合他藥以貼瘡瘍癰疽。
亦治瘧痢。瘧痢多挾暑燥。乘肺金之虛故也。

石膏 甘。辛。淡。寒。**瀉肺開閉塞。補肺清壯熱。**氣味輕浮。色白入肺。辛瀉肺。所以開閉塞發汗。以去其收濇之邪。甘能補。所以解火氣之灼。清金而保其主氣之正。故大青龍湯白虎湯皆用之。宜生用則辛而能表。煨熟則不表矣。**和胃解肌熱補脾益中氣。**體重下降。味甘補土。脾胃主肌肉。陽明多氣血。故病干之則發熱必甚。或至煩渴譫語。壯火食氣。氣反短促矣。故清胃火益中氣。解肌熱。厚脾土。皆其用也。又治陽毒斑疹牙痛舌焦。皆肺胃所主之病。**益心除溽暑。**淡能滲濕。寒可勝暑。故治小便赤濁。小腸心之表也。止中暑自汗。內受暑而外之腠理疎則自汗。此非止汗者。但暑從汗散。則汗自止。猶桂枝治太陽有汗傷寒耳。亦解渴除煩。止火欬。皆甘辛淡之用也。○用藥當辨症。不容多忌。如用此藥。必察果非實火。而真虛寒。則不可用。若真實火迫於肺胃。須用無疑。且此能表。不謂大寒。其入豆腐中。人不嫌日食之。而入藥則畏之。何也。且味淡薄。少用無效。必須三四錢至一兩爲妙。○雲母石橫理層起橫達治四肢。此則直理如牙。直行通上下。

凝水石　辛。鹹。大寒。鹽精滲入土中。年久結成清瑩有稜入水卽化。與石膏不同。李時珍曰古方所用寒水石。是凝水石。唐宋諸方寒水石。卽石膏也。 **補心除妄熱行水消腫。**暑暍之邪乘心虛。補心所以除妄熱。治天行大熱。及霍亂吐瀉。心煩口渴濕熱水腫。

滑石　甘。淡。寒。滑。用純白者良。 **補肺清金。降熱滲濕。抑瀉暑而成清燥之治革夏徂秋也。**凡甘淡之味。皆能上行而補肺。甘土味。補土所以生金。而淡則上行。色白入肺。味淡。能滲濕。利竅。降火除熱。凡淡滲之味。皆上升而後下降。長夏之令。火土並居。故暑濕相挾。濕行則暑熱亦以消。濕去暑消。則肺金清肅而二腸又心之表也。心火平則小腸亦平。肺金清則大腸亦清。暑濕之下降者。必由膀胱而消。此滌盡潭清之理。故此石治中暑中暍。解渴除煩。止嘔噦吐衄。消水腫脚氣。通小便淋閉。理腸澼瀉痢。亦治黃疸。通乳汁。滑胎產。其功則專在清肺滲濕。然此石非能作汗。但濕汗得此而滲。亦非能止渴。但暑退則渴自止。張子和以為燥劑得之。

朴硝 鹹苦辛。大寒。陰僻斥鹵之地。少見日色。土自起霜如灰。刮取煎煉成硝。在底為朴硝。在上有芒為芒硝。芒起牙為馬牙硝。置風日中。消盡水氣。輕白如粉。為風化硝。陰之華也。而化於火。補心火。鹹能軟堅。所以補心。人知其瀉火。不知其補心火。心火少陰君火也。生於陰而發於陽。故中虛而能應物。所謂神明也。心火有恒。無過不及。則神明安而照物審。心妄則火自為邪。熱自內生。相火復動。兩火合。則反昏。而有狂惑及骨蒸等內熱之病。心氣不足。則外邪乘之。熱自外作。真陽內鬱。內外爭而亦有狂熱煩悶實熱之病。凡此皆火邪。非心火之正也。心火之正。虛明安靜。敷照事物。通布血脈。無或不周。硝雖生於陰而性寒。然發火之藥也。宣布通達之用也。以能發火而宣布通達之意思之。則其能補心火之化可知矣。

瀉妄火。寒鬱作熱。天行暑熱。溽濕成熱。皆妄火也。**推盪三焦邪熱。**賁門以上至膻中為上焦。賁門以下至幽門為中焦。幽門以下至闌門及下達魄門為下焦。三焦水道所行。而實相火之始。火衰則水穀不化。火熾則水道焦枯。於是有結氣瘀血燥糞頑痰之阻。而上下不通矣。心包三焦相表裏者。補心火。瀉妄火。所以推盪三焦邪熱也。

輭堅消硬無所不通。此即君火之用。硝者消也。五金八石。且無不可消。況臟腑之積聚乎。非補火而能消物若此乎。故主治通徹上下。去胸膈脾胃大小腸膀胱之實熱。凡氣結血結硬痰燥糞。皆能消之。仲景於陽明傷寒大小承氣湯中。皆用此。所謂熱淫於內。治以鹹寒者以鹹補心。以寒勝熱是也。凡黃疸淋閉燥瘕瘡腫皆可治。又能通經墮胎。○合火藥用焰硝硫黃。營弁云黃力橫破。硝力直達。故火箭起火諸具。多用硝砲火用黃。取其發聲而已。因悟硫黃少陽相火。裂則橫發。硝火少陰君火。炎則直上。是以硝入藥。不惟下降。亦能上行。以驅火箭起火。使之向上則上。向下則下。前後左右。惟其所向。凡熱邪所在。則能消而去之矣。

芒硝 體輕而性稍緩。別錄謂之硝石。李時珍以為上升屬火性溫。愚謂硝性皆屬火。皆能上升。芒硝之輕。以下降。或稍緩。以上升。當更速。去中下之邪。宜朴硝。去上焦及頭目之邪。宜芒硝。但李氏以為性溫則未必然。

風化硝 潤燥去皮膚風熱。治瘡腫及目赤障翳。

元明粉 甘鹹辛寒。煎化朴硝同蘿蔔煮。又用甘草煎入罐。火煅。去其寒性。功用同硝而稍和緩。畏硝之寒。而力速者則用此。俱忌苦參。

元精石 鹹寒。凡積鹽處皆有之。積鹵所結也。青白瑩徹片皆六稜。六水數也。猶雪花之六出。人謂之太陰元精石。愚謂以補心消暑去邪熱。功用略醫家言之。則亦少陰耳。同朴硝。

浮水石 鹹寒。水中浮沫所結。故不沈。以出海中者佳。補心瀉上焦火。清肺金。以滲水消痰。鹹則補心。色白體輕。上浮入肺。是瀉火於肺中而清水之源也。可止渴止嗽消痰。能消瘿瘤結核。亦通淋下氣。令人善泄屁。

蓬砂 甘鹹寒。鹵液所結。出西番者白如明礬。出南番者黃如桃脂。以白為良。補益心肺。攻堅破結。去熱生津。去哽續絕。鹹補心輭堅。而色白入肺。甘則能補能解。渴止嗽。治喉痺口齒諸病。亦攻積塊結核。去弩肉除目翳。消骨哽。哽去則絕者續矣。且蓬砂硇砂皆可作銲藥。以合金銀器。永不脫落。則又能固正氣。而膠續筋骨。亦可想也。能制汞。

硇砂 鹹苦辛熱。出西番鹵液所結。狀如鹽塊。置冷濕地即化。殆經煎煉所成者歟。白者良。有毒。

水飛過。再以醋煮。至如霜。刮下用。輭堅破瘀。去目翳胬肉。能爛肉。不可服。

赤石脂　甘。酸。溫。濇。有五色。分入五臟。性味實相似。前人惟用赤。餘色罕及。細膩粘舌者良。瀉肝去瘀。固下斂脫。體重下沈。色赤入肝入血。瀉肝者抑其散而不收也。脂甚粘。故能斂而固。治瀉泄。虛脫。澼痢。崩帶。遺精。癰疽傷潰。能使收口長肉。又能催生下胞衣。蓋固氣而逐其瘀。則胞胎自下矣。

禹餘糧　甘。濇。平。石如卵。生池澤中。層層可剝。其中所涵黃粉。則曰禹餘糧。補脾斂固胃氣。瀉肝去瘀血。厚大腸。大腸肺之表。斂濇在下焦。則所以補大腸而固下止脫也。能通血閉。止血崩。催生產。

磁石　辛。鹹。平。生於出鐵山之陰。故能吸鐵。其氣通也。以火煆醋淬。研末水飛。或醋煮三日夜。或漬

酒用

潤腎燥。補命門。瀉腎邪。鎮精髓。色黑體沉。下入於腎。腎苦過堅則燥。辛以潤之則精益生。腎主閉藏。有不當藏而藏者。瀉之則濁熱去。故能填實精髓。治骨節痠痛羸弱周痺。且能聰明耳目。耳為腎竅。目為肝竅。目之精水。亦腎水也。**知白守黑。魄與形親。而技巧出焉。**白肺金也。黑腎水也。魄藏於肺。形則腎也。此石能引鐵。石體鎮重。鐵自來附。金水相依。則是精魄不離。腎精不勞。而能作強技巧以出。此所以能聰明視聽。且祛勞熱。止煩燥也。○千金方有磁朱丸。用以明目。磁石鎮腎精。丹砂鎮心神。精神交足則目明矣。

青礞石　甘鹹平。堅細青黑。上有白星點。無者不用。又曰金星礞石。以此石硝石各半。打碎拌勻。入罐內煅至硝盡而色如金為度。蓋所以去其毒也。**緩肝。補心。滲濕。墜痰。**色青入肝。甘益土而緩肝。心木之子。而鹹補心。能鎮驚治痼。其輭堅而下沈之性。乃所以墜痰也。

代赭石　苦寒。煅紅醋淬水飛。瀉心泄熱。鎭逆安驚。色兼赤白。微黃微紫。有如人肌肉而赤爲多。入心瀉熱。入肺泄逆。入肝平相火。入脾去濕。氣味輕而浮上。形體重而降下。能定驚癇。下痞逆。治噎膈。上治吐衄。下治崩帶。中安胚胎。又能催生。外傅金瘡。能長肌肉。石藥中良品也。

花蕊石　酸澀平。出華陝及代地。體堅色黃。煅研水飛。瀉肝行血瘀。治損傷諸血。及胎產惡露衝逆。下死胎胞衣。歛肺生皮肉。傅金瘡。出血即生肌。不至作膿。

爐甘石　甘溫。狀如羊腦而輕鬆。產金銀坑中。煅紅童便淬七次。細研水飛。益脾土。緩肝急。毓養陰血。而止妄血。眼科要藥。治目赤爛弦。除濕去翳膜。又止血消腫。盡功專平肝也。

陽起石　鹹辛溫。出泰山雲門。有此石處。霜雪不積。以雲頭雨脚鷺鷥毛色白滋潤者良。火煅醋淬七次。研細水飛。或以燒酒。一樟腦合之。入罐升煉。取粉用。補命火。瀉積水。攻禁閉之痼冷。起欲絶之微陽。治陰痿。煖子宮。健腰膝。去寒痺。行水腫。攻癥瘕。性悍。勿妄用。

石鍾乳　甘鹹溫。出嶺南雄韶諸郡。山洞穴中。石液凝成。垂如冰柱。體輕中通。薄如鵞翎管。碎之如指甲。光明者佳。一名鵞管石。補命火。破痼冷。溫脾胃。生氣血。強陽益精。通百節。利九竅。功用略同陽起石。然彼左行以助肝。此上行以煖胃。故能令人飲食暴進。形體壯盛。又善通乳汁。則固其類也。性亦暴悍。非可常服。

白石英　甘辛溫。有五色。各入五臟。形多五稜。色皆瑩徹。惟紫白入藥。餘色罕及。火煅醋淬七次。研末水飛。凡石英同。補肺氣。瀉肺邪。行水利便。味薄能升。色白入肺。甘補辛瀉。體重能降下。實大腸。行水去滯。治肺痿。止咳逆。潤腸胃。利小便。止瀉。

紫石英　甘。辛。溫。補肝。木。緩肝急。去衝任之寒。益心包之血。色紫入肝及心包血分。辛補甘緩。且能補衝任。不足。故上安心神。神以血足而安。下煖子宮。血足而能受胎孕。爲女科當行之藥。

硫黃　辛。酸。甘。大熱。日本琉球之間。臺灣之東北。有硫黃山。熱氣至重。旁及千里。他處亦出。以黃而有綠焰。堅而不散者良。土硫黃色淡而易散。氣味無不辛腥者。勿謂石硫黃不臭。土硫黃獨臭也。其甘味甚重。令人嘔吐。本草只言其酸。不言辛甘。亦失之而不詳矣。地下之陽。與雷同氣。雷火必有硫黃氣。湯泉亦有此氣。是乃地下所凝積之陽也。其在人爲命門相火。故大補元陽。而能散能收能緩。辛主散主行主潤。兼有甘酸。故能收能緩。性雖悍急。幾不可禦。而不至耗竭津液。昏散心神。治陰毒傷寒。久患瀉痢。脾胃虛冷。凡寒痺冷癖足冷無力。老人虛祕。及陽氣

暴絶。皆能起之。異他藥之壯陽動火。思淫遈慾者。亦治
小兒脾冷吐瀉之慢驚。制法以蘿蔔挖空入硫合定。糠
火煨熟。又或挖空豆腐入硫煑熟。然後以紫背浮萍同
煑。又以皂莢湯淘去黑漿。今用豬肚或豬大腸入硫酒
煑熟。取出復入鮮腸肚再煑三四
次。以腸肚不黑硫黃不腥爲度。**秉正辟邪。殺蟲驅誅**
鬼魅。外傳殺蟲治瘡癬婦人陰蝕。又**合硝石用以和陰**
能化鉛乾汞解凡丹石之毒。
陽發光明去陰翳。太白丹來復丹皆硝黃合用。一以發
內鬱之陽。一以掃外合之陰。黃行相
火。硝行君火。一上行。一下照。所以通扞格和陰陽而治
暑濕霍亂之氣。今合炮火藥亦必硝黃並用以發其火。
而攻堅之力。愈不可禦。
能使正氣一時舒暢矣。

雄黃 **辛甘溫。**赤黃明透者良。大至三五兩重爲雄精。古
人云佩之宜男。然謂孕婦佩此可轉女爲
男。則未必也。或以蘿蔔汁同
煑以殺其毒。然亦不必也。**補命門而能鎮補肝木而**

能緩補脾土而不濡嚴毅正性得陽之純者。命火上炎、重故能鎮

肝木苦急甘則能緩脾土苦濕辛則不濡左行入肝搜骨節之風治頭痛眩暈鎮驚定癇上行以溫脾胃逐積濕控痰涎進飲食尤治暑濕瘧痢瘧痢多因溽暑所傷又外抑於凄清之令此以宣達其火而行其溽濕則凄清之氣亦無復留矣又能殺蛇蟲痹蠱疥癬勞瘵諸毒辟鬼魅不祥之氣化瘀血爲水。

雌黃 功用略同。雄黃生山之陽此生山之陰雄黃色赤而明此色黃而稍黯雄黃力猛入肝之功居多此力緩入脾之功爲善煉丹者合而並用之蓋必有相助之意瑣碎帶砂泥者有毒不足服食然亦有殺蟲之功。

白礬 鹹酸寒輔君主之神明而澂清穢濁斂妄行之血液以環衛宸居。其鹹以輭堅能使穢濁下沈而清明上著用攪濁水泥滓即沈色澄味美可證

補心益神明矣。心神過散。則血熱妄行。火氣過炎。則血枯髓涸。凡諸瘡痛癢。皆屬心火。礬以滲之。則不瘀。酸以收之。則不妄。故能止血定痛。治疔腫瘰癧瘡疥癰疽喉痺。去瘀血。生新血。蝕惡肉。生好肉。又能除痼熱。塡骨髓。皆斂妄熱妄血之功。且入水則化。入火則溶。是以善於化痰而生津解渴。利大小便。酸瀉肝火。能治驚癇癖黃疸。去風眼淚眵。止崩帶。收脫肛。及陰蝕陰挺。鼻中瘜肉。酸斂肺氣。能滲高原之邪水。淸膈利咽。涌吐風痰。鹹瀉腎邪。功用甚廣。然以補斂心神。爲心家專藥。凡恐受刑杖及癰疽大毒。先服蠟礬丸。護心托裏。使瘀毒不至內攻。所謂環衛宸居也。

兼能瀉腎疏水。斂肺平肝。療蛇蟲犬虎齩傷之毒。

凡受傷處。血必凝瘀。輭堅破瘀。所以去毒也。生用解毒。煅用生肌却水。或以火煅地。洒水於上。取礬布地。以盤覆之。四面灰壅。一日夜礬升盤上。掃收之爲礬精。用以護心。治喉痺尤宜。其未盡者。更如前法。再以醋化之。名礬華。尤妙。

膽礬　酸。辛。鹹。寒。產銅坑中。故色青如鴨嘴。亦礬也。以磨鐵便作銅色。行肝風瀉肝火。斂肺氣清肺邪。亦兼補心輭堅去毒。色青入肝膽。主平相火。氣輕上行。故清肺能涌吐風痰。治喉痺。止咳逆。去牙痛蟲蠹疕。驚癇。下瘵崩帶淋瀝陰蝕。功用略同白礬。

皂礬　酸。鹹。寒。礬之別種。深青明瑩。功同白礬。而長在瀉肝。色青故也。力稍和緩。膽礬皂礬俱長於明目。去風濕浮熱。

礬紅　補心。平肝。養血散瘀。行穢濁。收積濕。殺蟲蠹。煆煉皂礬。如化礬精法。則色赤。今以畫瓷器。功亦略同白礬。色赤入心入血分。治諸血病。從容平緩而有奇功。尤消水腫血脹食蟲。治勞疸。合蒼术及神麴用之。治中滿鼓脹。勝於雞矢醴及他攻破之藥。又能斂氣。且不必忌鹽。蓋平肝即以和脾。補心即以生土也。

無名異　鹹甘平。大塊如卵。內包小黑石子數百枚。生川廣。火煅醋淬。研細水飛。補心去瘀解毒生肌。治金瘡折傷。凡恐受刑杖。先服此可耐。瘀血不至攻心。功同蠟礬丸。醋磨傅癰疽腫毒。去瘀血。長肌肉。又能通乳。

礜石　辛熱。有蒼白數種。山生此石。不積雪。石置水不冰。火煅雖解散分裂。其堅如故。醋淬煅須七次煎用。以甘草黑豆羊血等制其毒。補命門。破痼冷。治風寒濕痺沈寒。堅癖寒疝。

石蟹　鹹寒。形似也。或云卽蟹所化。出南海。又山中有石蝸石螺。亦此類也。補心散瘀去妄熱解金石毒。性味功用。仍同蟹而更和平。治天行暴熱。明目去翳。平相火也。又解一切金石丹毒。醋磨外傅。亦治一切腫毒。

石燕　鹹辛寒。形略似而色白。出衡山。天欲風則飛。功用略同石蟹能祛風

一去痰。

砒霜　辛。苦。鹹。大熱毒。出廣信及衡州。赤白二色。赤尤毒。人云錫之苗。未見爲然。又云生者名砒黃。煉熟名砒霜。然今統稱砒霜。生者猛。熟較緩。中其毒者。菉豆黑豆甘草羊血鴨血泉水。皆可解。可用以吐胸膈間之頑痰風痰寒痰。截瘧殺蟲。

水部

明水　甘。淡。寒。以方諸取於月而得者。方諸。鑑名。今用銅鏡。或大蚌殼。承明月中。皆可得水。月固水之精也。古人以供祭祀灌鬱鬯之酒。潤肺清心。安神明。靜志慮。明耳目。悅顏色。月中得水。而安神明者。水火相濟也。明耳目者。魂魄抱一也。以之洗目。最明月去熱。

露　甘。平。早晨收於荷葉及草木上。百花上者。尤妙。潤肺清心。解暑止渴。明耳目。悅顏色。欲斂肺。及治瘧。藥宜露一宿。服。凡瘧必由暑。

霜　甘寒。露之凝也。清金降熱。燥濕去垢。殺蟲。霜水能令人皮膚皴揭。而能殺物。

雨　甘淡平。久晴乍雨。簷水勿用。恐瓦苔有濕熱毒氣。及洗一二日後則可。若空曠不由屋上者。不拘。潤肺清熱。利小便。

雪　甘淡寒。雨所凝也。冬作花六出。水之數也。掃入甕。窖封陰處。可待用。春則花五出。不堪藏用。降熱殺蟲。清金利水。治天行疫熱。傷寒壯熱。傷暑鬱熱。止渴除煩。寧心安神。拂摩熱痱。

雹　酸寒。霰。陽搏陰。雹。陰搏陽。大雹中。每含有細蟲。不可食。

泉水 甘。淡。平。性各稍異。土出者甘平。石出者甘冽而寒。側出平流者曰沈泉。性亦平和。正出上涌者曰檻泉。性亦逆上。多哽人喉。下瀑者曰下泉。性亦趨下。出之緩者性亦緩。出之急者性亦急。**潤心清肺。解渴除煩。堅腎利水。**泉多自石出。金水之本源。尤能治熱病。凡大熱傷肺致吐衄者。及天行時疫。狂熱煩悶。不可忍者。汲此恣飲。自有滋陰降火清金之益。勝服涼藥百倍。勿疑傷脾胃也。

井水 甘。淡。平。亦泉水之滙。或江河溪澗所滲而入地深得者。多得陰氣。若鹹濁有鹻氣者。則穢濁所滲聚。不堪用。**養腎滋陰。升清降濁。**甘淡者。萬化之原。故無不補。井水深而在下。自有養腎滋陰之義。其清氣往往上浮。是能升清而降濁也。

井華水 **清明頭目。澂濯心神。**此平旦首汲者。靜夜所息。清明之氣。尤能交心腎而清頭目。

無根水　止渴除煩。上清胷膈。汲來未放下地者。亦取用其意耳。

新汲水　解心腹熱悶。通利大小便。貴初汲者。陰靜之意猶存。久則動而煩矣。故以新汲之水。頻呷嗽口。可治陽明牙痛。蘸青布洗口舌。可清心火。拍頸窩可止鼻衂。蘸青布熨胸前。可治煩熱難耐。及酒醉欲死壯熱如火。和蜜飲之。可治心悶。汗出不止。

長流水　甘。淡平。水無當於五味。故可以淡該之。然流水性味亦殊。大抵東方多酸。南方多苦。西方多辛。北方多鹹。中原多甘。溪澗自山始出者。多淡而冽。江河下流及池澤不流者多鹹。河性急而浮。泲性沈而伏。淮性平而準。江性深而毅。漢性潛而滲。是以五方風氣不同。人之性質亦因以有異。皆所居水土之性使然。然涸鮒豈待西江。故第以長流概之。疏通經脈。灌溉周身。水入於經。血脈乃行。長流尤見流通之意。

急流水　去壅滯通二便排壅者。以其性急則不能阻。而直趨於下。

逆流水　涌痰涎淸厥逆靖浮熱。又曰洄瀾水。洄旋復上。有似逆流耳。

池澤水、甘。淡。平。如土河土池之水。　安養脾胃。凡土河土池之水多不流而有土氣故甘歸脾胃。

勞水　甘。淡。平。此恐水有鹹味而以瓢揚沸之萬遍。一名甘瀾水。　開胃和脾灌溉臟腑。仲景治傷寒勞傷等藥。往往用之。不欲水性之下沈。而欲其敷散也。

百沸湯　甘。平。湯豈定以百沸。此言其大數。必以百沸爲數。則文人之愚也。　宣助陽氣。通行經絡。凡寒餓欲絕者。滾湯一呷。卽復回陽。四肢臍腹冷甚。及寒痺者。滾湯浸脚。或坐湯中。皆能回陽。感冒風寒者。坐密室。以湯或蒸或浴。亦能發汗。隨宜施治。惟人意會。

陰陽水　和陰陽。交心腎。合沸湯泉水各半盞。少加熟鹽。尤妙。治霍亂兼吐瀉。及乾霍亂腹中絞痛。神效。

酸虀水　酸鹹寒。此虀菜中酸水也。補斂心肺。降滲濕熱。涌吐痰涎。解酒開音。

冰　甘寒。古人子月藏冰。卯月開冰。調燮陰陽。國家視爲盡之大政。蓋冰堅而藏之地下。所以靖地中閉固未盡之陽。冰判而出所藏於地上。所以宣地下伏藏未散之陰。使陽氣不慾。則秋冬無震電之變。陰氣不伏。則春夏無淒風寒雨之虞。陰陽和而年穀可以順成。民疾可以不作。且其爲用甚大。有以奉賓祭。使飲食不至變味。養老疾。使暑暍不至爍肌。暍死傷。使屍骸不至穢腐。今朝無其政。則都會之中有藏冰賣冰者。亦庶民謀利資耳。靖暑暍。安心神。保肺金。潋腎水。解渴除煩。斂汗涼血水以洹寒而凝。此太陽寒水之令固然。謂水極似土者非也。固閉之堅。陽氣得以安存於中。以爲復用之本。若固閉不堅。則陽氣散而不收。以趨於盡。無以成終而成始矣。故寒水所以爲太陽也。藏冰用於夏。味得之則不變。氣得之則不穢。形得之則不腐。蠅蚋見之則遠避。心志以之而安靜。故古人祭享尸賓。安養老疾。皆用之。凡天行毒熱傷寒陽毒陽明壯熱。以至神氣昏迷者。置冰塊心胸間。即可清醒。夏月傷暑感寒泄瀉痢瘧霍亂諸症。皆宜用以煎藥。必能調劑陰陽。不獨楊介之但不可以冰煎理中湯。治徽宗脾泄爲可傳爲故事也。

過食

凡食物皆不可過。不獨冰也。冰過食反傷陽。命火以衰。脾胃不能化矣。陳藏器謂盛夏食冰。與氣候相反。冷熱相激。却致諸疾。此說亦不然。夫冬宜溫煖。夏宜寒涼。此如冬裘夏葛。冬向火。夏就涼。乃調燮自然之理。公都子曰冬日則飲湯。夏日則飲水。如藏器言則盛夏當食燒炙薑桂。然後爲順氣候乎。內經云毋伐天和。正言火令則不宜更食熱。寒令則不宜更食寒。此理不明。皆妄說亂之也。夏食冰。猶勝於瓜果。蓋瓜果終含濕濕冰則無也。

米泔水 **甘微苦微寒** 五穀之性多內溫而外寒米皮麥麩皆微寒而不失爲沖和之氣淅米之水其性亦然宜溫飲之 **安養脾胃清肺寧心蕩熱去垢** 解濁除煩而不傷脾胃且能解熱毒以沐髮去垢膩以浴身潤皮膚去燥熱風熱作癢愈瘡疥

鹽 **鹹平** 所出不一性味亦稍異鹹其大體然耳天津長蘆淮浙廣閩鹽出於海四川滇黔鹽出於井色皆有白黑山西解州陝西寧夏鹽生於池有紅色或潔如水晶此其大者而陝之階成則生於山崖西戎則生於平土其色青苗蠻有生於草木上者此又不可勝窮也淮浙之鹽皆煎成須收以皂莢故味微辛而淮鹽甘浙鹽苦則又因方所不同閩鹽晒成其形方塊如石子味最甘廣鹽或煎或晒淮上亦有晒者然不及閩之甘解池鹽待風刮而成味兼苦辛如朴硝且易成水故不堅固者謂之鹽鹽即池鹽也石鹽草木之鹽皆不事煎

煉。熟炒過用補心安神止妄。治笑病不休神多妄者。心以虛靈不滯而能泛應。一有所滯。則堅結一向。而神妄注於偏矣。故必以鹹之輭堅者。爲能補其虛靈泛應之體。凡七情之傷。皆本於心之偏滯。此心之正不足。非邪有餘。由是以推。則凡偏怒偏哀偏恐。皆當以鹹輭之。又不惟好笑一端矣。

活血去瘀。心用血而生脈者。心虛則不能用血。血妄則自生熱。而或瘀或逆或涸。以不會膈俞。不爲心用。炒鹽之輭堅。能治轉筋。霍亂。攻核結。積聚。吐頑痰。醒醉。瀹三焦水道。通利二便。排經脈壅滯。潰散癰疽。外用熨身。可去寒濕風痺。消腫散血。止痛定癢。此皆活血去瘀之功。卽補心以用血通脈之功也。凡心火安足。則神明四徹。血脈流通而不熱。心火不足。則相火無君。而妄熱自內生。以有血熱血妄血瘀血逆血涸結聚壅腫諸病。若外火乘心之不足。則外邪有餘。而有霍亂便閉吐瀉轉筋煩悶作渴。變而瘧痢諸病。人知爲邪火之有餘。不知爲心火之不足。故鹹以補心之說。鮮有能發明者。

生用瀉腎。堅骨。固齒。瀉腎輭堅而能堅骨

固齒何也曰凡補者補不足瀉者瀉有餘不足者正不足有餘者邪有餘凡禁固凝聚而不當者皆爲腎邪邪有餘則水反生熱而骨不堅故瀉腎輭堅正以堅其所當堅使邪不干正也凡瀉水者皆能補心凡瀉火者皆能補腎鹹瀉水即瀉腎補心也苦瀉火即瀉心補腎也**降逆消痰**潤下滲濕之性然也**血病無多食鹹**以過於走滲則耗津液**哮喘消渴水腫者忌之**補心瀉腎則不益於肺肺喜清肅宜淡而不宜鹹水腫者脾之濡也鹹輭則益之濡滯□凡入腎之藥多用鹽引用其趨下之性耳以爲補腎則悞矣

青鹽　甘鹹即戎鹽色青明瑩結塊成方稜不待煎而成者**功用同食鹽而能平肝火滲妄血**治目痛赤澀齒舌出血以擦牙良

鱗部

魚類皆鱗。卽鱓鰌無鱗。而鰓鬐尾翅具焉。是亦鱗蟲也。鯪鯉非魚而有鱗。則亦附鱗蟲焉。魚類不可勝窮。不能盡述。茲撮其切於食用及有可入藥者錄之。後皆倣此。

鯉 甘溫。形色不一。性亦微異。鮮紅而長者微熱。紅而黑背圓短者溫。最益人。黑者平。又有赤而金者。洛鯉貴。江漢次之。吳會爲下云。和脾養肺。平肝補心。孕婦最宜食之。安妊孕。好顏色。止欬逆。療脚氣。消水腫。治黃疸。行水之功。魚類所同。此則更能滋陰而養陽云。

骨 燒灰治魚骨鯁。魚類所同。卽此可推。

金魚 酸平。此人家養玩之丹魚。亦名金鯉。不堪食。療赤白痢。能行水。赤入血分。酸斂肺。厚大腸。瀉肝。去血瘀熱結。

鯇 甘溫此人家池塘所養草魚。略似鯉而色青白。種出九江。平肝祛風治痺截瘧大至十數斤者。其頭蒸食尤良。可截久瘧。治虛勞及風虛頭痛。助火發瘡魚類所同。此尤甚。

鰱 甘溫鱮也。腹有白稜一條。故俗曰白脚鰱。人家亦池養之。味薄於鯇。

鱅 甘溫似鰱而大頭。俗曰鱅頭。鰱味尤薄劣。其美在頭。

青魚 甘溫似鯇而色深青。人以爲即鯇之雄者。鯇無雄而有子則脹死。以無青魚逐之故也。滋陰平肝逐水截瘧治痢青入肝。甘緩肝。和陰陽之爭。益肺。清大腸之火。故治瘧痢。

膽 苦寒瀉肝膽相火明目療喉痺凡膽皆苦寒。此獨貴者。以鱗蟲本屬肝木。而此魚色青。更專入於肝木。故臘月收取陰乾。磨汁以點眼。能消赤腫。去障翳。目肝竅也。目珠所含。膽水之精也。相火熾則目昏。降瀉之所以明目也。含膽嚥津。能吐喉痺之風火痰涎。此亦相火病。少陰少陽之結熱上攻也。外傳。治火瘡。亦去魚骨鯁。

鯽　甘。溫。又曰鮒。好族行相即相附。故名。形略似魴。和胃健脾。去濕殺蟲。治痘消腫。魚類皆能行水。此生於土。河行必依土。形又類脾。故其性更爲從容和緩。能行水而不失之燥。能補土而不失之濡。所以可貴耳。或云此獨屬土。土能制水。故有行水之功。抑思土能防水耳。未聞土能行水也。此中正無容混看矣。

鯿　甘。溫。魴也。色青白。形方而扁。故有魴鯿之名。功用近鯽。亦有健脾行水之功。味尤美。人多嗜其味而不知取其功用矣。

文魮　甘。溫。一名鰟魮。生溪澗。大不滿五寸。形扁薄。多骨少肉。易餒。其色青赤相間。故曰文。好游飛水面。有同類而白者。則謂之小白魚。善發瘡。可用以起痘毒。其性好急水。而又善飛揚。

竹魚　甘溫。俗訛曰足魚。色青身圓長。腹中只一腸。肉厚而肥美

黃鯝　甘溫。鯝。魚腸也。此魚腹中只一直腸。黃脂裹之。肉最肥美。多食令人發熱作渴。

石斑　甘酸溫。溪澗小魚。身頗長。厚味美。有青黑紫赤斑文及金色者。腹中子不可食。令人作脹痛。子自含毒耳。或云此魚與蜥蜴交。恐亦未必然。

鱓　甘溫。似鯉與鯇。而大鱗力雄。善裂網。且健啖小魚。發瘡發熱。此魚鰓下有二蟲。須檢去之。

鱨　甘溫。鱤也。一名揚。一名黃頰。身圓厚有力。解飛。健啖小魚。味劣。

鱖　甘溫。大頭巨口。鋸齒。身方而短。鱗細如沙。文雜白黑。尾小無岐。鬐竪銳如刺。有十二鬐。骨應十二月。

閩則益刺魚皆無胃此獨有。尤健啖小魚**健脾開胃其肚可消骨鯁**

鯊　甘鹹平。溪鯊也。小如指。腹下平。口在頷下。鱗細如沙。背有方格文。行嘗附沙。而張口吹沙。一名鮀一名沙竹。**利小水通淋。**

杜父　甘鹹平。小魚形如蝌蚪。嘗沈水依沙目不明。性復騃鈍。好啖小鰕。

石首　甘鹹平。海魚也。每季春千萬爲羣。上入於江。伏形水底。漁人聽水聲網取。首含二石。故名。浙稱黃魚。肉色黃也。又曰江魚。浙閩間謂之黃瓜魚。無血。醃而乾之。爲白鯗**鮮食不見益人作鯗能開胃消食治腹脹。止暴痢。**性好沈而不浮。有屬土之意。故益脾開胃。肉頗不膩。故凡病人可不忌。其止痢治脹亦行水之効耳。〇魚醃乾皆曰鯗

魚鰾　煖精益腎。腹中白泡也。能浮水以有此。無者則不能浮。是魚之水臟也。最輭潤膠固。

澂濁水。固精氣。用同阿膠。且魚類多子。故膘合破故紙等藥。能煖精種子。然不獨此魚。取此以其下沉耳。

首中石　鹹平。治石淋。煆研白湯服。

勒魚　甘鹹平。最多子。

鯔　甘鹹平。色黑。此皆與石首魚相先後。

鰣　甘温。季春始上。非其時則無。故名。鱗白肌腴最鮮美。性自愛鱗。一絲罣之則不復動。味美亦在鱗。瀕海諸郡皆有之。鎮江者尤佳。但肉嫩易餒。

鱗　貼治疔毒。是疔則粘。非疔則脫。

鱸　甘平。腹下平。似鮎鰋。近海諸郡皆有。淞江者四鰓。味尤美。

嘉魚　甘温。似鯉而鱗似鱒。出沔水以南。凡向南之穴中有之。故詩云南有嘉魚。味甚美。

白鰷　甘。溫。此江河湖澤中魚。色白而身長。味亦美。

烏背　甘。平。小魚。一名鰛。一名鮒。一名魚歸。背上黑。好從大魚羣游。

鯧　甘苦溫。似魴。一名鯧鯿。好從他魚後而食其沫。味微苦而腴。但腥氣重。

鱣　甘。溫。江湖河泝中大魚。有百餘斤者。首似龍。身無鱗而夾鬐。有甲二道至尾。可以磨薑。肉色黃。骨脆輭可食。今曰鰉魚。壯筋骨。長氣力。

鮪　甘。溫。今曰鱘魚。又混稱鱣爲鱘鰉。謬也。鱘似鰉而色青。長鼻如鐵兜鍪。又名鱑鮔。岫居而川游。嘗以三月出水。大者不及百斤。功用略似鱣。

鮫鯊　酸鹹。平。出南海。類不一。虎頭鯊最大。皮有沙。須剝去乃可食。小者皮可飾刀劍鞘。骨脆輭。鬐翅味尤美。消腫去瘀。

翅　甘。鹹。滑。滲濕行水。

白　甘。鹹。滑。腹中泡也。又曰鰾鮧。非此魚獨有。而此尤大。今人謂之魚肚。其實非肚也。亦海錯美品。益肺補心。消痰逐水下行。養精固氣。澄清腎水。滋陰補陽。令人多子。

鱧　甘。鹹。平。非海魚而有鹹味。一名鮦。形似筒也。皮黑白斑駁如蛇。故又名蛇皮魚。首有七黑點。故又名七星魚。俗曰烏魚。亦善啖小魚。補心養陰。澄清腎水。行水滲濕。解毒去熱。味鹹補心。色黑入腎。取鱧魚一斤以上者。和冬瓜葱白作羹。可治十種水氣。其行水之功。加以鹹輭故無堅不達也。除夕日煎湯浴小兒。且令稍食之。可免出痘。須遍身九竅浴徧。勿嫌腥而洗淨。使自腠理熏蒸入裏。經絡筋節俱到。乃能去毒也。道家以此列三厭。好事者又巧爲之說。知道君子必無惑焉可也。

膽　苦。甘。寒。凡膽皆苦。此獨甘。然究竟有苦味。緩肝。平相火。專治喉痺。乾者磨點喉中。甚則調汁灌之。

鮎　甘。鹹。平。滑。大頭小尾。偃額平腹。兩目在額。長鬚夾鼻。體多涎沫。色有黃白。滋陰補虛和脾養血。天行熱病後。諸肥肉及有鱗魚不可食。惟鱧鮎養陰。

鱧　甘。鹹。平。滑。似鮎而圓長。俗曰石鱧。又曰潭蝨。滋陰補虛。澄清腎水。鮎生田澤及泥河。故能和脾。鱧生溪澗及石穴。故能清金澄水。

黃魟音軋　甘。鹹。平。一名黃鱨。黃色小魚。鰓旁兩橫骨刺人。執之嘖嘖作聲。

鰌　甘。鹹。平。有泥鰍。沙鰍。惟海鰍大至數千斤。

鱓　甘。鹹。溫。異於蛇者鰓尾。滋陰養陽。補虛勞。和氣血。壯筋力。有黴

毒。觔餘大者。食之渾身筋骨暴脹。至不可忍。必令人椎擊乃寬。氣力亦暴長。雖曰處陰。而勁悍之性達於陽也

血 鹹。溫。能正經絡。去壅滯。緩風輭堅。滲濕去熱。中惡風而口眼喎斜。取此血和麝塗之。左喎塗右。右喎塗左。俟正則急洗去。以滴耳治聤耳腫痛。以滴鼻治鼻衄。以點目治痘後生翳。李時珍曰。鱓善穿穴。與蛇同性。故能走經絡。療風邪。及諸竅之病。風中血脈。用血主之。從其類也愚按。蛇一於陰。而鱓則陰中之陽。此其稍異也。又蛇魚力俱在尾。

骨 燒烟辟蚊。

鰻鱺 甘。鹹。溫。鱓體圓長。此稍扁似鱧。尾亦稍大。滋陰養陽。補虛勞。理衝任。殺蟲蠱。性味頗同鱓。然鱓居於土。得土氣之冲和。此游於水。得水石之清潔。而鱓有穿穴之力。則非此所能及。此有從容滋補之能。又鱓所難同也。得水石之清潔。故能瀉腎之邪水積濕。而治勞熱骨蒸。理衝

任之沈寒逆氣而止心痛懣悶又治濕痺殺蟲蠶蓋蟲生於濕熱濕熱去則蟲不生矣○溪澗中者色青黑能資腎平肝最清勞熱若江海中色黃者毋鑽人尻及死牛馬難免毒昔人云昂首上山者不可食乃今瀕海處則專取能上山者謂之竹鰻味尤美是不可解○昔又云鰻無雌以影漫鱧而有子故名此亦不然予嘗食此親見其有子滿腹云

骨 燒烟辟蚊 昔人云其骨燒烟蚊化爲水

馬鮫 甘溫 體斑似鮫鯋而非類也出山東瀕海諸郡

鯸鮐 甘鹹平 河魨也大首小尾背有斑文腹有圓圖偶有所觸則氣脹腹滿形如木杓味美**有毒蘆笋可解** 毒在肝在血以善怒也須去血淨煑時不可少觸灰塵蘆笋能解者舒肝氣也○子尤毒殺人然今以作醢稱美味是不可解或謂埋土中數日則毒解云

帶魚　甘。鹹。平。出東南瀕海諸郡。形長如帶。青白色。一名鞭魚。以形名也。或云此一魚出水。則衆魚啣其尾而上如帶云。多脂易化。

比目魚　甘。平。一名鰈。一名鞋底魚。魚各一目。兩片相合乃能行。若乍相離。則泛泛無所著。然其類亦不一。有長短紫白青。隨在各異。令人夫婦相媚。或以此爲膾殘魚。或以銀魚爲膾殘魚。未知孰是。

銀魚　甘。苦。平。細白如銀絲。湖海間皆有之。平望者尤佳。補肺清金。滋陰補虛勞。魚類多動火發瘵。此獨不然。

燕窩　甘。鹹。平。此亦銀魚之類。海燕銜之以作巢者。膠粘成片。形如蓮瓣。出海外孤島中。滋陰養陽。調和氣血。補虛勞。去蒸熱。甘能和脾。養肺。緩肝。鹹能補心。活血。瀉腎。除熱。

其膠粘之性。尤能滋涸竭而化痰涎。又經海燕銜吐。有精液聚焉。神志注焉。故能大補虛勞。宜和米煮粥淡食之。

針工魚　甘苦平。出太湖。長二寸許。色青。口有長刺如針。上湖者針在上脣。下湖者針在下脣。

滋陰。能穿潰癰毒。作湯服之

拖槍魚　甘鹹平。出閩海。大寸許。濶而扁長。刺在背。閩人醃之以爲鮓。解酒除煩寬

中化食。醉飽後略食此。頓覺胸腹寬暢。

桃花魚　甘平。出婺源。大不滿寸。形似黃魮。桃花開時取之。故名。味美。

望燈魚　甘鹹平。出溫台海濱。色赤似鰕。不滿半寸。見燈則羣出。因而取之

麥魚　甘鹹平。出貴池江濱。小不半寸。色赤黑。麥熟時出。過時則化爲小蜻蜓。○發瘡。

黃雀魚　甘。溫。出廣西。每秋風起時。漁人候之。風動即下網。得於水中者魚形。水上者雀形。水面間者半魚半雀形。

龍骨　甘。鹹。濇。微寒。出晉絳河津龍門。往往掘地得之。狀類石灰。以白地錦文粘舌者爲眞。市肆或以古壙石灰僞之。或生用。或酥炙。及酒煑。或浸一宿。研。水飛三度。制當隨宜。**補心益肺斂散濇脫固精寧神拘魂定魄解毒辟邪。**龍之變化無方。潛見以時。至於骨則收斂潛伏之意居多。而神明不測之用。亦未嘗不寓焉。其用以陰。其物本純陽。非一味收斂而息其生機者所可比。故能安神明。治亂夢。及夢遺。斂魂氣。定驚癎。止盜汗自汗。安喘促。寧體魄。聰耳明目。固精髓。止帶濁。堅骨養力。以入氣分。則斂浮越欲散之氣。以入血分。則止妄行妄聚之血。止吐衄血崩。治大腸脫肛。斂瘡去瘀。功用甚大。而大要歸於補心安神。爲心臟之主藥。有開廣神智之功。孔聖枕中丹用之。非徒濇以止脫而已。忌魚。惡傷其類。忌鐵。龍之所惡也。

龍齒　功主鎮心安神。餘同骨。骨之華而達於外者。主治小兒驚癇。亦止一切狂熱。

鼉　甘。鹹。澀。微寒。四足如蝘蜓。而夾髾有鱗。每於湖濱掘得。謂之土龍。能橫飛作霧。其鳴應更。所居之地。則善崩岸。用熬膏。潰堅拔毒。去瘀生肌。

鯪鯉　甘。鹹。寒。俗曰穿山甲。渾身有鱗。尖首長尾短足。善穿穴。好食蟻。居山穴中。偶見人則縮其首尾。四足於腹下。形如僧家所敲木魚。色黑。

肉　殺蟲。行血。攻堅。散瘀。治痺。通經。

甲　鹹。寒。走竄經絡。無所不達。以軟堅攻毒。去瘀排膿。

治風濕寒痺。托內毒。潰癰疽。兼能通經下乳。○世專用其甲。或酥醋童便炙。或土炒。製各隨宜。如患在背用背上甲。在手用前足甲。在足用後足甲。效更驗。如托疽毒及通經下乳。尾甲為良。癰疽已潰。忌用。○蟲瘡疥癬。以此甲搔癢。亦能殺蟲。

羽部

鳥也。凡能飛者。雖非鳥。亦屬之羽蟲。如蟬如蝱是也。若蝙蝠非羽。而亦附羽蟲。以能飛也。凡羽蟲之所成。亦附羽蟲。如蜂房五倍子桑螵蛸蜂蜜是也。

雞

甘辛溫。形色性味各有不同。溫中補虛。益肝木。長氣血。然每能動風助火。肥膩壅滯。有外邪者。皆忌食之。羽蟲也。亦巽木也。故雄性急躁好動。色赤者動風助火尤甚。然風寒濕痺。滯於血脈。又可藉其雄悍而善入之性。以通之逐之。雌性和緩。甚有補益。昔人云孕婦宜食牡雞。抑知牝雞較勝。但伏而未醒者則無益。若色黑骨肉純烏者。則不問雌雄。皆得水之色。滅躁熱之性。入腎入骨。滋潤命門。甘溫補養。能去骨蒸虛勞。止虛火煩渴。治崩中帶下。陰虛血熱之病。巽陰下伏。主肝腎而能風以散之也。有白絲毛而黑透骨肉者尤良。倒毛者治反胃。如雄而鐵過者。去其躁急之性。謂之𩿦雞。尤專補益。

冠血　鹹溫。精華萃於雄冠。塗惡風口眼喎斜。及中惡猝忤。及百蟲蝕毒。性善入。故竄走經絡。伏於陰而發聲於陽。能却陰伏之邪。食百蟲故能殺蟲毒。

血　塗心胸間。治鬼擊猝死。黑骨者良。○血無益。勿同肉煮。

肝　苦甘鹹溫。治小兒疳積。殺蟲。善怒見蟲則怒啄。故肝尤殺蟲

肶胵　甘。鹹。濇。一曰肶皮。一曰雞內金。補脾胃。益心肺。斂散氣。滲邪濕。此即其脾也。其化食而不溺者以此。故能消食縮小便。鹹補心去熱除煩。清小腸之火。濇補肺。治瀉痢。通大腸之火。故併治溺血腸風諸症。亦治食隔反胃。及小兒食㾬。

屎　苦。鹹。寒。用雄者。降逆氣。燥脾濕。輭堅積。去瘀血。續筋骨。內經以雞矢醴治蠱脹。取其降濁氣。燥脾濕。輭堅去積。而雄悍之性。又能下達以去太陰之結。且能殺百蟲毒。凡小兒食癖。皆可隨所嗜作引以治之。打跌傷。酒和雞矢白飲之。瘀即散而筋骨續矣。

卵　甘。鹹。平。鳥卵皆有鹹味。此尤易見。本草多不言何也。補心安神。活血去瘀。散妄熱。定驚悸。宜煮勿煎。清咽喉。開音聲。止咳嗽。此宜用生卵。以百沸湯冲下攪熟飲之。甘以益肺。且使心火不聚而上炎也。止久痢久瀉。以醋煮。補虛勞骨蒸。伺其生出。乘熱即刺一孔吸之。或浸童便一宿煑食。利產安胎。只宜煑食。去傷殺蟲。取卵黃煎出油。同髮灰治痢血。又外傳撃傷。及諸蟲瘡毒。

卵殼　治瘡腫痘毒。用抱雞已出之殼尤良。俗名混沌皮。炙研麻油調敷。

雉　甘辛溫。野雞也。凡翬翟鷮鷩之類。毛色各有不同。通謂之雉。溫中補虛益肝和血。然亦能生風動氣。屬離火。性好鬬。故亦補肝生風。然文明炳著於外。則不至如家雞之性熱。

鵔鸃　甘辛溫。錦雞也。毛冠色黃。身黃質而備五色。腹下正赤。尾亦長而弱於翟雉。黑白細文相間。雌者無文彩。色黃黑相雜。功用同雉。

鷳　甘酸平。毛冠色綠。面正赤。身正白。有黑文細繡。如魚鱗。尾長而殺。如錦雞。白黑相間而顯。雌者無長尾。亦有黑鸜。補中益肺。

鷊　甘溫。吐綬也。頷下有胡如囊。晴煖則舒。五色備而鮮好圓如月華。陰雨則收不見。故曰吐綬。頭上有兩毛角。故又名角雞。身尾色黑而有白點。

鷓鴣　甘溫。越鳥也。閩粵有。嶺北無。形如母雞。體近方。毛黃褐色。有白點。短尾。補中消痰。作羹能辟蠅。食半夏苗。故能消痰。然有毒。薑湯可解。

竹雞　甘溫。補中。殺蟲。解毒。消砂石毒。好食臭芫。及白蟻臭蝨砂石。故有此功效。

鶉　甘溫。形如小雞。大如拳。色黃赤。或白。文皆細繡如鱗。雌雄相隨。飛不高。行不越草。補脾和胃。長氣血。性純謹。故氣味亦和緩。然雞類無不好鬬者。故皆助肝風。

鴛 甘平。鵪也。亦作鶉。即月令田鼠化爲鴽者。今曰田雞又曰水雞。身圓短而色黑。與鶉殊不相類。乃合而呼名。其悞久矣。

鴨 甘鹹寒。毛色不一。滋陰補虛。行積水。去妄熱。羽蟲屬火。鳧鴨之類。游於水。則火中之水。如心之內含眞陰而能主脈用血也。其入水不濡。是能瀉腎中之積水妄熱。行脈中之邪濕痰沫。故治勞熱骨蒸之眞陰有虧。以至邪濕之生熱者。其長固在於滋陰行水也。去勞熱。故治咳嗽。亦治熱痢。以老者良。白毛烏骨尤貴。盖黑專入腎。白又有清金生水之意。是更能補腎之正。且一雄能繞百雌。雌又乘雌。不必盡交雄。能傳所受之雄精。播徧同類。卵則皆可雜。是其甘寒。又實能養腎以填固精髓也。

血 鹹寒。解丹石砒霜及魚蟲百毒。黑鴨血尤良。○冬入水而不知寒。其一身皆寒。而心獨熱也。故用以滋陰者宜去心。

卵　甘。鹹。寒。補心淸肺。除胷膈間邪熱。宜煮勿煎。止熱嗽。治喉痛齒痛。百沸湯冲食。淸肺火。解陽明結熱。

醃卵　久者能解暑。利小便。補心去邪熱。行水也。實大腸。治痢止瀉。醃久則黃。變黑。能入腎。有澁味。能斂肺。而止泄。其白入肺。鹹輭堅。寒去熱。

變蛋　辛。寒。瀉肺熱。醒酒。去大腸火。治瀉痢。用石灰雜柴灰鹽醃之。味辛澁。兼甘鹹。能散能斂。

鳧　甘。鹹。寒。野鴨也。補心養陰。行水去熱。性浮而善飛揚。淸補心肺。不專入腎。

鷗　甘。鹹。寒。小於鳧而色多白。一名鷖。善沒水。偶見人則羣沒水中。越數十丈而復出。俗曰刁鴨。又曰水裕行。又曰鷗鵜。其膏拭刀劍。可不銹。可去肺腎之邪。

鴛鴦 甘。鹹。寒。匹鳥。生有定偶相依。不肯再匹。雄者備五彩。腹下白質黑縷如繡。頭上有長白毛冠。夾尾有二毛如鉞斧。雌者無彩。殺魚蟲及短狐毒。短狐蜮也。似鱉三足。又曰射工。在水中含沙射人影。中者輒生瘡作寒熱。此與鸂鶒。性食短狐。美心意。令人夫婦相媚。

鸂鶒 甘。鹹。寒。亦名紫鴛鴦。形似而較大。色多紫。紺頂無長白毛。殺魚蟲短狐毒。

杜臺卿賦云。鸂鶩尋邪而逐害。此鳥專食短狐。乃溪中勑逐害物者。其游於溪也。左雄右䳄。羣伍不亂。似有式度者。故說文又作溪鳿。南方有短狐處多有之。人家宜畜。

鵝 甘。微辛。溫。色白。或蒼。益氣發瘡毒動痼疾。亦好鬭。而勇遜鷄。亦游水非若鴨之恆習於水。性似舒緩而實躁急。陽之陷而未能發者。白鵞性純。蒼鵞色雜。助肝氣。究竟皆有小毒。作血分之熱而動氣發瘡。

脂　甘平。雞脂甘而有腥氣，惟此獨佳，肥而不膩。潤皮膚，愈龜拆。亦治癬禿瘡疣。

卵　甘鹹平。有草氣腥氣。不益人。

鴻　甘溫。天鵝也。多出和州泗州。然人每渾以鴻雁言之。

鴈　甘微辛溫。色蒼或白。益陽氣，煖水臟。以冬月隨陽且居水濱也。然古人食鴈去腎云。餘功用略同家鵝。

鴿　甘鹹平。毛色不一。平陰陽，和氣血，補心血，解百藥毒。服藥者忌。若食此則藥不効。順肺氣，令人不噎。其飼子皆已食入腹，乃復吐出哺之。鳩類亦然，故皆能不噎，順肺氣且和胃氣也。煖腎益精。鹹瀉腎而甘則能補。其性好合，他鳥惟雄乘雌，此則雌雄迭相乘。雖有定匹，失偶亦改匹。故食此頗令人強陽好色。鳩聚陽氣。鳩鴿發聲在喉，陽氣聚於內也。

能溫中而去寒。其美在血。用時惟以兩指搯閉口鼻而不割。留其血。使氣聚於中。然氣閉而斃。食此過多。亦恐氣壅。

卵　甘鹹平。小兒食此可稀痘毒。亦能補心。去瘀血。生新血。兼解伏毒。

屎　苦鹹平。雄者左旋。故名左盤龍。雌者不用。下氣破積。攻蠱去瘀。

鶉鳩　甘鹹平。其鳴姑惡姑者。居近人家。春而多聲。一名佳。佳音追。一名夫不。不音浮。一名鳴鳩。一名祝鳩。大小似鴿。而色青微赤灰色。功用略同鴿。海外有白鳩。功用亦同。

斑鳩　甘鹹平。其鳴布穀者。季春始鳴。居小林中。一名布穀。一名鳲鳩。一名結掬。一名郭公。一名戴勝。以頭有毛勝也。一名[illegible]。以毛斑駁如破衣也。比鶉鳩稍大。

鶻　甘平。止鼻衄。衄病時作者。以鶻肉作羹食之不復發。蓋衄雖肺火。而實作於肝風。肝主血而

風上越則鼻衄頭痛木侮金也鵲知天風而巢最固歲多風則巢卑少風則巢高是能防顛頂之風者故治衄

鶯 甘平令人相愛止妒 取鶯鳴求友之意色正黃故名黃鳥兩兩相麗故曰黃鸝翼有黑羽間之望之著然故又曰鶬鶊春出秋蟄蓋有得於氣化之和故能療妒

啄木鳥 甘酸平治蛀齒殺蟲𧏾 有黃黑綠數色身小長啄如錐能緣木枝倒懸而行或煮汁含漱或全體乾炙為末擦牙可絕蛀服之亦殺蛔蟲寸白擦疥癬可治皮膚內蟲蓋其啄木食蟲之性然也術家云取此血清晨東向飲之能使面作變五色隨意所欲

雀 甘溫 其類不一人所取食房舍簷瓦及木穴牆穴中者所謂瓦雀俗曰麻雀大於此者蒿雀色綠小於此者黃雀色黃及轆雀鶬鶊則鮮有食之者 大壯元陽令人多子 性最淫方春時一雄乘數雌求合不已頭彀薄滿裹髓故壯陽益精然助淫而已

屎 苦鹹平。又曰白丁香。雄矢上有尖雌矢不用。下氣攻積破痼冷。

卵 甘鹹溫。有赤斑點。補心明目充髓。治雞盲眼。

白頭翁 治熱勞。止吐衄。似脊鴒而稍大。毛黑長尾。有白文間之。頭頂一片白毛。故名。飛常循山谷深坑中。得澗谷之陰精。故能去熱邪。

鶴骨 辛鹹溫。少陽之鳥。秉陽逐陰。引氣多壽。能罡步殺蛇虺辟不祥。然食毒蟲。毒聚於頂。故頂上正赤。甚毒。肉則可食。解蛇蟲諸毒。壯筋骨除痺痿。祛風辟邪。解魚蛇毒。化魚骨鯁。

鷹骨 辛鹹溫。最大純黑者曰鷲。次大黑斑翅如車輪者曰皂鵰。赤色斑者曰鷻。鷻音團。又次則色蒼者爲蒼鷹。餘則有曰鶻曰鸇曰鷙曰鷹曰海東青。皆鷹類而稍異。若鷂則别是一類。又謂之隼。又鳩鳥亦名伯勞。亦攫食鳥雀。然雄健性鷹。肉亦可食。**壯筋骨。益氣力。除痺祛風明目。去積消雞骨鯁。**酥炙用。○目最明。雲霄中能俯見伏草莽間物。術家刺取眼內水以點人目。凡用七鷹。可令目明見雲霄外物云。佩其爪亦能辟邪。若雞骨鯁。以爪搔喉間即下。

梟　**甘辛溫。**頭似猴。毛如衣藍縷。兩距有毛至足。狀甚凶惡。一名訓狐。一名隻狐。目圓大。晝昏眊夜乃明。見蚊蚋。常夜鳴。此則人面而食母。不孝之鳥也。**可為炙。壯筋骨。治頭眩。**其身純筋。痛鞭竹箠。肉乃少鬆。頭善旋轉。能廻見尾。故治頭眩。

鵂鶹　**甘辛溫。**一名猫頭鷹。一名鵋鶀。一名角鴟。有毛角。色蒼黃。晝夜鳴。鳴則不祥。亦梟類而小耳。**治頭痛風眩。**

鵩　**甘平。**羽色綠如鸚鵡。嘗居林木間。其鳴云苦也苦也。俗曰苦鳥。入人家則不祥。又曰姑獲鳥。昔人言其嘗夜飛。若遇夜露小兒衣物。誌以血點。則魂爲所攝。兒輒減食黃腫。謂之無辜疳。**食之已疳。**鳥類非可盡述。只擇其可常供食及可入藥者。餘置不錄。

五靈脂 甘。鹹。溫。出太行山。及北岳諸深山中。號寒蟲屎也。其形未知。或云有四足。夏月羽毛五色鮮好。鳴云鳳凰不如我。冬則毛盡落。忍寒夜鳴。曰得過且過。又以爲即鶡旦夜鳴求旦之鳥。然月令仲冬而鶡旦不鳴。則非此矣。未當附會。**補心平肝。活血散瘀。通利百脈。和中止痛。殺蟲解毒。**此屎色黑。有脂潤。氣甚臊惡。然能補心緩肝。和血通脈者。意以其物耐寒。冬雖無毛。不至禁痼凝滯以死。其血脈常流通。陽氣內全。故嚴寒不能傷歟。其糞之臊惡而滋潤。雖藏久外乾。中猶濡粘如脂。是則陽氣之蘊鬱而通。色黑故入血分。主血病。生用則鹹多。能滲能行。熟用則甘多。能緩能止。宜炒令烟盡。研末酒飛過。去沙石。主治血痺血積血痢腸風崩中暴下。又治心腹血氣諸痛。定驚去癇。和衝任之脈。此皆補心緩肝之用。而或以爲去風之藥。則不然矣。又能殺蟲去蛇蝎咬傷諸毒。蓋此鳥亦食毒蟲。故能制其毒。其屎如脂。受五行之靈氣。故名。

夜明砂 辛鹹寒。蝙蝠屎也。夜飛食蚊。蚊目不化。取屎淘於流水。其細沙存者即是也。蚊目固夜明者。**補心肝血分。**蚊固吮血之蟲。**主養陰明目。**治目盲障翳雀盲。**兼能行血去瘀。治鬼瘧。定驚癇。**催生下死胎。以其鹹能軟堅。辛能行氣。且蝙蝠乳而產最易也。鬼陰物。夜出。此亦然。故取其意。要之氣血和而不滯。則瘧愈矣。○蝙蝠非可服食。昔人稱爲仙鼠。皆誣妄之見。

蟬蛻 甘寒。有夏蟬秋蟬寒蟬。惟夏最大而色黃黑。朽木根所化。始名蝮蜟。穴土上出。爲日色所曝。則背裂而蟬出。出則飛鳴於樹。此所蛻之殼也。入藥用。**緩肝養肺。去血熱。除風濕。**本木土之餘也。甘則緩肝清肺。本濕熱之氣所化也。蛻則去濕熱以就清高。以善蛻故去目翳。催生下胎。且及胎產。

皆肝所主也。其蛻則膚殼也。故治皮膚風熱隱疹瘡瘍皮毛肺所司也。去穢濁而就清高。且其體輕虛。故能托痘疹瘡毒而宣之於表。以清高而發聲。故治中風失音。清肺金也。晝鳴夜息。故治小兒夜啼。此症亦陰分有熱而心不安。肝膽有熱則驚癇。其止啼。治驚癇。亦以去其熱而已。然用以止啼。須去其腹取其首。蓋蟬有喙而不鳴。鳴以腹。此又物理之不可不明也。

蜣螂 鹹。寒。一名蛣蜣。俗曰滾屎蟲。又曰車屎客。身圓長色黑有甲。甲下有翅能飛。生糞壤中。好雌雄共團糞作丸。各以兩足團之。圓如彈。**瀉大腸血分濕熱。輭堅拔毒。**炙。去淨穢氣。研。治腸癰腹痛便閉下痢。外傅脫肛去瘡疽蟲痔。能拔肉中箭鏃。人或用螳螂者悞也。

蜉蝣 鹹。寒。一名略渠。一名獨角犀牛。似蜣螂而狹。長甲。色黃黑。光如漆。有翅能飛。頭上角長寸許。角端分歧如刺。骨朶亦蜣螂類也。**功用同蜣螂。**力更猛。

螳螂　**甘。鹹。溫。**一名天馬。昂頭如虎。細頸長身。前足短如鋸齒。常舉不下。後有四足。長股長脛。似草蟲而長。翼有赤文。腹中有二鐵線蟲。能繞牛馬尾至斷。用時須去之。**補心緩肝。去風熱。定驚癇。**色青入肝。仲夏始生。入心而能泄熱氣。散瘀血。

桑螵蛸　**甘。鹹。酸。溫。**螳螂卵也。附桑上成房。長寸許。房中細子如蛆。芒種後出。半月乃化爲螳螂。他樹亦有之。**補心收散。補肺斂精。瀉肝腎之邪熱。**乘夏化而敷子。子聚成房。此非獨精交。乃其神所萃。凡不交而孕者。皆由神交。蛟龍鵁鶄是也。聚子百十。有房包之。待時變化而出。此亦如心之以虛而具萬。且乘一而應萬也。作房有斂之義。夏火而金已伏。肺金者腎水之母。故凡酸以補肺者。雖輕虛上行。要皆能固腎斂精。金之生水也。故桑螵蛸能補心安神。止夢交。治健忘。通五淋。散瘕疝。又能斂氣固精。起陰痿。愈腰痛。止白濁血崩。縮小便。止小兒夜溺。爲春夏之令所由成。秋冬之令所由始。以桑上者良。他樹者則以桑皮桑葉佐之。或炙或煨或醋煮或湯泡用。

五倍子 **鹹酸寒澀。**倍當作構。木名。即鹽麩木。乃蟲食木汁。遺子葉間。結房如文蛤。形圓長。大小不一。子化飛去而房存。色黑黃。輕脆中空。可用以染皂。**補肺斂氣。補心安神。瀉肝腎之邪熱積濕。功專收斂。**大略同桑螵蛸。而彼固陽氣。有散有收。此斂陰氣。一於收濇。彼合其子爲用。生氣存中。此則子去殼遺。獨存斂固之性。又桑木屬陽。構木屬陰也。其輕虛上行。入肺。清肺金。固肺氣。治虛火上浮之咳嗽吐衄消渴。能生津去痰解酒。入心而除妄熱。止一切血熱血妄。諸瘡痛癢。斂瘡口。解虛煩。研末調口唾傅臍。止盜汗自汗甚効。又能治腸風痔瘻脫肛瀉痢。大腸肺之表也。收一切膿水濕爛。洗目消腫。去肝腎之濕熱也。生用上行。炒用下行。若咳嗽由外感。瀉痢非虛脫者。則不可用。**可染鬚髮。**

鹽麸子　鹹酸寒。鹽麸木略似桑。生子成穗。如芋子。甚繁衍。色青而有白霜。小兒喜採而吮食之。**功用略同**。不能及五倍子之斂固。

白蠟　**甘淡溫濇**。蠟蟲如蟣蝨。食冬青葉。吐涎於嫩莖。化爲白脂。至秋刮取。煑濾凝塊成蠟。蟲化蝶去。遺卵樹上。作房包子。次年復作蠟。俗呼蠟種。**補肺斂氣。環衛心君**。白色入肺。味甘氣濇。大能補肺固氣。且和膻中之氣血。以安護心君。使瘀血驚氣不得而犯之。**堅完肌肉。續筋接骨**。外傳能生肌續傷。其膠固凝成之性然也。凝聚之中實含滋潤資生之意。然今人只知其外著之效。而不知其有內補之功矣。

蜂蜜　**甘寒**。春蜜夏取者。多採蕓薹桃李之花。性味不能醇。季秋取者。多採荷桂菊花。性甚醇好。閩廣者有酸味不寒。川中者亦不甚寒。徽寧及蜀有採黃連之蜜。味微苦。西涼有梨花蜜。色白如脂。性皆寒。又人家木桶及山木穴中者。性平微寒。石巖取得者。則大寒。挹草木之英。含清露之氣。中和滋潤柔滑膠凝而甘無不補。補脾和胃緩肝潤肺。調營衛。通經絡。滋血養氣。通利三焦。解百毒。和百藥。生用清熱。熟用補中。以入肺。則止嗽潤燥。止渴生津。下行大腸。治痢通閉。以入脾。則和中止痛。調和陰陽。通利水道。以入血分則去熱涼血。去妄血。和經絡。以外用則潤肌膚悅顏色。止瘡瘍諸痛。生長肌肉。治湯火傷。其解百毒和百藥。同于甘草。又能固斂藥氣。故丸藥多用之。性滑腸。寒瀉及中滿者忌。中滿忌甘

忌葱。同葱食能殺人。蓋一上升一下降。其勢相逆也。古人云忌萵苣。則殊不然。

黃蠟　甘淡平濇。取蜜後餘渣。功同白蠟而補煖脾氣。止瀉痢。色黃故入脾。蜜令人瀉。而蠟止瀉。以其凝而氣濇。餘功同白蠟。

露蜂房　甘。平。蜂類不一。有腰細身長足長色黃赤者。曰長足蜂。多穴野亭磚壁。有身圓色黑者。曰蛀蜂。好穴人家木壁梁柱。有身小色黑腰細如縷者。曰蠮螉。又曰蜾蠃。此負螟蛉爲子者。好居墻隙。或几案筆筒中。惟身圓大色赤黃者。曰桃蜂。又曰壺蜂。最螫毒。能食小蜂。及螽蝝之類。吸取木汁以作房。一縷懸樹。其下漸大如蓮房如斗。當暑則羣居土穴。隆冬反在樹上房中。故諺云壺蜂天倒拘。緩肝平相火。祛風殺蟲。和胃益心肺。能拔臟腑及骨髓之毒。又能壯陽起陰痿。夏不畏濕熱。冬不畏風寒。故能平相火治驚癇痹癡。能吸取木汁成窠。故無堅不拔。而又能强陽起陰痿。以能平君相之火。故治瘰癧及小兒重舌。兼能和胃。煎水洗瘡能殺蟲。含漱治風蟲牙毒。炙過醋調塗癰有毒。甘草和用。疽。

蠶蛾　辛。鹹。溫。蠶所化蝶。性淫。故能固精壯陽事。擇用雄者。補君相之火。

蠶蛹　甘。辛。鹹。温。同繭入湯煑。及出繭未化蝶有赤殼者。和脾胃。去風濕。長陽氣。小兒宜服。

殭蠶　甘。辛。鹹。温。受濕氣自殭死。色白條直者良。去嘴甲。及餘絲淨。泔泡火炙。補肝和胃。祛風勝濕。桑性本祛風。蠶食其葉且未至吐繭則含桑之清液爲全故也。蠶病濕殭。而能勝濕者。風終勝濕。其殭不朽。則濕盡矣。亦能除痰。補心安神。清肺瀉熱。氣味形質皆輕而上行於心肺。色白入肺。辛瀉肺。鹹補心而去妄熱。輭堅結。通利經絡。凡經絡風寒濕熱阻滯。皆能通之。故治中風失音。頭風齒痛。喉痺咽腫。丹毒瘰癧結核頭痰。及崩中帶下。小兒驚癎。風熱搐搦。下乳汁。滅瘢痕。止騷癢。要其功在於行肝氣。散血熱而已。凡血虛及無積邪者忌用。

蠶退紙　解結熱。治邪祟。蠶子著紙。及春蠶已退之紙自有散結去熱之意。燒灰存

性和麝少許可治走馬牙疳及邪祟發狂悲泣諸症用酒或水下

蠶繭 甘溫平相火利小水抑君火潰癰疽蠶本屬君相二火之氣與馬同氣而天駟房星主之及其吐絲作繭則火氣已泄歸於平和故又能平君相之火

繰絲湯 淡平止消渴亦以能抑心火而升清氣故也

蠶綿 燒灰存性傅凍瘡補龜裂

晚蠶沙 甘辛鹹溫第二番再養之蠶矢又曰原蠶原者有原復敏速之義祛風勝濕治風濕痺痿不仁及腰脚冷痛冷血瘀血又麻油調敷爛弦風濕亦桑木之餘氣且鹹能滲濕也

䖟 辛苦鹹寒吮噆牛馬血者狀如蠅大如蜂常半身鑽入牛皮裏而不能復出仲景抵當湯用之破瘀血去蓄血今人或悞以爲蚊蝱失之矣

油蚩蟅 辛苦鹹溫。身圓長而扁。色黃赤光潤。大不及寸。甲下有翅能飛。常居廚竈椸架間。食油膩餘瀝。其氣臭穢。**健脾行水。輭堅燥濕。解油膩。消食積。**炙熟則香。研末擣飯和丸。以飼小兒。大能健脾。又能治食腫水腫黃疸諸症。

竈馬 **苦鹹甘溫。**一名竈雞。即莎雞也。形似蟋蟀而翼短。**健脾消積行水。**可炙飼小兒。然勿輕用。

斑蝥 **辛寒。**大毒。牛馬悞食之則脹死。形似螢火。甲色黃褐有斑紋有翅。常食豆花。陶宏景云春食芫花爲芫青。色青綠。夏食葛花爲葛上亭長。黑身赤頭。秋食豆花爲斑蝥。色斑。冬入地爲地膽。黑頭赤尾。乃一物而隨時變化。蘇恭云不然。**下猘犬咬毒。拔瘰癧疔毒。破石淋。**猘犬毒重者用七枚。去頭翅足。合糯米炒黃。去米爲末。空心酒服。能逐毒自小便出。皆作犬形。或用此蟲二十一枚。糯米一勺。

炒至煙盡爲度。去蟲用米。冷水入清油少許調米粉空心服。愈後忌聞鐘鼓聲。以治石淋瘰癧。制法同。此蟲被捕。捕則放屁。臭不可聞。故銳於下行。然能爛肉墮胎。非大不得已。勿用。中其毒者。靛汁黃連湯解之。**外傳疥癬惡瘡蝕惡肉。**凡芫青葛上亭長地膽功用同。

毛部

獸也。四足而走者。皆毛也

牛　甘。温。牛類不一。有黃牛。色或紅黃淡黃黑而白花。肉脂皆黃。味甘而厚。有水牛。色青黑或純白。肉赤脂白。味甘而稍薄。**補脾和胃益氣生血壯精神筋力土畜也。**其屬土。自古云然。易以牛爲坤地。周禮牛人屬之地官司徒有任重之力。性和順。味甘。專補脾土。脾胃者後天氣血之本。補此則無不補矣。但水牛好沈水。其色性未能如黃牛之純補土。宜兼有行水攻積之功。丹溪倒倉法。用牡黃牛肉二十斤。煑極爛。漉渣。熬成琥珀色。前一夕不食至旦。空腹坐密室。每飲一鍾。少刻又飲。積數十鍾。身體覺痛。或吐或利。吐利後必渴。渴則飲已溺。至飢倦乃與米飲二日。進淡粥。漸進輭飯。靜養一月。沈痾悉安。須斷房事一年。斷牛肉五年。按此法以補爲攻。造意甚妙。而愚則以爲可用水牛肉云。○道家以牛馬犬爲三厭世俗惑於異端。故有食牛戒。然耕牛自不忍食。病牛固不可食。且爲大牲。國君尚無故不殺。庶人何敢過分不惜物力。肆意宰食。但補養之功。則誠有然。若屠非自吾。買食無害也。產婦食之。少乳。癰疽未愈。食之筋縮。

血　甘。鹹。平。破瘀通經。利大小便。水牛者爲佳。

肝　甘。微苦。溫。明目。黑牛者良。

膽　苦。寒。以制天南星。治風痰。心入南星末。風乾取出。又易入鮮膽。如此七制。可當牛黃。制石灰治金瘡。法同。不必七制。皆以黑牛膽良。

心　甘。溫。辟邪。操左道邪術者。食之即敗。

胃　甘溫。和中養胃。醋煮治反胃。蓋牛羊肚皆有百葉。皆反草出嚼而復嚥也。

喉　治反胃。通腸結。用白水牛咽喉。全具。除兩頭去脂膜。醋浸炙末。每服二錢。陳米飲下。

○咽食管。喉氣管也。

乳　甘。鹹。微寒。滑。熬爲酪。精液上凝者爲酥。酥上如油者爲醍醐。極甘美。然經煎治。不如直飲乳尤良。但滋潤之性亦同也。潤腸胃。解結熱。滋陰血。補虛勞。以黃牛乳稍和薑韭汁頻飲。治反胃隔食最爲良方。蓋三陽結謂之格。三陽者太陽也。小腸與膀胱經。二經有結熱。則闌門幽門枯涸矣。幽門閉則火氣上炎。而賁門吸門亦枯涸矣。以爲痰。以爲食。以爲寒。而用香燥之藥以通之。是不揣其本。焉能愈疾。故惟此物滋潤爲宜。

角筍 鹹。平。長筋力。全力在角。角力在筍。故大力九主之

牛黃 甘。寒。牛土畜也。性畏熱。熱生溽濕。偶值天行大熱。又食熱草。則肝膽火動。木剋土。土不能勝。則眞陰爲所搏而凝聚成黃。棲於肝膽。黃土色。栖肝膽爲相火所挾也。故牛病有黃。必目赤如火。多怒多吼大渴飲水。其爲熱可知。昔人謂承盆水掣之。不使得飲又迫喝之。則吐黃墮水。爲生黃。最貴。愚謂此蓋醫家因世人珍重。特神其說耳。喝出者。從未經見。所見皆殺後或在角中。或在心中。而棲於肝膽者爲多。肝膽中者似雞卵。極輕虛。重細疊疊可揭。氣香。以磨指爪透甲者眞。駱駝亦有黃。不足用。**平相火抑君火。緩肝風。通關竅。化痰癖。**治驚癇。安心神。尤宜小兒。療中風不語。風自臟生者宜之。蓋肝虛生風。膽虛生火。心虛生熱也。其卒發爲中風。必九竅閉塞。故此物爲臟氣凝結者所宜。牛以火病結黃。而黃

反能抑肝風膽火，猶蠶以濕病殭，而殭蠶反能治風熱濕痰也。牛結而成黃，蠶殭而不腐，其真存焉，故反能勝也。或曰黃非因病，乃食百草之精華所凝結，猶人之有內丹，此亦巧為說，而究非其情實也。牛病而有黃者，彼或未覩見耳。

黃牛膠 甘平。淨牛皮熬成，色黃明透者佳。**補肺清金，滋陰養血，行水利大腸。**皮本屬肺，膠則粘而能續，滑而能通，滋陰補肺，可治吐衄，止咳嗽，消痰固氣，功用略同阿膠，但不及其下沉入肝腎，澄清穢濁耳。

牛屎 **醒酒。**沖水攪汁灌之。雖醉欲死，可醒。

犛牛 **甘溫。**出西蜀，毛色蒼白，蹄膝及尾皆有長毛，古人取以為干旄，今人用以為冠纓，皆是也。亦名旄牛。西人謂之為毛毛牛。**功用略同牛肉。**

犀 甘。溫。出交廣蠻中。色青黑。形似豕。頭角三。一在額。一在鼻。甚短。一在頂。最長。性善入水。若坐則必倚木。有血病。口鼻常噴血。畏熱。故常望月就涼。好食百毒草。及蛇虺毒蟲。故解毒。

角 苦。酸。鹹。寒。精力在角。以鼻上者爲最。然不易得。但色黑光潤紋理細者。即眞而佳。若有白理一條達杪者爲通天犀。尤難得。已製成器者。多經蒸煑。不堪用。用時或磨汁。或剉末。但堅而難剉。惟紙裹入懷待熱。搗碎。取角尖良。補斂心神。降瀉實熱。瀉肝膽相火。清脾胃濕熱。去血中風熱。解一切毒物。定驚安神。治一切吐衄便血妄血蓄血。托痘瘡熱毒黑陷。消癰化膿。治傷寒鬱熱胃中。及天行大疫狂熱而發丹發黃譫語者。又能明目解毒。凡飲食中有毒者。以角攪之。則生白沫。犀有噴血之病。而角能清血熱犀嗜食百毒。而角能解百毒。此正如牛黃殭蠶之用。物理固然。無庸惑也。

兕 甘溫。山中野牛也。

角 功用似犀角。今人多以相混。

羊 甘辛大溫。羊類亦不一。今以有角者爲山羊。其性熱。無角者爲羱羊。又曰綿羊。其性稍平。而最惡濕。南方卑濕。非其所宜。大抵南方之羊。皆羣至白秦晉也。蘇湖之間。以桑葉飼羊。故羊肉肥美。又南中所出土羊。大僅如犬。味亦不佳。其毛色則有青黑者。有黃赤者。而白者爲多。補潤命門長益氣血壯陽開胃。火畜也。易以兌爲羊。此取象耳。時日家以未屬羊。則是火中之土。周禮羊人屬之夏官司馬。是以羊爲火畜。考其性味。自當屬火。然所補者命門相火。非心火也。辛潤甘補。故仲景治虛羸蓐勞。用當歸羊肉湯。大抵命火衰微。脾胃不能生氣血者宜之。補陽亦以生陰也。但助熱發瘡。血分素熱者不宜。

血　鹹平。解一切丹石砒硫及百草毒。乘熱吸黑羊血最效。○羊食百毒草。惟不食黃杜鵑。

肝　甘苦溫。緩肝風。瀉相火。明目。凡肝皆紫。羊肝獨青。合黃連用。

膽　苦寒。治風熱淚眼。赤障白翳。肝膽皆以青羯羊者良。臘月入蜜膽中風之。待霜出掃以點目。或待乾研末。或含化。名二味百草花膏。　羊目無瞳而能視。其肝膽尤明目。眞精內存也。

脛骨　鹹平。善登山。履險巖如平地。人云跡有磁石能吸鐵。蓋不必然。然以火爍金。金石所畏也消銅鐵。固齒牙。頭骨灰可消鐵。脛骨灰可磨鏡。悞吞銅錢。米飲調下。如杏亦屬火。杏仁消銅。同一理也。然輭堅如此。而可擦牙固齒者。則又腎命同居。陰陽相固。且骨以補骨也。

角中蟲　鹹溫。托痘瘡毒。

乳　甘溫潤滑。功略同牛乳。但滋陰不及。然可含漱治口瘡舌腫。又治蜘蛛毒。亦作酪酥醍醐。

屎　沐頭長髮。乾久。炒盡穢氣。煎水。

山羊　甘辛熱。古人謂之羦羊。羦音桓。眞純陽屬火之獸。色蒼黑而大。好居山石巖穴間。補虛羸。壯陽氣。大補元陽。然助熱作渴發瘡。

血　鹹熱。行血去瘀。續絕除傷。此血最熱。除傷去瘀之功甚速。痘瘡虛寒不起。用此托之。心血尤妙。但陰虛體熱者。食此令人發衄。

角　功用近羱羊角。今人多以相混。

羚羊 甘。辛。熱。出華山以西。秦隴漢中山中。居深林巖石間。走險如履平地。食百毒草。兩角長銳而曲。掛樹夜宿以遠害。獨角者最難得。

角 苦。鹹。寒。精亦在角。然肉甘辛熱而角苦鹹寒者。易云晉其角。又云姤其角。角上之窮。物窮則反也。角有掛木痕。然犛兕者可混。犀。山羊山驢者亦可混此。以背有腫節但較疏耳。究竟眞者瑩潔細好。紋如旋螺。非可及也。又此能碎金鋼石及鑌骨。火鋭之至。無堅不破。如羊角亦能消銅鐵。羊固屬火。羚羊尤火之精。夜常掛木。木火之母也。

補心寧神。宣布血脈。無堅不輭。無瘀不行。

兼平君相二火。降已亢之陽。除邪妄之熱。成光明之治。

火本一也。自其本於下而言。則曰相火。行於肝膽。自其著於上而言。則曰君火。秉於心君。惟相火已亢。則君火不用。而神明反昏。君火已勞。則相火不安。而謀慮不斷。此妄熱所以作也。若心主之神明宣著。百脈流通。則見火之明而不見爲熱矣。命門之水火相依。眞陽安靜。則見木之生而不見爲熱矣。羚羊火畜。而毓其精於角。炎上之至。著爲神靈。故專入於心。其輭堅行瘀。皆心化之布也。夜則掛木。木火之母。相依而安。故兼平肝膽之火。二火不妄。則不熱矣。故反見爲寒。寒以火之靖言之也。治驚癇狂越夢魘駭怒。瘰搐搦筋惕。解傷寒伏熱痘瘡毒熱。及心煩氣懣食噎諸症。行瘀積惡血腫毒血痢。明目去翳。解百毒。辟百邪。其鹹能輭。能散。能補。其苦能泄能降。能瀉。實能專於治心也。犀羊角功亦相近。但力不及耳。

豬

甘鹹寒。北方者大耳短喙。皮縐而厚。荆楚間者小耳長喙。皮厚不縐。廣中者肥圓短足而皮薄。

滋潤肌膚。和柔筋骨。通利臟腑。滲達津液。水畜也。易以坎爲豕。時日家以亥屬豬。周禮無豕人。當在冬官司空。因缺之故也。性好塗泥。善以喙掘地。食穢濁。處汙下。其爲水畜可知。然主在膀胱之水。非腎之先天水也。爲人家所常畜。日用奉養賓祭者。老皆不可缺。老人肌澤枯澀。尤賴滋潤以爲養。諸家本草。皆甚言其無益有損。是猶平日喫飯不見飯之益。及飽食傷胃。乃謂飯爲傷人。豈通論哉。貧賤經月無肉。及偶獲肉食。則筋力頓強。精神頓倍。孰謂無補哉。惟動風發疾則有之。蓋過於肥膩反易滯。如澤之聚水不流。泥汙相積。則臭腐而生穢翳濁熱之氣。多食肉以至生痰動風發痼疾。亦猶是也。若傷寒初起。及大病新愈。則忌油膩又不獨此也。

血 鹹寒。滑利大腸。尾血起痘瘡倒靨。猪血雖不益人。有時亦取用。如以心血補心。尾血起痘。是也。尾動而不息。爲血所注。故取之。或云宰時驚氣入心。絕氣入肝。心肝皆不可食。此則何畜不然。不足信也。

膽 苦寒。瀉火明目。殺疳。公猪者蒸熟食。點目。用汁。沐髮令光澤。外用通大便閉。和醋灌入肛門。

肚　健脾和胃。

肺　治肺虛咳嗽。用公豬者先渾煑。置管釜外。使涎出穢沫。乃去管割膜。則不生痰而能補矣。豬臟腑惟肚肺益人。然以心補心。亦能安神止汗。以肝補肝。亦可明目。肝下有小葉曰馬蹄肝尤效。以腎補腎。可瀉腎邪而安正。治腰痛。通耳聾。以大腸入大腸。可治腸風便血。以膀胱入膀胱。可治疝氣遺溺。惟小腸令人發瘡。不見有益。

脂　甘鹹寒。澤枯潤燥。可去血熱。解肉毒。利腸胃。潤肌膚。合瘡藥用之。以潤燥殺蟲。潤肺藥用之。以順氣止咳。○古人春膳膏香。香牛脂也。夏膳膏臊。臊狗脂也。秋膳膏腥。腥雞脂也。冬膳膏羶。羶羊脂也。惟不言及豬脂。豈賤之不用耶。抑四時皆和用耶。然其用為益多矣。至於骨髓腦髓。內則云豚去腦。以有穢毒之積。不益人也。今凡補虛羸藥中。用以和丸。是何取古人之所棄耶。

蹄　甘。鹹。平。補氣血。養虛羸。療風痺。通乳汁。豬肥重無筋力。惟四蹄有筋。以勝一身之肉。故精力在此。性好卧。起必先前蹄。尤爲有力。最益人。

蹄甲　治痰喘。及痘瘡入目。腸癰痔瘻。煅研。或左甲。或後甲。取其能去風熱。羊火畜。喜升高。力在角而苦。豕水畜。喜汙下。力在蹄而鹹。

野豬　甘。鹹。寒。形同家豬。但腹不大。脚稍粗且高。補養虛羸。袪風解毒。家豬生痰動風。此反補虛袪風者。其體實。非若彼之虛肥而滯膩。性燥動。非若彼之倦卧而氣壅不行。四蹄尤能袪風治痺。肚最消食。又解毒。以啖蛇故也。然滋潤悅澤之功。則不及家豬。

豪豬　甘。鹹。寒。非豬類。形似耳。項脊有豪如箭。能激射人。補心神。平相火。保肺金。順氣血。袪風。殺蟲。解毒。嗜苦參及諸蛇蟲蚯蚓。故能靖相火。除邪熱。治勞熱骨蒸止吐血衂血。清肺順氣。治逆經。療腸風血痔積熱。又解百毒。殺百蟲。

肚 甘苦。鹹寒。連穢懸陰處風乾。治小兒疳積。破諸熱積蟲積反胃膈食消渴。

地豬 甘鹹平。似豬非豬類。類貉亦非貉。一名豬貛。一名貒。足短而爪非蹄。色褐。補中益氣血。殺蟲。治疳積。亦掘地食蛇蟲。

犬 甘酸鹹溫 北犬高大。而瘦有懸蹄。垂耳長尾。南犬矮小而肥。無懸蹄。豎耳茸尾。南海外則有小如兎。茸毛如獅子。曰合叭狗。西北大者有茸毛。犬尾如獅。又謂之尨。其毛色不一。而犬狗互名。猶豬豕豨彘。並呼耳。或云大曰犬。小曰狗。或云有懸蹄曰犬。無懸蹄曰狗。古人皆未嘗如此分也。補肺氣固腎氣。壯營衛。強腰膝。嚴外衛內。搜邪祭姦。並畜也 易艮爲犬。取其止也。時日家以戌屬犬。戌火庫。亦金辰也。周禮犬人屬秋官司馬。是以爲金畜矣。其守昏亦金水之時。昔人未嘗言補肺。然食之則氣頓强。且酸能斂氣。是補肺矣。肺主氣。腎納氣。皆秋冬斂藏之令。所以安息陽氣而固存之。其能固斂陽氣。亦猶能守夜以固門戶也。肺得所斂則腎得所納。是以兼能補腎。故充實衛氣。掃寒濕。活血脈。强腰膝。自道家擯爲地厭。其功用不復詳矣。夫古人宗廟之禮。犬曰羹獻。鄉飲酒禮烹狗於東方。月令天子秋月食麻與犬。何世俗不知考則。惟崇異端而深戒也。但難烹爛。恐不化傷脾。且多食之亦傷脾。或云益脾胃。則不盡然。非不益。其功不在此。忌同蒜食。飽後忌茶。令人黃腫發渴。不可不知。內則云狗去腎。以苟淫也。今有用犬陰莖爲補助陽事者。是何去取之大相反也。

血 鹹。溫。辟鬼氣。敗邪術。犬於卦爲艮者。陽極於上而止。因能止羣陰也。先天位西北。秋冬之交。暮夜之時。斂藏之會也。後天位東北。則成終又以成始之用也。其象下再似肺。一陽爲主。百脈所朝。羣陰所止。又肺主皮毛。所以固衛一身之血氣。在面則象鼻。鼻爲肺竅。司息之出入者。艮爲土。爲石。亦爲金人知艮屬土。不知艮屬金耳。犬鼻最靈。齅氣而知禽獸之蹤。其以陽而止陰。昏夜能察鬼魅之形。是以邪僻皆畏之。蓋不止其血爲然。而血腥所觸。幽接神明。尤能無所不感。人每以豬狗血並言。而謂其帶厭抑知其非厭。且非豬血所可並言者。

心 甘。酸。鹹。溫。安神守舍。令人心靈。犬心有土氣。土金之母也。卧土上。百步外氣息微動。輒知之。夜雖睡。神自清。守黃庭。能不昧故也。治昏睡不醒人事。又心血合酒飲。治腸癰。

肝 甘。苦。鹹。溫。古人合腸間脂炙之曰肝膋。列爲八珍之一。

脬 甘。鹹。溫。膀胱也。止小兒遺溺。治疝。

骨 燒灰。治骨哽。消肉積。

豻 甘。酸。鹹。溫。胡地野犬也。或蒼黑。或蒼黃。中國山中亦有之。色遜其美耳。皮作裘服。玉藻所謂青豻也。山中人曰茅狗。又曰山狗。常徹夜鳴吠達旦。古人以其善守。故圖象獄門。世乃以配井宿。而誇其能食虎豹蛟龍。皆妄誕也。**功用同家犬。**好盜食雞。

狐 甘。溫。似犬而大。前小後。茸尾。有蒼黃紫白諸色。而黃爲多。白與元皆難得。古者人君狐白裘。取頷下白嗉合成之耳。故曰千金之裘。非一狐之腋也。其爲物多壽而有妖氣。世每云狐精。或尊曰仙。南方少。不知其狀。則指貍而合呼名云。**其妖在首。**內則云狐去首。

豺 甘。苦。酸。溫。似犬而瘦。足高。性不傷人。有縶之牛豕亦不害。好羣遊。亦有獨行者。曰獨豺。更矯桀
補虛勞。攻堅積。長氣力。消骨哽。昔人謂不堪食。令人瘦。然山中人腊之爲良藥。
病久虛羸。稍食此則神氣頓足。骨力頓强。若食傷肉傷堅積者。煎脂服之卽消。且不損眞氣。是則昔人之言亦

多有未盡矣。

令人渴。凡犬類之肉。多令人渴。此能食虎。必近水乃殺物。性畏渴也。

狼 甘溫。亦似犬。高前廣後。白頰尖額。性殘暴。成羣則害人。膏肥腸少回曲。故糞烟直上。烽火用之。老則頷下有胡如黃牛。補養虛勞益氣。古人田獵。春獻狼。貴其肉之雋美也。腑間脂尤佳。內則所云小切狼臅膏。雜稻米爲酏也。功略同豺。

貓 酸甘平。家貓捕鼠者。食之令人骨輭。

貍 甘平。蒼黑黃斑駁色。盜家雞者曰野貓。形似也。嗜瓜果者曰果子貍。面白者曰玉面貍。渾身皆脂。味最肥美。尾如牛者曰牛尾貍。斑文明好。臍有香如麝者。曰文貍。又曰香貍。犬而尾長。白黑相間至九節者。曰九節貍。九節尾之大如豹者。曰程。有青程麻程。此類亦爲妖蠱。伏夜出。自是陰物。時有鬼氣憑之。或云神貍身自具牝牡。則亦妄也。今多合狐稱之。其妖在脊。內則云貍去正脊。

臍　香辛溫。功用同麝。力稍不及。今多混之。稱爲狐麝。更謫胡麝。然亦不易得。

虎　甘酸熱。淺毛者曰猫虎。深毛者曰馬虎。又曰披鬃虎。面稍尖。長足。前四爪。後五爪。其前後皆五爪者。曰貙虎。各有黃斑黑斑二色。長膽力。壯筋骨。消食積。化骨哽。肉理粗。有朽氣。不甚美。

肚　甘溫。治反胃。連糞新瓦煅研末。佐以他藥。虎肚亦可。止可治食隔。

骨　辛熱。前脛良。然用各有當。李時珍曰。辟邪。治驚癎。瘧頭風。宜頭骨。治手足風。宜脛骨。治腰脊風。宜脊骨。從其類也。追風辟邪。健筋力。壯志。消骨哽。補命。益肝。攻堅。瀉肺。龍陽物。而骨主收斂。虎陰物。而骨主宣散。龍屬肝木。骨反補肺瀉肝。虎屬肺金。骨反補肝瀉肺。其故何也。曰此猶木作酸主收澀。金作辛主宣散也。且龍興於至高而雲從之。則斂陰補肺可推矣。虎嘯於深山而風從之。則追風補肝可推矣。龍雖潛伏。而神明之用全。虎以咆哮。而作强之功出。故龍主補心君。而虎主補腎命。能治風痺拘攣。骨節疼痛。驚恐失志。及腹中痼冷沈寒。積聚。辟百邪。止瘟瘧。有塡精益髓之功。而追風之力。亦於是著焉。其在天則東方青龍。房心大火。日在大火而物藏。西方白虎。參伐實沈。日在實沈而物盛。陰陽互根也。

膠　辛。鹹。熱。宜全骨熬。功同骨。而滋益從容。然不若骨之可以因病分用。

虎威骨　佩之可辟邪。在尾上。欲作威必先舉其尾。

鬚　用剔齒去風

睛　治驚癎小兒夜啼。合竹瀝用。○或云虎夜以一目放光。一目視地。死則目光落地下。掘深數尺得之。爲虎魄。未知果否。

豹 甘。溫。貍類耳。或云與虎同產。非也。西北戎中錢文赤黃者。日下有光。霜雪不近。古所謂赤豹皮甚貴。勝於貉。北方土豹亦貴重。西蜀有白豹能食銅鐵。即貘。又名白澤是也。其餘則色多蒼黑文如艾葉。亦間有金錢文者。威力皆不及虎。

骨 多與虎骨相混。功用亦略同。

貛 甘酸平。亦作貆。似犬而小。與貒同穴。貒豬貛。貛狗貛也。殺蟲治疳。常食蚍蝣。

貉 甘平。似貛。亦曰金毛貛。好睡。皮可裘。同貛。

獺 甘鹹寒。似犬與貓。然長身短足廣額修尾。紫黑黃白數色。大者曰獱。亦有妖氣。益陰殺魚蟲毒。忌柿同食。

肝 甘鹹苦寒。治傳尸鬼疰。疰症令人寒熱。沈沈默默不知病之所苦。而無處不惡死後傳人。乃至滅門。古人云端午日有雨。過後伐竹。節間有水曰神水。取以服獺肝丸。能殺鬼疰。愚按三尸之說。上尸好貨。中尸好味。下尸好色。是則以心脾腎言之耳。貨利聲色。滋味之欲。縱而不返。則癆瘵之所由來。癆瘵深則精神日昏。氣血耗而有寒熱。沈默不知所苦。無處不惡者矣。此醫緩所指晉侯之病爲蠱者。正此類也。豈眞有尸蟲尸鬼云哉。然人之陽氣衰憊。則陰鬼乘之。正氣勞倦。則蟲蠹生之。所謂尸疰。固亦有焉。此物晝則伏處。夜則食魚。處則在陸。食則於水。是有入陰幽隱伏之處。殺其蟲蠱之理。而肝又其陽之發於陰中。主雷龍之氣。宣發生之令者。故主殺腹中之蟲。所以治此症也。肝主謀慮決斷。所以和陰陽而治其沈沈默默也。古人謂諸肝皆有葉數。惟此肝一月一葉。其間又有退葉。則殊不然。予親見幾次。留心審視。肝皆如常。未嘗見一月一葉也。

骨　治魚骨哽

飛狐　皮可催產。覆產婦身。胎即下。○形似貍獺。四爪在翼末。身尾皆長如蝙蝠。而不及其善飛。色紫紺。居山中。食雲氣火烟。俗曰飛虎。或云善淫。亦有妖氣。以猿爲牝。即莊子所謂猵狙以爲雌者。

馬　甘。酸。寒。益氣長力。動風發毒。火畜也。午屬馬。又大火房心主馬。周禮校人趣馬諸官皆掌於夏官司馬。是爲火畜。其肉發瘡毒。披鞍下脊肉爲恒着力處。多鬱濕熱之氣。有瘀血之積。尤毒。其肝無膽。是相火併在肝。肝更毒。均不可食。今人不知忌。雖不至即受害。亦癰疽疔毒熱疫所由來矣。

溺　鹹。辛。寒。殺蟲。破癥積。治反胃。汗血溺皆有毒。人有破傷處。見之必焮腫。然以毒破毒。且順而下行。故有殺蟲破積之功。

驢　甘。寒。動風發毒。略同馬肉。

溺　鹹辛。寒。功用同馬溺。能治反胃噎隔者。亦如雞矢醴之治鼓脹也。雞木畜。以其矢治大陰脾之結。馬驢火畜。以其溺治太陽小腸膀胱之結。皆行其所舊行之路。以潤之輭之因而行之。使下達焉。是宜其効也。

阿膠　甘。鹹。平。東阿縣阿井水熬黑驢皮成膠。以黑光帶綠色夏月不輭者佳。或麪粉或蛤粉或蒲黃炒。或酒或水或童便化。各隨宜制用。

補肺固氣。澂清腎水。補心和血散熱滋陰。皮本屬肺。膠則有粘固揫斂之用。然潤而不燥。補肺而得其和平。取驢者。凡畜皮多動風。驢爲甚。熬成膠則水火之化匀。且得所凝定而風靜矣取黑者以其滋陰。且下入腎。必阿井者。其水即泲之伏流。性沈善伏行而能澄汙濁也。膠本能澂水。而鹹以瀉腎。去下極之汙濁。然瀉而能滋。則不傷腎氣。膠亦血液之類。而甘鹹補心。其膠而不滯。滑而能行。則和血去瘀之道。氣血平和。則風熱不作。而陰得所滋矣。故能潤燥化痰。治虛勞喘咳。止吐衄及腸風血淋。血痢。大小腸心肺之表。治腰酸骨痛。血痛血枯。月經不調。崩帶胎動。以能澂清腎水。則邪熱去而肝木亦得其平。然愚謂濟寧東平濟南之境。凡地下得泉。皆沛水所伏。何獨東阿。牛馬之皮亦皆可膠。膠則滋補。何必黑驢。今之用藥者。殆亦多重名也矣。

騾 甘酸寒。驢父馬母而生。**不益人。**

駱駝 甘鹹平。北方大畜。高丈餘。首如胡羊。無角。長頸。脚三節。蹄如蒜子。如米囊。背有生成肉鞍。其鞍峯味最肥美。力負千斤。日行千里。能知泉脉。嗜鹽。**益氣血。壯筋力。**最畏熱。熱逼則結黃。人多以亂牛黃。

象 甘鹹平。南方大獸。高丈餘。形壅腫。如豕。大耳長鼻。食則以鼻卷之入口。有長牙。下兩牙長於上。自珍之。脫則埋焉。四蹄如囊米。西南夷畜之。以資乘載

皮 外用斂金瘡。皮最厚。夷人以鐵鈎鈀之。援上而乘。鈎破處見星即合。故燒灰以傅金瘡或熬膏用。皆可立愈。

牙 拔肉中箭簇惡刺。刮末合醃肉搗傅。覺大癢自退出。

膽 功用同熊膽。亦能辟塵明目。○人言其膽不在肝。春在前左足。夏在前右足。秋在後右足。冬在後左足。此妄也。但在肝不定一葉。有時藏隱難見耳。又云身具十二生肖肉。惟鼻乃其眞肉。故傷之則死。亦妄也。但身肉壅腫。鼻上肉薄。又用力所在。故不可傷耳。

鹿 甘溫。黃質。白章。歧角。性淫。一牡交十餘牝。卧則曲身以口接尾閭。故能通督脈。擇草而食。如鹿竹鹿葱鹿韭鹿銜草及青蒿黃芩之類。故多壽而肉亦養人。**補脾胃。益氣血。補助命火。壯陽益精。煖腰脊。**功用似羊。其能補命門。更以通督脈食艮草之故。然麞鹿之類。不足於魂每善驚而多妄。古云麞鹿無魂。非無也。蓋陽氣之動方盛而難遏。其魄不足以拘魂。則妄而無主耳。故鹿麋麞麂肉。雖養人而助慾。使心志迷惑。此不可不知。又古人食鹿去胃。則未知其故。

血　鹹。熱。**行血去瘀。續絕除傷。**與山羊血同。而性較中和。

鹿茸　**甘鹹。熱。**夏至角解。舊脫新生。纔出者爲茸。長二三寸。分歧如馬鞍。色紅瑩。破之如朽木者佳。未分歧者尤佳。或酒或酥微炙用。不可齅。恐有蟲入人鼻。**大補命門。生精益髓。長養氣血。健骨強筋。**甘無不補。鹹以輭堅。而纖長增高。不惟補心。亦補命火。物非輭不生也。此自夏至到秋不兩月。輒大十餘斤。歧分而八。血氣生長堅實。未有如此之速者。首爲諸陽之會。陽氣更鍾聚於角。常通督脈。督脈即命門所主。而上達巔頂。其補命門而益精髓。長氣血。強筋骨宜矣。凡腰腎虛寒。四肢冷痛。頭目眩暈。及崩帶遺精。癃疝痘瘡不起者皆宜之。然非相火衰。不當用此。

角　鹹溫。生得者良。山中自解者。血氣已枯。功力不足。剉末酒沖治折傷。醋磨塗癰腫。輭堅散結行血去瘀消腫辟邪。有夢與鬼交者。服鹿角酒則鬼精自出。蓋鹿固陽物也。

膠　甘鹹溫。寸切血角。浸河水七日。刮淨。桑柴煑七晝夜不絕。去渣取淨汁。加無灰酒熬成膠。強陽益精滋補氣血。他膠滋陰。惟鹿與虎則專補陽。虎骨力猛。銳於攻邪。鹿角稍中和。一於補正。

角霜　甘鹹溫。所熬未化之角。入醋少許。煑乾取搗成霜用。補陽益精。用膠猶有滋意。此則一於補陽。

鹿鞭　甘鹹熱。強陽事。陰莖也。古人食鹿去胃。食狗去腎。則此豈宜用乎。○鹿筋味甚美。今以充饌。宜能補養筋力。

麋　甘溫。似鹿而稍大。牝皆無角。色蒼黃。背有鬟毛。人稱馬鹿。目有四。非眞也。目上二竅似之耳。補腎益精。健骨充髓。略同鹿肉。

血　功同鹿血。

麋茸　甘鹹溫。冬至角解。古人云鹿陽獸居山。感一陰生而解角。麋陰獸居澤。感一陽生而解角。陰陽既殊。補養亦異。但茸難辨。惟以親得於夏冬之時分別之耳。功同鹿茸。麋鹿既別陰陽。功用似不能無異。李時珍云鹿補右腎精氣。麋補左腎血液。是或一說乎。然鹿茸在夏至。是順陰氣。麋茸在冬至。是順陽氣。鹿雖陽。茸則能滋血液。麋雖陰。茸則能補精氣。又未嘗非一理也。要之皆踰月成角。氣血驟長之功。自無不同。愚謂鹿得山氣多。感陰而角解。應宜男子。麋得澤氣多。感陽而角解。應宜婦人。以是分而用之。其於理或有當乎。

麕　甘。溫。麞也。似鹿而小。無角。性善驚。少神志。故云無魂。補益脾胃。略同鹿肉。

麂　甘。溫。似麋而小。亦四目。牡有角。只兩歧。補益略同麋肉。

麝　甘。溫。似麞而口露懸牙。色蒼黑。食蛇蟲。出漢中。新安亦有之。味不美。

麝香　辛。鹹。溫。香聚於臍。臍即陰莖。露處食香草毒物。精皆萃此。捕時則自剔出。香之所落。草木黃萎。故獵者不用犬逐。惟察蹤張罝罟網之。急縶四足。緊縛陰莖。捋取之。是爲當門子。否則難得生香。若殺後則香散入血。功力劣矣。不可近鼻。防蟲入腦。竄走經絡。外徹九竅。內透骨髓。攻堅逐壅。辟中外忤。經絡閉塞。九竅不利者。必賴此開導。治癥瘕瘴瘧痰結冷癖。外傅散癰疽瘀血。解毒殺蟲墮胎。凡瓜果觸之則落。故消瓜果積。酒醴觸之則敗。故解酒毒。然損人眞氣。不得已乃少用之。勿以恆鼻爲快而居恆佩服也。

猴　甘酸溫。形似人而無脾。不忍食之。味亦不美。

猿　甘酸溫。似猴而長臂。或黃或黑。鮮白者。居木上不落地。飲則相援靑入山澗。迭換而下。

猱　甘酸溫。似猴與犬。能食猴。援木尤捷。長尾仰鼻。雨則以尾塞鼻。倒掛木上。前掌有白毛如印。首色蒼黑。腰以下黃。又能吹尾作角聲。有妖氣。然羣居慈孝有義。故先王畫之於宗彝。一名狖。今人或合稱之曰猱狖。狖音又。

熊　甘溫。黑色者今所謂豬熊也。形似豬。亦似犬。前後掌皆如人足。善援木猛摯。力能拔木。冬蟄夏出。蟄則不食。常自舐其掌。故美味在此。補中益氣。潤肌膚。壯筋力。

掌　甘鹹溫。滋補氣血。祛風去痺。續絕除傷。汁膠粘。故滋陰續絕力勁捷。故去痺除風。

膽 苦寒。膽爲相火所行。而味苦能瀉相火。此凡膽所同。龍雷有所潛而後爲飛躍掣擊之所從出。此膽之所以决斷也。獸惟熊類有蟄而木居。故有類於龍。而得木氣爲多。其膽得木之精也。膽本清淨之腑。熊膽尤清淨善辟塵。撲塵水上。試投少許。則豁然而開。故特異於他膽。平相火瀉心火堅腎水殺蟲䘌。鎮驚治癇。清心寧神。明目去熱。磨汁點目。去赤腫。退翳膜。塗痔瘻脫肛。殺下部蟲。

脂 甘溫多脂。而潤肌膚殺蟲䘌治疙禿。性亦食蟲豸。冬尤盛。故殺蟲。凡濕熱蒸於皮膚血熱而皮燥。則蟲生焉。若皮膚潤澤和柔。蟲無所容矣。故凡脂皆殺蟲。而此治疙禿尤効。

羆 甘溫。赤黃而大者。今所謂馬熊也。長頭長鬣高脚。力尤猛摯而憨。善矯引屈伸。以舒筋力。功用同熊。肉稍粗。

膽脂 功用皆同熊。心胸間有白毛作十字。此處脂尤厚。謂之熊白。

魋 甘。溫。黃色而小者。今所謂狗熊也。功用同。

猩猩 甘。鹹。溫。形似豕。而能人言。出交趾。今指為人熊。又傳其嗜酒著屐致被擒。血可染朱。是殆難信。古以其脣。列為八珍。未見其有功用。所稱猩猩紅者。則言其血之紅耳。○又南交有狒狒。長脣反踵。見人則持而笑。笑則脣蔽其目。反被人戮。亦曰人熊。二者每混稱。俱不足據。

鼠 甘。鹹。平。其類至不一。但逃可供食用者。殺疳治瘦。善穿穴食蟲。故能殺疳蟲。治鼠瘻。骨不可併食。令人瘦。

腎 乾。佩之。令人相愛。有紋如綬。謂之鼠印。

膽 苦。寒。取汁明耳目。能夜視。善竊聽。故滴目可明。且滴耳治久聾。無肝。其膽附膈間。色白不青。故難尋覓。非隨死輒消之說也。

矢　甘。鹹。寒。用兩頭尖雄者。治傷寒勞復及陰陽易。動於夜而陰往陽來之義。故取其意以治此各症。用矢者氣化之餘。有通而去之之義。古方治男子陰易腹痛。愚意治男子陰易以雄矢。治婦人陽易以雌矢。

田鼠　甘。鹹。平。大於家鼠。尾稍短。功用同。

松鼠　甘。鹹。平。似家鼠而頭圓茸尾。又名栗鼠。居樹上。輕捷如飛。食榛栗諸果及蟲豸。能擒齧家鼠。中原者形小毛淺。北方胡貉中者形大毛深。即貂也。殺疳治瘦消瓜果積。

鼴　甘。鹹。平。似田鼠而大。居地穴。鮮見風日。見日則目昏。竹鼴食竹根。茅鼴食茅根。肥腯而美。養陰除熱殺疳䘌治癆瘵止消渴。居地下故養陰。常食茅竹根。故治癆瘵。止消渴。

大抵功用同兔。

石鼠 甘。鹹。平。缺脣。八竅。似兔。色純白。亦有雜黃者。耳長目赤。雌常舐其雄。可家畜。生子不令人見或亦如兔之從口出歟。養陰除熱。功用似兔。

兔 甘。鹹。微寒。缺脣。長鬚。長耳。短前足。色黃褐。或灰黑。亦有白者。穴居。人言無雄。望月而孕。非也。自有雌雄。但只八竅。無前陰。難辨耳。曾見搏治。腹有睪丸二枚。非雄而何。昔人云雌舐雄毫而孕。及其生子。從口而出。故名兔者。謂吐出也。養陰除熱。治癆瘵。止消渴。保肺氣。清腎水。療吐衄。其孕雖非望月。然秋月明則兔多。蓋實得明月之精。稟金水之氣。水精皎潔。而相火不妄。則其目最明。故禮記兔曰明視。肉能養陰。可治骨蒸勞熱。及消渴吐衄。昔人多忽之。○孕婦忌。防子缺脣。

血 鹹。寒。逐血中痼熱。稀痘。治瘡。冬取活兔血。和蕎麥麪。加雄黃四五分。丸如菉豆大。初生小兒。乳送二三丸。徧身發紅點。後遂免出痘。雖出亦稀。按兔血可治一切血熱。

肝 甘。苦。鹹。寒。平。相火。瀉心火。安心神。清腎水。明目。治痏殺蟲。勝於獺肝。

明月沙 甘。鹹。寒。兎矢也。無前陰而尻有九孔。矢散出於其間。此異他獸矣。矢雖糟粕而得陰精之化。甚純故有此名。養陰。除熱。緩肝。補心。保肺金。清腎水。治骨蒸勞熱。殺尸蟲。去痏癘。止吐衄。愈消渴。破結熱。明目。去翳。痘後尤宜之。

蝟同猬**皮** 苦。平。形似鼠。尖首短足。腹下赤。如生肉。體則攢毛外刺。見人則卷縮首尾四足於腹下。圓如栗房。大如拳。黃褐色。治腸風痔瘻。或炙研油調敷。或煎水服。淮南子云。猬使虎伸。以其能入虎腹食其腸胃。當亦能入人腸胃。去其瘀血積熱之毒。且居地下穿穴。搜毒固其能也。

脂 滴治耳聾。傅治陰腫。皮灰亦治陰腫。大約主治同鼠。**膽** 點痘後風眼。

介部

有殼者皆介蟲。無殼而附在介蟲者。居在水石間。則皆介蟲。且羽毛鱗介中皆有裸者。猶土之分寄四時也。

龜 甘。鹹。寒。周禮掌取互物。以時籍魚鱉龜蜃。則龜之供食。古人以爲常矣。**清腎。補心。滋陰。養陽。通心靈。靖妄熱。行諸血。平百脈。** 首常縮入腹。不食不飢。故以爲能通任脈。然介蟲屬水。而此味鹹則瀉腎補心何也。曰凡介蟲之類多鹹。水之潤下作鹹也。故多補心。鹹則輭堅而補心。此化極而反。其固然矣。心則屬火。乃補心而又曰滋陰除熱何也。曰心少陰火也。處陰而靜則神明宜著而不熱。逐陽而動則神明偏著而反暗。妄熱生矣。故補心則能除妄熱。鹹輭堅何以補心。曰輭堅者調和布散之意。心之神明偏著。則苦其堅。堅則窒。心用血而主脈者。有所窒而生熱。則血或瘀或妄。而百脈失其和。故輭堅所以補心。凡介蟲中虛。陽而含陰。陰麗於陽。皆有心象。故離爲鼈爲龜爲蟹爲蠃爲蚌。龜肉之補心。無容疑矣。治骨蒸勞熱吐血衂血腸風血痔。凡陰虛血熱之症。予族姪患瘵。日以此供食。朞年而愈。

殼 甘鹹寒。殼皆可用。今重腹甲。謂之龜板。以腹尤至陰也。又以自死者爲敗龜板。謂得陰氣之全。愚意不然。凡只用數片入煎劑。則宜龜板。若丸散。則當全用何必敗龜板。或醋或酒或酥。隨宜炙用。**其甲外周得氣之全。功用與肉同而力尤貞固。**入丸散必用甲。

膠 **甘鹹寒。**熬法如鹿角膠。**滋補尤宜。且兼養肺。**

陰龜 **甘鹹寒。**山龜也。頭扁大。難縮入腹。居山。**滋陰清熱。治久瀉久痢痎瘧。去瘧母。殺疳䘌。**補心清腎之功。不如龜。以其陸處也。然能治久痢老瘧。凡瘧痢皆起於暑。

此能滋陰清暑。爲治其原。又鹹能輭堅。以破其寒熱之結聚。在山常食蛇蟲。故治疳䘌。

瑇瑁 甘鹹寒。亦龜類。六足。肉可食。殼薄。可飾器物。

鼈 甘鹹寒。腹下純黑者佳。純白純赤或黑點者均可食。黑點成五字王字及三足與山鼈均不可食。忌莧菜雞子同食。緩肝補心滋陰和血保肺潤燥。鼈亦介蟲。補陰而色青入肝。故能清血分之熱。除瘀散結。兼能清補肺金。長於治瘧治痢。蓋肝肺持平者。凡瘧痢之起。皆先傷於暑。繼傷於清。傷暑則肺氣促。傷清則肝血凝。二者交爭。清勝則瘧。暑勝則痢。故治此宜和陰陽。亦持平之法也。其滋陰則能勝暑。行血則可勝清。故古人有糖鼈湯。煮鼈加生薑沙糖食之。勿加鹽豉。以治瘧痢。此與薑茶散之意同。亦良法也。

殼 鹹寒。殼色綠。甲止八肋。古云九肋爲勝。醫家難其餅以示異耳。或醋或童便隨宜炙用。瀉

腎水之邪熱。輭肝血之堅積。治陰虛鬱怒房勞積濕之勞熱骨蒸。元氣久虛。氣窒
血凝之瘧母。更治脊痛腰痛積血癥瘕。及經阻經妄。亦
治腸癰腸風痔瘻。及諸瘡腫斑痘。蓋鼈甲雖色青入肝。
多主血病。而形穹上覆。分布八肋。則實有肺朝百脈之
象。其斂陰和血而通百脈。又能無所不周也。亦可治驚
癇。

卵　鹹。寒。治久瀉久痢。醃藏久愈佳。○膽味辛。不須去可以去腥氣。內則鼈去醜。醜鼈
竅也或云頸間有骨形如小鱉能毒人　又能清暑氣

黿　甘。溫。形如大鼈。頭多疙瘩。紅白如癩。故曰癩頭黿。巨者廣博丈餘。然此自一類。或謂以鼈爲雌。則妄
也。死不瞑目。斷其頭懸之。猶能顧眄。口尚嚙物。掛肉架
上。惕惕而動。下垂及地。偶有所觸。驟縮而上。必烹之至
爛。肉乃死。益氣力。強筋骨。明耳目。黿鼈皆無耳。以目聽。目雖死皆不瞑。偶動輒聞。故食

其肉。皆能聰明耳目。

蟹。鹹寒。其類不一。大者蝤蛑。曰青蟹。曰毛蟹。曰稻蟹。小者石蟹。曰金錢蟹。皆可食。惟蟛蜞長足蟹。及獨螯六足無毛者。皆不可食。溫台間有輭殼蟹曰蟳。味尤美。食蟹忌荆芥。烹蟹不可食其湯。令人瀉。中其毒腹痛瀉泄者。紫蘇藕節皆可解。凡醃蟹見燈即沙。入蒜則不沙。補心瀉腎。除熱去瘀。輭堅散血續絕除傷。其輭堅即其瀉腎也。其散血即其補心也。蟹以善解得名。凡八足二螯之類皆善解散。其抱子也。子出而母成空殼。身足解散矣。壁蟢蛭蟷蜘蛛之類皆然。且鹹主輭堅。故能敗漆。其破結散血解熱去瘀之功可想矣。然善解則又善續。二螯八足中。皆髓所充滿連屬。蓋其布散無所不通則連貫無所不合。故筋絕者。取蟹黃足髓熬納瘡中。筋即復續。骨節脫離者。生搗蟹合熱酒服之。以渣罨傷處。半日可復合。又性橫行。故能強四肢筋力。大力丸用之。但多食寒胃。能墮胎催生。下死胎有蟹爪湯。○人云其螯燒烟能集鼠於中庭。未知果否。

蚌 鹹寒。即江湖池澤中蛤蚌之大者。清熱滲濕。解渴除煩。醒酒利小便。凡蚌類皆有鹹味。皆能輭堅。不必在海中者。

殼 鹹寒。煅灰治頑痰。止咳嗽。清心保肺。煅灰則味兼辛苦。故瀉肺降逆。加以鹹之能消頑痰。則咳嗽無不自愈矣。

蜆 鹹寒。行潦山澗中蛤蚌之圓而小者。與蚌同。

殼灰 除血熱。斂虛汗。殼中色紫。故兼入血分。餘同蚌。

蛤蜊 鹹寒。海蛤之小而肉色黃白。形如鉞斧者。功同蚌蜆。滋陰明目。

文蛤粉 鹹寒。即蛤蜊殼之有花紋者。功同牡蠣。見後。

淡菜　鹹。寒。海蛤之稍圓大者。一名蝛蜼。一名東海夫人。隨波動盪。進而不退。肉形圓長。中拆而含微毛。或有珠。補心瀉腎。養血滋陰。餘功同蛤蜊。治勞熱骨蒸。須多食乃見功。若數兩作丸散。未有大効也。

抱魚　鹹。寒。海蛤之更圓大者。其肉中實。不似淡菜之含沙。中亦時含有珠。今訛曰鮑魚。功同淡菜。

西施舌　甘。鹹。寒。肉色黃白。形如人舌。味甚鮮美。

江瑤柱　甘。鹹。寒。肉柱突起。形如寶塔。味甚甘脆鮮美。爲海菜中第一。功用無可考。

蚶　甘。鹹。平。亦蚌蛤也。殼形圓厚。有溝楞如瓦屋。故又名瓦楞子。肉含血而色赤。補心血。散瘀血。除煩。醒酒。破結。消痰。蚌類無血。此獨有血。

殼 甘。鹹。平。火煆醋淬三次研末。**攻堅破瘀**。去一切痰積血積氣塊。破癥瘕。攻瘰癧。

蟶 甘。鹹。寒。海蚌之狹而長者。大如指。肉分兩歧如箝。色赤。閩有竹蟶。殼形如小竹管。味尤鮮美。**解渴醒酒除煩去熱**。生食大寒。令人瀉。乾食稍平。能補心滋陰。

鏡面魚 甘。鹹。平。一邊附石而生。一邊有殼如蚌而扁厚而瑩白。裏邊有孔。或五。或七。或九。肉中亦或含有珠。**補心緩肝滋陰明目**。又曰明月魚。可治骨蒸勞熱。解妄熱。療癰疽。通五淋。治黃疸。

石決明 鹹。平。即鏡面魚殼。鹽水煮。或麪裹煨。研細水飛。**去風熱明目除骨熱通淋**。主治明目。內服除青盲內障。及骨蒸勞熱。利小便。去淋瀝。外點退翳。投末甕中。可治酒酸。

珠 甘。鹹。寒。蚌類皆生珠。雖河淮江湖中者。亦時有之。古人珠取於淮浦。漢以後取於交廣。蚌含月精。

月明生則肉日滿。月魄生則肉日消。其孕而有珠。則更毓明月之精而成者。陸農師云蚌無陰陽牝牡。須雀化成。故能生珠。專一於陰陽也。愚按蚌無陰陽牝牡固也。然雉化爲蜃。雀化爲蛤。亦一時偶有耳。水中自有蜃蛤。乃氣化而生。若必待雉雀之化。則溪澗汚澤中。此物不少。安得許多雉雀化此也。

補心緩肝養肺清腎定魄拘魂保精安神聰明耳目除熱毒去浮痰

月之體黑。其魄也。腎水也。精也。受日之光而生明。其魂也。心火也。神也。蚌之毓精於月。而月明亦猶是。毓而成珠。則其以魄拘魂而不散。以精凝神而不離。是如老子之所謂載營魄抱一能無離。魏伯陽之所謂坎離交媾矣。故珠能鎮心安神定驚。去癇。洗濯肺金。澄清腎水。以點目則去翳膜。以綿裹塞耳則通耳聾。以傅面則去斑痕悅顏色。以傅癰疽則去瘀肉生新肉斂瘡口。以治產難則下死胎胞衣。但須新潔未經鑽綴。圓白如菉豆大之珠。乳浸三日七日。然後研細用。若藥肆中細碎水花珠。只宜瘡科。未能有補心安神諸大功也。

牡蠣　**甘鹹微寒。**海濱石岸鹹水激沸凝成如石，是爲蠣房。形如蚌房，每房有泡子稍起，房中含肉。採者以鐵鉤破其泡，就鉤取其肉，朝取夕生，夕取朝生，此取彼生，彼取此生，晝夜不息。水濱恆嘖嘖有聲。肉作湯食甚鮮美，醃之貨四方，曰蠣房醬。**清肺補心，滋陰養血。**得金水之精，以入心而滋陰養血，能解渴醒酒，去熱除煩。閩人言海濱食蠣房者少疾多壽，養心血之功，蓋不誣云。

殼　**鹹濇寒。**附石而生，駢聯如岡阜，殼即海石耳。然房中藏肉處，如有曲穴而光滑若螺蚌，採者連房斲取以入藥，即牡蠣殼。醫家每云左顧牡蠣，亦無所辨爲左顧也。或生用，或煆粉，隨宜制之。**補心斂神，補肺固氣，瀉肝和血，清腎去熱，散有形之結聚，斂無形之氣化。**止汗安神，止嗽解渴，大補心肺之虛，止遺精崩帶，治溫瘧，止虛勞煩熱，退骨蒸，大瀉肝腎之邪，破結痰，消瘰癧結核，散老血，除血痢癥瘕，厚大腸，止瀉去瘀，利小便，能縮能通。

黃螺　甘鹹寒。田螺也。形圓。殼薄。而黃。肉不黃。益脾胃。除濕熱。利三焦。通水道。生於土而味甘。故益脾胃。鹹故滲濕去熱。殼形盤曲。而肉能脫殼以出。且多涎滑。故通利三焦水道。止渴醒酒。治脚氣濕腫。療黃疸。利大小便。搗碎入鹽少許。敷臍下寸三分。通便閉甚効。敷兩股脚氣。隨愈。加麝少許敷臍下以火熨之。治噤口痢。令思食。點目去赤腫。搽痔及狐臭皆効。

青螺　苦鹹寒。生溪澗中沙石上。殼肉。汁色皆青綠。形稍尖長如小指頭。味苦而鮮美。補心氣。瀉心火。平相火。解暑熱。明目散血。利三焦。通水道。味苦瀉火色青入肝。除煩解渴。醒酒。利大小便。尤平暑暍。大抵功同田螺。而効更捷。但不利脾胃。

土螺　鹹寒。生海濱泥滓中。浙人曰土蛈。殼扁薄如豆。殼肉色青綠。生醃食之亦鮮美。除煩醒酒。

蝸牛　鹹寒。生墻壁及山石上。一名蜒蚰螺。殼圓而扁薄。肉角二。故有牛名。目在角上。負殼而行。行則有涎布地。好緣草木。居葉下。涎盡則枯死。亦**療毒瘡血**

有生而無殼者。直名蜒蚰。能食蠍及蜈蚣。

熱。擣和酒服。或龍眼肉包而吞之。治血瘋瘡。及楊梅瘡。**蟲蠍螫毒**。擣塗蠍及蜈蚣咬傷。

車渠　鹹寒。海中大螺也。

貝　鹹寒。大小厚薄紫黑黃白斑駁不一。古用為貨。以之買賣。肉亦可食。**功頗近珠**。煅灰用鎮心安神。墜痰明目。

鰕　甘鹹溫。最細者曰米鰕。稍大有長股二支者曰公鰕。大者曰對鰕。游水中數退而善躍。生則色青。死則色赤。其孕子附腹外。**壯陽道助血熱下乳汁**。居水中而性燥急。色赤好動。動命門火。壯陽道。發瘡毒。托痘瘡。多汁而滑。又子附腹外。故能下乳。性亦滑腸。可湧吐風痰。

海馬　甘。熱。壯陽道。亦蝦類。

鱟　鹹。寒。鱟音候。海中介蟲。如蟹。八足聚腹下。長尾如鐵鞭。形又似木杓。其殼當脊中橫斷。可屈伸俯仰。雌大雄小。雌常負雄。故謂之鱟媚。血色青如藍靛。

烏鰂　鹹。平。一名墨魚。出東海。大腹。首足聚於腹下。八足皆肉鬚。耳形如算袋。故有秦皇渡海遺墨袋所化之說。常吐黑汁自覆。人因取之。或云腹有墨。以書字踰年乃滅。則妄也。捕則足據石上甚固。故又名章距。又名章邯。其身無骨。只背一骨。長扁如鯽。魚目皆圓。此獨一邊平。如半珠。補心通脈。和血清腎。去熱。保精。作膾食。大能養血滋陰。明目去熱。

海螵蛸　專入血分。生新血。去瘀血。通血閉。止血脫。聰耳明目。即墨魚骨。扁長一片。色白。輕脆如硝。或炙或生研用。此魚無血。黑汁即其血也。無五臟。一骨即其心也。鹹補心。而專行血分。治血枯血結血崩血閉諸症。及血痛環臍陰腫蝕痛。目翳流淚。又為末摻聤耳出膿。凡目得血而能視。耳得血而能聽也。

鱝 鹹平。鱝音憤。形如荷葉。頭足聚腹下。一名荷葉魚。一名鍋蓋魚。

鮀 鹹平滑。亦作蛇。俗曰海蜇。水母也。形如牛胃。泛泛水上。有血氣而無耳目。頂有窩。常聚涎沫。鰕集食之。得鰕則浮。失鰕則沈。故云水母目鰕。漁者鉤取。醃以鹽礬。壓以石。去其沫。謂之蛇皮。**補心益肺。滋陰化痰。去結核。行邪濕。解渴醒酒。止嗽除煩。**色白而形浮。故兼入肺。肺亦水母也。見火即化。故善化痰消核。

海參 甘鹹溫。形圓長。無頭足。腹中含沙。似水蛭而色黑。出閩廣者。大而無刺。曰光參。遼東者。小而多刺。曰墨刺。尤珍貴。此物古所未聞。明朝始尚之。或謂即蜛蝫。但古云蜛蝫一首數尾。遼東人食之。此則無尾。

或者指其多刺爲尾而言。未之審歟。稱參者以其補人如人參也。**補心益腎。養血滋陰。補虛羸。靖勞熱。**黑入腎。甘補腎。

海粉　鹹寒。滑。海濱作池養海粉母於中。則粉生焉。其形如參而色白。體多粘沙。充貨曰白參。味澹不美。粉如菉豆索粉。色青綠。味鮮滑。**解渴醒酒。**

蟾蜍　辛甘鹹寒。大於蝦蟆。多疙瘩如癩。善怒。人履之則氣脹滿腹如鼓。能穴土善遁。居土下。食百蟲。人言其精應月。又言有三足者。千歲蟾蜍腹下有丹書八字。是皆未敢知云。**能散能行。能輭能滲而銳於攻毒。主治癰疽疔毒。殺小兒疳積。**剖其腹。合腫毒上。稍久必臭不可聞。如此三易。則毒可消。或取其肝敷之。數易亦愈。蓋以怒氣去毒甚銳也。作脯食小兒治疳積羸瘦。且能健脾消食。亦以其能食百蟲也。

蟾酥　辛鹹溫　捕蟾蜍緊握之以針刺眉間則怒不得舒併出精於刺處以蜆殼刮取之初出白色久則黑或煎荊芥湯傾甕中多捕投之須臾湯溫使跳躑不得出則升酥浮湯面少頃放之傾湯掠取其酥然不如刺出者爲佳有大毒略點舌上則口盡麻　**功專治毒**　功用與肉大同而更銳

脂　**輭堅**　塗玉則刻之如蠟

石蝻　**甘辛鹹溫**　生深山石澗中似蟾蜍無疙瘩色青黑體滑口方能食蛇虺徽饒浙閩皆有之土人訛呼爲石蝓又曰石雞味甚滑美　**滋陰助陽**　補陰中之陽　**補虛羸健脾胃**　**殺疳積**　亦有毒而能解毒

蝦蟆　**甘辛鹹溫**　色綠而黑斑及青黑者皆可食色麻而小及綠而手足長作鬼聲者不可食　**功用同石蝻**　腿間交骨及大且老者勿食令人小便閉　**助陽道**

黄蛤　苦鹹平。亦名白蛤。似石蝴而色黄白。身瘦而手足長。常以暮春負日。雌雄羣聚而交。相抱甚緊。任人拾取。**殺疳蟲助陽道**

山中多作脯。

蛤蚧　甘鹹平。出廣南。首如蝦蟆。背綠色而斑點如錦。雄皮粗口大身小尾粗。其鳴蛤。雌皮細口尖身大尾小。其鳴蚧。故以爲名。相呼累日乃交。交則緊抱雖捕而擘之。死不開。去頭足。洗淨。去肉上毛。或酥蜜炙或酒浸焙用。**益氣血助陽道**。能定喘止嗽。止渴。治肺痿咯血。亦能通淋。鹹瀉腎及膀胱也。凡肺氣不足者可用之。蓋觀其蕃以脰鳴。而知其肺氣之足。蛤蚧雖有尾。亦蛙黽之類。皆善淫。壯陽道。然即此能傷人矣。

守宮　鹹寒。守宮蠑螈蜥蜴蝘蜓。爾雅只反覆相釋。不及細別。今考居人家壁間而色黑褐。能食蠍及白蟻者。守宮也。居草澤中而色黄赤。體肥大者。蠑螈也居草石間色黄赤而尾青綠者。蜥蜴蝘蜓也。蜥蜴能食蜈蚣。而蛇有受傷者。蜥蜴輒採藥救之。故俗曰蛇醫。詩人以虺蜴並數之。其色黃赤而尾不綠者。蠻人捕食。謂之山鱖。此一種而有毒無毒分焉。特分別錄之。祛風痰。補心血。治驚癇。

蚺蛇 甘鹹寒。蛇類處裸蟲介蟲之間。其蟠時首必向壬乃贓物。然毒每能攻毒。且其性善穿穴食蟲豸。故能走動竄經絡。去血中之熱毒風毒濕毒。散惡血。去死肌。殺三蟲。此蛇類所同。但含氣有厚薄急緩之異耳。蚺蛇色黃屬己土之正。毒不甚。內極腴美。**澂水中之淤。除血分之熱。殺蟲蠱。治癰疽。**性頗中和。

膽 苦甘鹹寒。膽味皆苦。此微甘微鹹。似鱧魚膽。意者甲己化土。而從土味歟。又其膽上旬近喉。中旬近心。下旬近腰。此亦物理之異。置少許水中。旋行極速。性之善竄然也。**保心寧神。活血去瘀。明目殺蟲。**膽固心之母也。而苦瀉熱。鹹散結。則外毒不至內攻。故能護心止痛。含此受刑枚。雖傷重不死。與蠟礬丸意同。其明目則膽所同。其殺蟲則蛇之性也。

白花蛇　甘鹹寒。出蘄州。然柳宗元有捕蛇者說。則永州亦出。龍頭虎口。黑質白章。脇有二十四方勝。腹有念珠斑。口有四獠牙。尾有一指甲。雖死目光不枯。雌者尾無指甲。白花不明。臘而用之。宜完首尾。力乃全。酒浸三日。去皮骨。獨用肉。**保心寧神安魂綏肝。**蛇類善驚。然善伏藏。如龍之冬蟄。故能寧神安魂。而治驚癇。**透骨搜風攻堅去毒。**嗜石楠葉。故雖本陰類。而能壯陽祛風善竄穴土石。無陰不達。故能內徹臟腑。外達皮毛。中透骨節經絡。凡有風濕血瘀之積。皆能攻而去之。能攻痺破結。去死肌。殺三蟲。治中風癱瘓。口眼咼斜。筋惕搐搦。大瘋疥癘。凡經絡中血氣凝滯之病。

烏梢蛇　甘鹹寒。色純黑。草經行過。皆染黑迹。性善。不嚙人。尾甚細。可穿百錢。雌者尾鈍。以小為佳。大則力反減。去頭及皮骨。或酒煮酥炙用。**功用同白花蛇而尤能滋陰明**

目。蛇目雖死而光不枯。故皆能明目。此色黑尤得陰性之純。而不甚毒。尤能瀲清腎水。以有滋陰明目之功云。

蛇蛻　甘。鹹寒。凡蛇感濕熱之氣。則肌膚發癢而皮殼枯脫。其有蛻亦毒氣於是而舒也。宜取新脫色白者。皂莢水洗過。或酒醋蜜浸炙黃。或燒灰存性。隨宜制之。緩肝保心。去毒熱。除風濕。平君相之火。以滋養眞陰。能定驚癇。去皮膚之濕熱。能治疥癬癧疽疔腫痔瘻。舒氣血中之風熱。能治重舌喉痹。又治目翳。催生產。取其能脫也。又能袪鬼魅解蠱毒。亦取其有所蛻也。凡蛇蛻皆可用。特附說于此。

蜈蚣　辛。鹹寒。一名蝍蛆。赤頭者力雄。或取黑頭。蓋畏赤之毒盛耳。全炙。或去頭足尾。荷葉包煨。被傷者。捕蜘蛛吸其毒。及蜒蚰雞矢桑汁鹽蒜皆可解。入肝袪風。入心散瘀。旁達經絡。去毒。殺蟲。炙末乳調服。治小兒臍風噤口。驚癇。殺蟲解蛇毒。蜈蚣能食蛇也。外用可傳瘰癧及諸腫毒。若治脚上雞眼。研末敷瘡。更以醋調南星末圍之。則瘡自蛻。然則蜈蚣亦能去死肌生新肉矣。

蠍　辛。酸。鹹。寒。兩鉗八足。大首小尾。形如琵琶。尾有鉤螯毒所在也。色青紫。居土壁間。南方少。藥肆多以鹽醃致之。曰肉雖不酸。其出則有酸氣遠聞。故曰醋蠍。本草不言酸。亦失之也。專入肝木。主治諸風。兼能益心下清腎水。色青入肝。辛補肝以行之。酸瀉肝以節之。主治諸風掉眩。口眼喎斜。筋脈抽掣。而能收斂心神。安驚定癇。又治耳聾。通腎竅。及帶下疝氣風痱血風諸症。

蜘蛛　酸。鹹。寒。類不一。或黑而圓大。或白而身瘦足長。或小而亂絲不成網。或大而色綠赤斑。中其毒鹽湯解之。可截溫瘧。解蜈蚣蠶毒。取圓黑者搗烏梅爲丸。塞耳中可以截瘧。取其絲纏外痔血瘤。血瘤不可破。破則血不止。取山中大絲蜘蛛所作網。助以生苧絲縛瘤根下。漸加收緊。直至枯落。而皮肉不傷。雖外痔法同。

蟢子 酸鹹寒。一名蛭蟰。作窠壁間。下有絲墊。上有絲蓋身居其中。圓黑而背中正白。若扁大而色斑駁。下有白窠而上無蓋者。則名壁勞。無可用。治小兒急驚。搗之和白湯服。一時即靜。鹹能補安心神。酸能平肝斂心。又蟢處陰而安靜。

萵 敷刀傷擊傷。止血生肌定痛。但物小不能及大。

水蛭 鹹寒。俗曰螞蝗蜞。生水田腐水中。色紫赤。無頭尾。善鑽吸人血。人足入水。則兩頭皆鑽入肉。飽血而後落。斷之即成二蛭不死。若菹菜中悞食之。能在腹食人血。惟黃泥漿可解。用此以新瓦焙之極乾。研細更有山蛭。形如蚯蚓而有耙頭。尤毒。不可用。破瘀血。去蓄血。抵當湯用之。

蚯蚓 甘鹹寒。一名寒蟺。一名地龍。色赤氣香者可用。黑而易斷如爛泥者勿用。白頸者另是一種。

氣味尤鮮香。治熱更佳。○有寒毒。小兒溺觸之。則隨氣而上。陰莖脖腫。洗以甘草及鹽水。或使鴨口銜之可愈。大人中其毒。鹽湯浸浴。

清腎去熱滲濕行水。去脾胃濕熱通大便水道。居下濕上中。食槁壞。飲黃泉。穿穴往來俯仰。故能去腎及膀胱濕熱。清脾胃之積濕鬱熱。又其形中通如腸。故能通利二便。治天行疫熱。陽明狂熱。狂言便閉大腹黃疸。及腎風脚氣諸急症。則搗汁泉水下。緩則煆爲末。或燒灰存性。或鹽化爲水。隨宜制用。

蚯蚓泥　甘鹹寒。所居之泥。實即矢也。**功同蚓。治赤白痢。退諸熱腫。**傳小兒陰囊濕腫。及腫腮赤丹遊毒。

五穀蟲　苦鹹寒。即糞蛆也。囊置急流中。漂至臭氣盡。晒乾或炒或煆用。○此亦化飛蠅而不列羽蟲者。其未化也。化蠅則無用矣。

健脾化食去熱消疳。治小兒疳積食積。及狂熱譫語

毒

痢

人部

人而列於藥。不可言也。然有不能廢者。擇其無害於義者載之。至於人胎。孩兒骨。天靈蓋及紅鉛之類。則概置不錄。

血餘 鹹苦微寒。髮也。或以其上生爲屬心。或以爲屬腎。然內經言腎者精之處也。其華在髮。王叔和云腎主腦髓。腦者髓之海。髮者腦之華。腦髓減則髮白。然則髮自當屬腎矣。要之心腎相牝牡者。心腎交則腎氣榮而上行。心腎不交則心血枯而髮槁。血亦人身之水而已。故髮主治皆血症。胎髮爲上。髡薙者次之。自落者爲下。然古人剪爲鬌理之爲兩髦。子事父母者揷之左右。父死脫左。母死脫右。脫而藏之。凡櫛沐所落皆藏之。及死。乃并齒爪之剪落者。納之棺中。重父母之遺。以歸全也。惟罪人乃髡之。因以爲貴者被髢之用。故古經有以髮髲入藥者。不然則用爲藥。亦古人所不忍也。

交心腎。通關格。治諸血症。能止能行。

鹹則補心瀉腎。苦則補腎瀉心。本血之華也。故治諸血病。以皂莢水洗淨。入瓦罐固煆存性。治諸積血瘀血血痢血淋通噎膈。燒灰吹鼻。止衄血。塗舌上治舌血。合雞卵黃熬汁服。治風痰迷心。及心虛驚惕。燒烟可辟邪惡土氣。髮灰合雞卵煮食。可止咳嗽。和酒服治衝任寒氣上攻小腹切痛。并治尸疰。調豬脂塗小兒口角生瘡。

上池津　甘。淡。平。

口嚥也。舌下有廉泉穴通胃腎。時以舌餂上齶。則津液自生。人身之水液皆鹹。惟此水獨淡。修鍊家常漱咽以灌漑五臟。因貴而稱爲上池之津。

止渴明目。悅澤肌膚。殺蟲毒。辟鬼祟。

清晨以擦面目。能悅顏色而明目。凡蟲螫毒。滲不得藥則以巳髮和口嚥用力

擦之。毒自解。又鬼祟畏唾。小兒作忤驚魘。唾其額而擦之則安

人牙 鹹溫 取七八歲時齓齒藏之。 治痘瘡倒黶。牙有毒。惟出痘不快而黑陷。不得已乃用之。以其爲腎之餘而脫。治故能入腎拔毒。煆存性。研和猪尾血用。

爪甲 鹹溫出竹木刺。煆存性。合口唾塗刺處。少頃自出。爪甲肝之餘。能拔出指上。又能掐取出物也。

乳 甘鹹寒滑。李時珍云。無定性。其人和平。飲食沖淡。乳必平。其人燥暴。飲酒食辛。或有火病。乳必熱。受孕之乳有毒。每令兒吐瀉。成疳魃之病。內亦損胎。按李氏此語最精。母之乳。乳子。不惟乳有寒熱不同。兒食之有異。并兒之心術性情。亦因而移易。故古人必擇寬裕慈惠溫良恭敬慎而寡言者。使爲子師。司馬溫公亦言乳母不可不擇。至理然也。然則貧以養病者。亦必擇和順少婦。乳白而稠。方爲有益。如或黃或赤或清而散。

氣腥穢則反有損。**滋潤臟腑，通利關節，補益血氣，和劑陰陽。**乳亦血也。血亦水也。水本於腎。血化於脾而藏於肝。升於膈兪。用於心君。婦人血盛於氣。故其血之餘攝於衝任。其未孕則行爲月經。既孕則留而養胎。產後則化乳汁以飼子。然經血赤而乳則白者。胎已離腹。餘血不復下行而胃爲攝之。胃氣蒸化。以上輸於膻中。流出於兩乳。血從氣化。所以色白。此陰陽之和。視經血之屬陰而下行者。爲不侔矣。故乳哺小兒。實能兼長氣血。獨以爲滋陰補血者。其說爲未盡也。顧其性滋潤輭滑。惟小兒腸胃未成。及老人腸胃枯澁者宜之。而母乳有限。兒日漸大豈能專恃此以養。半歲後必助穀食。乃自然之理勢。非乳汁專養小兒而不能補養大人也。故凡病虛弱勞瘵氣血枯竭。噎膈咯吐諸病。皆宜人乳滋補。至若止消渴潤皮膚點赤眼。則其餘事而已。**臟寒者不宜多服。**以性寒滑也。或鍋燒熱湯。用錫瓢傾乳少許。沸湯盪熟。再浮冷水上。立乾。刮取粉用。再盪再刮。聚之以服食甚良。

童便　鹹寒。宜十二齡以前。性情和順。飲食沖淡。無病童子。溺清如水。傾去頭尾。取中間一截用之。爲良。若肆食酸鹹酒肉燒煿瓜果。及常有滯積疳疸諸病者。溺必赤黃臊穢。勿用。**通利三焦。降熱去瘀。滋補心血。降瀉腎邪。**人之精血液溺。皆水也。水之併火而居者。守而爲精。水之從火而化者。行而爲血。血之留餘而未化者。滲而爲液。液之最濁而下沈者。出而爲溺。蓋先天之水氣。從火而升。則外入之水。從之而化。外入之水液自上而下。則上行之火又從之而降。而三焦爲上下往來。便溺即水之自上而下達者。是以能通利三焦。降火去瘀也。鹹補心。心資血以爲用。水化而血以布於脈。是其補心也。鹹瀉腎水之濁穢。滲於膀胱而達於下。是其瀉腎也。水道順行。濁穢不積。能治肺痿失音。止吐血衄血。止陰火咳嗽。靖勞熱骨蒸。去損傷瘀血。及胞衣不下。產後血暈敗血入肺。妄血上行諸症。凡跌打血悶欲死。灌此即甦。新產和酒飲之。可免血暈上攻。血瘀作痛。此皆鹹以散瘀。見効甚速者。至於骨蒸勞熱。咳嗽吐衄。其効誠有之。然非可專恃。蓋降瀉之用多。而滋補之力微也。昔人謂勞極之病。飲溲溺。百不一死。服寒凉。百無一生。此豈確論。夫謂寒凉不可服。則童便未嘗不寒。謂鹹滲血。血病不可食鹽。而食秋石又何嘗不鹹。是皆言醫者流。遁失中之說。大抵芩連知蘗桂附參芪。各有所宜。非可偏廢。如用童便。則宜乘熱飲之。不然。則反令人胃寒。而致飲食減少。

還元湯　鹹寒。清晨飲自己溺。又曰迴輪酒。功用略同童便。由三焦以降。還而通利三焦。以瀉屈曲之火。是宜其有功。然愚謂人無火病。則不必服此。既有火病。則清晨一溺。必尤黃赤臊穢。帶有火氣。未必有益。惟治目赤腫。乘熱拭洗。閉目少頃。頗見清熱之効。

秋石　鹹平。取法當依蒙筌。每月取童便每缸用石膏七錢。桑條攪澂。傾去清液。如此數次。乃用秋露水攪澂。如此數次。滓穢淨而鹹味減。乃以重紙鋪灰上晒乾。刮去在下重濁。取輕清者爲秋石。方有益。若雜取人溺，又不以秋時，不用秋露，乃以皂莢水澄晒為陰煉，火煅為陽煉，失之矣。此則與鹽何異，何用此為。

補心輭堅，滲血去瘀，利三焦，通水道，澂清腎水，降逆消痰。潤下作鹹之性，大約如鹽，第本於人身，得陰陽之化露，則滋益眞陰，補心清肺，去腎水之穢濁，利三焦之決瀆，自應有勝於鹽者。李士材概謂其盡失眞元之性，又或謂其能使虛陽妄，眞水愈虧，則一偏之論矣。至於輭堅去瘀，亦與鹽同。其能治勞熱骨蒸，虛火咳嗽，白濁遺精之功，自不可昧。內經云鹹走血，血病無多食鹹者，以人或失血已多，血液枯少，不宜更以鹹滲之耳，非指火逆血妄，火鬱血瘀而言也。血妄血瘀，正宜鹹補心以靖之散之矣，妄得復有無多食鹹之戒。今人於虛羸火妄吐血咯血及腹脹鼓脹，每戒食鹽，而勸服秋石。夫潤下作鹹，秋石與鹽亦復何異歟。

秋冰 **鹹，溫。**秋石再研入罐，瓦盞蓋定，鹽泥固封，打火三炷香，其升起盞上者，味淡而香，乃秋石之精英也。**補心**。功用只同熟鹽，但更滋陰耳。○古云男取童女者，女取童男者，亦有理。

人中白　**苦鹹寒**。溺垽也。取童子及老僧溺器者爲佳。或煅或生用。**降火散瘀**。治消渴鼻衄牙疳口瘡，亦治痘瘡黑陷。鹹本補心，白兼入肺，苦能降逆也。

人中黃　**苦鹹寒**。取糞缸中多年黃垽，煅存性。**降心肺逆氣，燥脾胃濕熱，攻堅破積，解毒消痰**。治天行狂熱，心腹實熱，消食積，起痘瘡黑陷，除痰火，解一切藥毒。

甘草黃　**甘苦鹹寒**。爲末，入竹筒封固，冬浸糞缸，至春取出，洗懸風乾，用甘草末。**功用略同，更能補中，解五臟熱**。竹筒須去青皮，有用皂莢末者，功主消痰破瘀。

金汁　**苦鹹寒**。用櫻皮加綿紙上，上加鋪黃土，置竹架上，下承以桶，淋糞濾汁，另入新甕，椀覆埋土中。年久愈佳。清若泉水。全無穢氣。功同人中黃而性尤寒。解熱毒如神。

墓下土 解熱毒。飾傳癰疽疔毒甚良。

臍帶 甘。苦。鹹。溫。人生之根蒂。在命門。與臍相對。此帶繫胞衣。乃人之開花處。胞即花也。人成而胞衣脫。猶果熟而花落耳。補益血氣。得人氣之餘故也。小兒羸弱及痘瘡不起。用此煎湯服之。亦頗見效。

紫河車 甘。苦。鹹。溫。即胞衣也。長流水洗淨。剔去血絲。酒蒸焙乾。或煮爛食之。或搗和藥用。崔行功云。胞衣宜藏天德月德吉方。深埋緊築。若為豬狗食。令兒癲狂。螻蟻食。令兒瘡癬。鳥雀食。令兒惡死。棄火中。令兒瘡爛。近社廟街巷井竈。皆有所忌。此可謂慎重之至矣。然愚見貧家往往賣此於藥肆。其子亦卒長成無恙。則崔氏之言不必盡拘。此不過所落之花。何足關重輕於兒哉。顧揆以古人之義。凡胎髮落髮及指爪之類。倘不忍棄擲。待死而全斂之棺中。則此亦親所遺。何可入藥爲人食乎。則用此者。亦非君子所忍也。補益血氣。治虛勞癲癇。亦血氣之餘。非無補益。但人所落之花。久已萎矣。謂有大力。愚不然也。況補物甚多。何必用此。醫家有以天靈蓋。人胎孩兒骨及人肉並列於補藥者。則不仁甚矣。能非用此者爲之作俑乎。

右所論藥性。有大翻前人窠臼者。氣味之間。或酸或鹹。有所增減。或寒或熱。有所更改。要或以親嘗知之。或以博考得之。而其所論補瀉。又實皆本內經之旨。參以博之經傳。然後窮悉物情。根極理要。以發明之。非敢以己意爲異同也。所論主治。不欲過煩。然提挈

綱領亦已簡而該善用者可以引伸而觸類矣

卷之三終

[illegible]

醫林纂要探源卷四目錄

方劑

腎部

腎氣丸　加味腎氣丸
六味丸　桂附八味丸
知蘗八味丸　八仙長壽丸
滋腎丸　二至丸
凡八方

肝部

四物湯　補肝丸
羊肉湯　逍遙散
加味逍遙散　温膽湯
凡六方

心部

孔聖枕中丹　補心丹
牡蠣散　柏子仁丸
韭汁牛乳飲
凡五方

脾部

補中益氣湯　歸脾湯
四君子湯　六君子湯
理中湯　健脾丸
當歸補血湯
凡七方

肺部

生脈散　補肺湯
百合固金湯　補肺阿膠散

加味百花膏　肺血丸

訶子散　養臓湯

凡八方

三焦部

三才封髓丹　麥門冬粳米湯

中滿分消湯　五苓散

三補丸　麥門冬湯

中滿分消丸　通幽湯

當歸潤腸湯　連花乳散

人參白虎湯　地黃飲
竹葉黃芪湯　白伏苓丸
瓜蔞薤白白酒湯　黃連湯
陰陽水　秬黍湯
琥珀散　六一散

凡二十方

醫林纂要探源卷四

婺源汪　紱雙池輯

後學　單芳宗香輪梓行
董鴻起靜菴
程鸞池愚亭仝校

方劑

醫家立方。因病發藥而已。古方豈可勝載。而用方者。亦豈可以一定拘。然用藥之準要。不可以不知。是又在閱古人之方。而知其意也。茲爲分類。各錄數方。詳釋其所以制方之意。定其所爲君臣佐使相資相輔之法。使閱者推其意而廣之。則變通存乎人矣。

腎部

腎欲堅。宜食苦以堅之。以苦補之。以鹹瀉之。虛則補之。腎苦燥。宜食辛以潤之。此治腎之道。

腎氣丸 金匱

仲景以治蠱脹。及消渴。及婦人轉胞。錢氏減去桂附。以治小兒陰虛。崔氏又平加桂附。以補相火。今按蠱症。則屬之脾無陽。消渴。則屬之胃無陰。而仲景統治之以此方。且不言脾胃而名之以腎氣者。誠以腎命爲陰陽之本。生命之源。水火並居。命火虧則腎水泛溢而脾濕。蠱脹所由來也。腎水衰則命火妄作而胃燥。消渴所由來也。腎水得命火之溫。則水有所依。而脾不受濕。命火得腎水之養。則火有所居。而胃不過燥。此亦爐鼎之喻也。故治一腎而水火得其平。坎離牝牡。戊已合居。則蠱脹消渴統可治矣。此所以名腎氣丸。

地黃 酒製八兩〇甘苦。補腎。苦而不燥。且能滋潤。爲腎家之君藥。

山藥 四兩〇甘濇。甘則能補。濇則能固。有以防腎水之泛溢。

山茱萸 四兩〇甘酸。酸以瀉肝。使腎水不至於旁有所耗。

茯苓四兩○淡滲。伏處地中。滲下部之邪濕。不使水侮所不勝。牡丹皮三兩○辛鹹。辛則能潤。鹹則能瀉。補心於腎。交腎於心。使火不妄炎。而水無蘊熱。則不至有沸騰之患。澤瀉三兩○甘鹹。鹹以瀉腎之邪。補之滋之。固之斂之。皆所以保其正。而必用鹹以瀉之。以去其邪。不使有餘。所以無偏勝之患。肉桂一兩○辛甘。辛以潤腎。而補命門之火。補命火於腎水之中。則水不失之寒凝。而火亦不至於妄動。附子童便製五錢○辛甘。辛以潤腎。而附子直達命門。用補先天之火。所謂溫養子珠也。煉蜜丸。如梧桐子大。鹽湯服。

此方不皆腎藥。而以地黃爲君。則餘藥皆隨地黃以下沈於腎。使水有所防。火有所養。趙養葵曰。君相二火。以腎爲宮。水剋火者。後天有形之水火。水養火者。先天無形之水火。水靜。而不旁溢。火安而不妄作。水得火而不失之寒凝則貞有以起元也火得水而不至於易燼則子珠所溫養也所以補腎氣而滋先天之化之本此方或謂以附子爲君或謂以茯苓爲君是皆不然以附子爲君者見其開之以陽使脾胃之水得下行耳然附子走而不守使非帥以地黃則附子亦不專沈於下何足以開腎之關只益使火妄耳以茯苓爲君者見其爲滲脾之濕耳然主於滲濕而水失所歸則非所以濬其源且此方何以名腎氣惟其君以補腎滋水之地黃則山藥茯苓丹皮山萸皆有以佐其補腎滋水而爲之隄防爲之滲泄雖澤瀉之瀉桂附之行亦皆肯爲之佐使以助其陰陽調燮之功如江河歸海蓋不衆流自灌注以從此理甚明乃前賢何憒憒歟

獨可治蠱脹腎消而已也消渴引飲飲一溲二曰腎消症

加味腎氣丸治症同

卽前方。加牛膝須懷慶産者一兩酒浸用○苦酸甘。其性一直下行。以壯其下達之勢。而苦以堅腎。甘以緩肝。且導火以歸元水也。車前子微炒一兩○甘鹹。瀉脾腎之邪水積濕。使由膀胱小便而出。此圍師必闕。逐賊而開其去路之道。非謂能補也。

此專以治蠱脹腎消。故導火而下之。使居導水而逐之使去。尋常補養。不必加此。

六味丸 錢仲陽

天一生水。水爲五行之首。人生陽也。小兒之初。陽方日長。苟非胎寒中天。則命火不患其不存。惟恐陽勝而陰不足以滋之。則孤陽不化。陽氣反就散亡。而無所依附耳。故錢氏卽腎氣丸而減去桂附。以六味專滋腎水之陰。此其爲意甚善。而後人推而用之。則凡相火偏勝。而眞陰有虧者。皆可用此爲滋腎之良方。

又不獨以之治小兒已也。

即腎氣丸減去肉桂附子

腎命雖水火並居。而亦常有偏勝之患。如命火獨炎。則眞水不足。於是有虛羸之症。此不容更以桂附助火。但滋其水。而火亦自安。趙養葵曰。人身水火。原自均平。偏者病也。火偏多者補水配火不必去火。水偏多者補火配水不必去水。譬之天平。此重則彼輕。一邊重者只補足輕者之一邊。決不鑿去法馬。今之欲瀉水降火者。鑿法馬者也。愚按外邪之水可瀉。腎之眞水則不可瀉。外邪之火可去。命門之火則豈可去。六味丸。以地黃之堅腎滋水者爲君。而山藥。山茱萸。茯苓。牡丹皮。則皆有安靜固守之長。陰之安靜閉藏者固則陽氣中存。不至妄動而散。此夜氣所以爲旦晝動作之本。而貞以起元也。其用固以補水。亦即所以養火。趙氏之所云。非鑿法馬者。正此意也。或謂此為本補肝藥則大不然。方中有瀉肝。無補肝。此方方一意斂藏。不欲稍為疏泄。若加桂附者。則補命火。即以補肝云可耳。**然須確以地黃為君。不容他有廢置。**錢氏去桂附為六味丸。此意固大可師法。然又謂血虛陰衰。熟地為君。精滑目昏。山茱萸為君。小便或多或少或赤或白。茯苓為君。小便淋瀝。澤瀉為君。心虛火盛及有瘀血。丹皮為君。脾胃虛弱。皮膚乾澀。山藥為君。此則大不可從。山茱萸瀉肝而壹於斂濇。茯苓山藥皆本心脾之藥。澤瀉瀉腎。是豈可以為君。如用此數味為君。而反使地黃為臣。則地黃反從之以入肝入脾入膈入膀胱。必有泥膈滯脾之害。惟腎水為先天之主。則以地黃專達於腎。而諸藥自可分職以並奏其功。何可使之他有偏主乎。又地黃惟味苦而能滋。故能滋腎陰而補精血。熟之以酒。所以殺其寒而益使之滋耳。後人謂恐地黃泥膈。於是製之以砂仁。夫砂仁疏快與地黃性味大殊。且氣味究是上行以入脾胃。製之以此。是不欲其滋潤也。不欲其滋潤。則安用地黃為。況引地黃之氣以上行。是益資之泥膈耳。此皆不可從者。**此方滋益眞陰。殊不見爲近效。而實益人於不識不知之地。無病時亦可常服。**

桂附八味丸 崔行功

六味丸加肉桂附子。仍即是金匱腎氣丸。但此則桂附平加。意在補火。凡相火不足。尺脈甚弱者宜之。〇腎水之脈。見於左尺。命火之脈。見於右尺。此非右腎爲命門之說。而右尺相火。右關脾土。右寸肺金。其相承之序。有固然也。兩尺皆濡弱無力。遲滯不行。此命火腎水皆虛。宜用桂附八味無疑。八味固平滋水火者。如左尺如常。或更有力。而右尺獨濡弱遲緩。是則命火獨衰。亦宜此以補水中之火。不能離水而別爲補火也。命火之衰。必有其症。如羸弱少氣。飲食不消。脾濕不運。胃氣不舒。水泛爲痰。濕溢腫脹。腳氣上衝。小便無節。此皆命火大虛之候。仲景以腎氣丸治蠱脹是也。其或左尺浮洪。則是腎水騰沸。右尺浮洪。則是命火散妄。但使按之無力。沈便不見。則皆屬命火之虛。而反至浮游欲散。甚或三部皆浮洪弦數。而按之不見。兩尺若全無者。則命火游散欲盡。皆急宜用此以引火歸元。其症如勞熱骨蒸咳嗽吐衄消渴引飲。飲一溲二。目赤脣裂喉舌如焚。是皆命火游散之候。仲景以腎氣丸治消渴是也。然所謂引火歸元者。非謂以桂附作引。而能使妄行之火。皆隨之以歸元也。正謂腎命之水火皆衰。眞陰已耗。而微陽無依。如人之將死。而魂氣遊蕩於外。不復附身以就散耳。故八味丸。君以地黃以滋水。佐以山藥茯苓山萸丹皮以斂之固之。瀉以澤瀉以通之。而桂附亦從地黃以下補命門之火。眞水既有所滋聚。眞火之原亦安。眞陽既得來復。如雷之藏地中而浮燄自息。此即所謂歸源。此固本續絕之治。而豈如世俗所謂處其窟宅。同氣相招之說乎。故桂附八味丸。惟是脈浮洪弦數。且或有欲散之意。而按之無根者。宜之。如脈方浮洪弦數。而按之則沈實有力。或雖無力而沈微急數者。此即水不勝火。而非命火之衰。不得爲引火歸元之

說
也

即六味丸加肉桂一兩　附子製熟一兩

桂附八味丸。實水火平補其用桂附。即在六味丸之中。不得偏謂爲補火也。或謂此爲益火之原。以消陰翳。則似偏謂其爲補火矣。但非命火之衰。則不必加桂附。命火雖少衰。而不至水濕腫脹。火散發浮者。亦無庸驟加桂附也。人生陽也。故陽常有餘。陰常不足。故命門三焦肝膽胃。皆相火所行。而心爲君火。若人身之水。則只有腎水耳。故滋陰補水爲急。亦滋陰補水爲難。況勞擾其心與酒色之肆。又皆有以助火而耗其水乎。是故陰虛之人。十常八九。陽虛之人。十只一二。而乃好用溫熱。視寒涼爲鴆毒者。不亦偏乎。至若命火之衰者。則亦有之。然大要其人皆肆慾之過。以至水火皆日就

衰而炎火當風其爐尤易盡至於將盡乃謀有以救之藥雖良不已晚乎

知蘗八味丸 朱丹溪

六味丸已足以補水然或陰虧之甚至有左尺浮散無根而右尺獨盛實者或六脉皆洪大實數幾無倫次者其症或骨痿髓枯五心如焚目昏耳鳴時作呃逆腰脚無力乾咳無痰此則相火妄行之極而腎水不足以制之是不得不大用寒涼以壯腎水六味之平和固未可深恃爲能勝也說者乃往往偏於温補而欲擯絶寒涼至謂服知蘗者百無一生則其論亦已偏矣要以人之氣稟不同方土有殊奉養各異其受病也惟是觀症察脉以施調劑又安可執一臆見以先之歟

即六味丸加黄蘗

黄蘗鹽水炒二兩　知母鹽水拌二兩

桂附八味丸

水火平補然人之相火虧失者鮮而腎水

不足者多。故六味以爲常。專以滋陰補水。而相火自可保存。至於六味丸。猶不足以滋易耗之陰。不能存相火於水中。而使之安靜。則黃蘗知母之加。自不容已。黃蘗味苦微辛。苦堅腎水。辛潤脾燥。知母味辛苦寒。上清肺金。以下生腎水。合黃蘗以滋眞陰。行其邪濕於膀胱之腑。而補肝木之氣。以納於至靜之淵。故能靖龍雷之火。使不至於妄行。亦戰乾勞坎之道。以魄拘魂之意。人或疑相火人之眞陽。不可加之戕賊。抑知此亦斂而使之藏耳。何嘗戕賊而剝爛之。況火盛車薪。又安可不爲之殺其勢。朱丹溪曰君火者心火也。人火也。可以水滅。可以直折。芩連之屬。可以制之。相火者天火也。龍雷之火也。陰火也。不可以水濕折之。當從其類而伏之。惟知蘗之屬。可以降之。愚按芩連知蘗其苦寒一也。何以芩連獨折人火。而知蘗獨降相火乎。蓋一以芩連氣味輕而上浮。知蘗氣味厚而下沈。一則以芩連苦而不辛。則一於降泄燥而不潤。則一於固閉而相火者人身之陽。作於水中。水非所畏。如暑暍之氣。固得雨可解。而雷電之作。則更以陰雨興。故芩連非所以折相火。知蘗皆苦而有辛。則皆於降泄固閉之中。而寓潤澤流行之意。知母自上而下。沈泄肺金以生腎水。則斂陽於命門之中。所以納氣也。黃蘗自下而反行。清膀胱而行濁水。則保眞精爲生木之本。所以養血也。皆以陰而含陽。陽以得所藏而安。此知蘗所以靖龍雷之火。是故桂附八味丸。與知蘗八味丸。其一寒一熱不同。而安命火之意則一。惟命火將散而盡。則急以桂附救命火於本根。而散者可聚。惟命火熾而無制。則急以知蘗戢命火於燎原。而熾者可斂。人不察其原。則崇此而抑彼。而不知其各有攸當也。第惡知蘗之苦寒者。寧非一偏之惑歟。

但非相火熾甚。而腎水大虧。則亦無庸驟加知蘗也。人之有生。陰陽合撰。相火之熾。亦非本然。必其人縱飲醇醪。恣啖燒煿。使飲食之火。有以助之。而後火乃日熾。又或其肆情狗欲。多服助陽邪藥。如鹿鞭鎖陽陽起石石鐘乳之類。以取樂恣淫。於是相火虛炎。眞陰欲

盡則相火之熾亦非眞熾而腎水之虧乃屬眞虧病至於是而後謀所以救之亦爲已晚苟其人溺而不返則知藥亦安能救人也

八仙長壽丸

人生陽也陽往而不反則散而無繼故養生家以知白守黑載營魄而抱一無離爲寶常壓朱雀使不飛制青龍以白虎盇肝實藏魂而主氣者肺納氣者腎歲有秋冬所以爲春夏發生之本月有晦朔所以爲弦望之機日有宵夜所以爲旦晝之基此養生家所以不重言肝心而重言腎命也然有秋之斂而後有冬之藏有肺之主氣而後腎得而納氣故金實生水欲補水者當先清金此方補金以爲生水之源其意甚善居常服食其滋養之益自應不淺

即六味丸加五味子 二兩 甘酸爲斂補肺氣之主藥而核味辛苦其形又似腎故補金

而且能降氣。以下生腎水。是補肺使主氣。而因授之腎。使納之者。麥門冬三兩。甘淡微苦。滲膻中之濕。以清肺金。始承溽暑之化。而濯以清凉者。二味皆主治肺。而加入六味丸。則主於生水。

此方補金生水。而實能去濕以寧心。養腎滋陰。而實能安神以固氣。其有因思慮過多。相火爲心君所役。而至於氣血耗散者。則六味丸恐不及補。此方宜之。凡人有稟陽之弱者。有所勞役。則相火衰散。宜桂附八味丸主之。有稟陰之弱者。有所勞役。則相火獨炎。宜知蘗八味丸主之。若乃眞陰雖弱。而滋之則猶可生。相火雖炎。而斂之則猶可降者。則無庸知蘗之沈厚。而但加斂肺固氣。以資化之源。則此方爲可用焉矣。以本末言之。則相火本也。君火用也。以尊卑言之。則君火爲神明之主。而相火實承命以隨之動焉。此猶易卦之爻位。自下而上。因以初爻爲本。而至九五。則當君位。爲一卦之主。心君亦猶是故凡七情之傷，五役之勞，皆莫非心君之爲，而相火皆隨以動。相火之所熏灼，津液必爲之枯，心之用血過多，陰血復爲之竭。外入之水，不及化血，則只成浮痰渟濕，而陰復無所滋。肺處心上，受火熏蒸，肺金無以生水，火氣上而不下，散而不收，則勞傷蒸熱之病，所從起也。肺既無以主氣，金既不能生水，則六味丸雖有滋陰固斂，其如水之無源，氣之不歸何。故此方有麥冬以寧心而清肺滲濕，有五味子以收心之散，而補肺斂氣，庶心君寧而相火亦息，肺金潤而腎水亦滋，氣得所主而腎可納之。由是而滋以地黃，斂以山萸山藥，靜以丹皮，滲以茯苓澤瀉，源濬於上，流清於下，血有所滋，氣有所固，水足而相火可安，此盡力溝洫，而使旱潦有備之方也。

亦居常所可服也。

滋腎丸　李東垣

東垣制此，以治小便不通，幾成中滿，腹堅如石，腿裂出水，不能飲食，夜不得眠者，槩此水腫之症，似宜責之脾胃無火。以小便不通言之。則又似爲君火之過。宜清金以降火。而東垣不然者。腫脹由於小便不通。則腫脹非脾濕。小便不通以至於幾成中滿。而其人不渴。則火不在上焦。而非君火之過。是以此方主於滋腎。蓋腎與膀胱。一臟一腑。腎陰有虧。則陽無所滋。而膀胱枯燥。又且飲啖濃厚。有以助命門之火。則積濕生熱。膀胱所以愈涸。膀胱枯涸。則便溺之滲。膀胱所不受。受之亦無由以出。此小便所以癃閉。而水無所泄。則成腫脹。濕熱合併於下。且不及上焦。所以不渴。故惟厚滋腎水。苦以堅之。辛以潤之。使火不勝水。則膀胱得所滋而不枯不涸。熱解而濕得以行矣。熱解而濕行。則小便通而腫脹以消。此與腎氣丸所治症略相似。而寒熱異用。宜細參之。

黃蘗酒炒二兩〇苦辛。苦以堅腎。辛以潤腎。凡木根之皮。多能行水去濕。是以能潤膀胱而行下極之水。堅腎以勝火。行水以去濕。故以此爲君。酒炒者。欲其行之意多也。

知母酒炒一兩〇辛苦滑。其根

似羣蚳附母。有肺象焉。而味重下沈。降瀉肺金。以下生腎水。辛潤腎燥。苦堅腎水。昔人每以黃蘗知母配用。葢以知母自陽而之陰。降肺氣以納之腎中。以安命門之火。黃蘗自陰而之陽。行腎水以瀉之膀胱。以通肝木之液。要之皆有以堅壯腎水。相需而行。昔人分一入氣分。一入血分云。此方則用之爲臣。以助黃蘗。使專於堅腎潤燥。清濕中之熱。使得以自行也。

肉桂一錢○知蘗皆苦辛寒。而桂則甘辛熱。是用之爲反佐。所謂寒因熱用。使不至扞格而不相入。顧寒熱雖殊。而辛潤命門。宣行水濕之用則一。寒以清之。溫以活之。是所爲相協以成功也。

此方專滋腎水。大用苦寒。正北方之專藥。凡腎以苦堅而苦味多燥。則腎又苦之。故惟苦而不燥者。於腎尤宜。如地黃之補腎。亦苦而不燥者。知蘗皆苦而有辛。能堅皆潤。故亦可爲腎之主藥。與何首烏之專於堅濇者。大不相似。

其協以肉桂。亦坎中之微陽。

不從資爲反佐而已。陰陽相資以勞乎坎。勞去聲，慰安之義也。陽居陰中。相火安息之義而知蘖肉桂皆味辛。則辛潤於下。又有使腎水安流之義。是陰陽適以相資也。凡除下極之濕熱以補水安火者。自腎氣丸而外。宜莫具於此方。但宜審症而施。有不可以相混者。腎氣丸與此方皆治蠱脹。而腎氣丸水火平補。滋腎丸獨重滋陰。此有不同者。濕作於脾胃。在幽門之上。此命門火衰也。其小便雖亦或不行。而行必清冷。其人必倦怠。脈必遲濡。或則欲衰之餘燄上行。而上焦反熱。至於煩渴。故宜於腎氣丸。以桂附補命火爲根本也。若濕作於下極。在幽門闌門之間。而膀胱不滲。則命火獨治於下。而腎陰虧損。以致闌門枯涸。濕不得行。濕鬱成熱。益助相火之燄。且逆而上爲喘爲嗽。此其人必煩悶坐臥不安。小便必癃閉而重痛。脈必沈而實盛。熱作於濕必不渴。故宜用滋腎丸。以知蘗補腎水。爲救弊補偏之治。骨蒸勞熱而有濕。逆氣上

衡而下無力者皆可服也

二至丸

專於補腎滋水。性味和平。以二至名者。其可採適當二至。因應二至而採之。郎以美其名。非有大取義也

然補陰而有生陽之意存。則亦陰陽互根之道。

女貞子 甘苦平。堅補腎水而能安養微陽。苦而能潤。有强腰膝。明耳目。黑鬚髮之功。冬至日採。不拘多少。陰乾。蜜酒拌蒸。過一夜。用粗布袋擦去其皮。曬乾爲末。瓦瓶收貯。待用。又或先熬旱蓮草膏以待。旋配用之。

旱蓮草 苦鹹溫。汁色黑。入腎。則能堅腎滋陰。而鹹則又能瀉腎補心。生陰血。止妄血。濟水火。交心腎。夏至日採。不拘多少。搗汁熬膏。合女貞子末用。

合和爲丸。臨臥服。取靜以養陰也

或加桑葚。或乾爲末。或熬膏和入桑葚。甘酸色黑。能補肺金以生腎水。斂固精魄。亦有聰明耳

日烏鬚黑
髮之功。

此方堅補腎水而不失之寒凝。性皆溫平。滋血養陰而不過於滯泥。旱蓮草之鹹。堅而能輭也。收藏而有發生之意。女貞之性冬夏不彫。潤下而伏炎上之幾。有交心腎之意。藥味甚平。可以常服。亦能補養眞元於不覺也。

肝部

肝欲散。宜食辛以散之。以辛補之。以酸瀉之。虛則補之。肝苦急。宜食甘以緩之。此治肝之道。〇凡辛味皆以補肝。卽麻黃紫蘇皆補肝藥。凡酸味皆以瀉肝。卽芍藥山萸皆瀉肝藥。肝主升散。則凡助其

升散。皆以補肝。而錢仲陽謂肝無補法。則大非歟
黃之旨。彼專指甘溫滋斂爲補。斯謂之無補法耳。

四物湯　局方

統治一切血虛之症。其用之則存乎人之加減。然人知其爲補血。而不言其爲補肝。則惑於肝無補法之言耳。試詳其藥味。則補肝之法固顯然者。且血藏於肝。補血卽以補肝。若非補肝。則血何所歸。而不謂之補肝可乎。或疑肝木升散。此當以氣言之。若血之藏於肝。則與升散之意大異。何得以此遂爲補肝。殊不知陰陽一致。血氣相資。肝惟升散。故能下吸陰血而藏之爲用。亦惟藏血。故能遂其升散而暢茂蕃滋。則試以木言之。木含生生之氣。故能吸土中膏澤以成其津液。以榮於枝葉。而脈理和柔。若無此發生之氣。則土膏不榮於木中矣。木吸土中之膏澤。故生氣得所滋潤。而脈理和柔。枝葉得以上榮。而生以遂。若不藏土膏之潤。則木亦枯槁。而生氣不存矣。故升散乃所以藏血。而藏血乃所以能升散。寒閉之病。陽氣不

舒血脈凝滯中乾外強一行升表津液大作而寒解矣婦女陰血不足經水不調則不能生育調經治血必以四物爲主經血調則能生育是升散即以補肝藏血即能升散其理固甚明也又或疑脾生血心用血肝藏血則補血安得而專屬之肝抑知脾之生血猶土膏也補脾則有以生血而脾爲肝雌則血必輸於肝心又肝之子肝有所藏心乃給用故補心則以散血皆非補血之謂也曰補血則善其藏藏而待用乃正所以補肝況歸芎氣味皆非所以補心脾人或云肝腎同源補肝即以補腎此尤大不然腎主斂閉肝主疏達二者乃正相反豈可同治惟是用辛以滋潤腎命則以爲補肝之本矣

當歸 酒洗四錢○甘辛苦溫甘緩肝急辛補肝行肝氣行而血從之肝行緩而血從容以入之其性滋潤色紫赤血之類也血歸於肝爲得所歸肝得血之歸而木不枯槁故此爲補肝君藥

生地黃 酒潤三錢○甘苦寒甘以緩肝色亦青綠入肝而其性亦滋潤又當歸辛溫主升而地黃之苦主降乃所以濟當歸

而安靜之。然其滋潤之性則同。故
能協以成功。而用爲當歸之臣佐。

白芍藥二錢。酸寒。酸以斂
陰瀉肝。益肝行相火。恐肝氣行則相火隨熾。故此所以
抑之。以爲之反佐。如六味丸中之用澤瀉也。○不用赤
芍而用白芍。以節升
散之氣。不欲瀉血也。

芎藭一錢五分○甘辛溫。甘緩辛行。排筋骨之濕。行血中
之氣。與當歸相須而行。
如知母之於黃蘗也。

此方歸芎爲補肝主藥。一血一氣。相並而行。然肝以血而滋。故用當歸君焉。**而用**
地芍以調劑其間。地黃非肝家專藥。而芍藥則以瀉肝。惟其君以當歸。協以川芎。并歸於肝。
則地芍亦從之入肝。以滋陰養血。且歸芎主血中之陽。
以動盪者來之。而血歸焉。地芍主血中之陰。以靜斂者
安之。而血藏焉。此則所以調劑之。而不使有香竄妄行之失。**使血從氣。聚氣以血滋。**
肝本藏魂。魂即氣。而又藏血者。血因魂致用。故生氣之
行而血從之。女以男爲家。肝所以藏血也。魂得血爲依。

故陰血之藏而魂居焉。男以女爲室。肝所以藏魂也。此亦載營魄抱一無離之道。然魂之出入靡定。而肝之藏血有常。如月魄之體常存。而後晦朔弦望之生明不息。設月魄不存。則明無所附。故補肝主於補血也。

生氣升而不離。血液存而不耗。血得氣而有所依歸。雷風所以爲恒。氣得血而增高繼長。風雷所以爲益。風巽木。肝血也。雷震木。膽火也。相火行於肝膽。而膽附於肝。故血從之以爲藏。而相火之動無常。惟陰血有以滋之。肝附於膽陽氣乃日滋而不至於游散也。補血即以補肝。而滋少陽之化。凡助陽之升散者皆以補肝。而此爲陰陽平補。其有加減。隨血所之要以使之歸肝。而寒熱溫涼不同。亦以調劑相火之過不及。其或助以氣分之藥。則變通亦存乎人。血陰氣陽。

而氣血又各分陰陽。故一於動盪升散在氣分則爲補肝之陽。一於安靜滋潤在血分則以補肝之陰。此方歸芎以動之。地芍以靜之。是陰陽平補。益爲肝化不足者而施。非爲外邪相干侮所勝而乘所不勝者施也。其有加減。如血熱則或加黃連胡連。血寒則或加肉桂附子。血妄則或加元參蒲黃。血瘀則或加紅花桃仁。要皆以歸芎之補肝爲主。或加以參芪則以厚木之土而使根柢不搖云爾。

補肝丸 元戎

肝虛生風。此肝自生之風。非必外感。如木根不固而枝葉自動搖傾側。不能扶也。四物湯似專主於血。而實未嘗非補其發生之氣。此方則更以條達其生氣舒暢其筋節。使達於四表。使濕從血化。血以氣行。所以治風虛掉眩。

當歸四兩　生地黃三兩　白芍藥二兩　芎藭二兩　防風二兩

○辛甘。辛補。甘緩。其根長引而深固。柔潤如筋。所入雖不主一經。而要主於去濕舒筋以條達肝氣。朮氣條達則風不能搖拔。顧名可以思義矣。

羌活二兩 ○辛苦。苦補腎。辛潤腎。故行足太陽少陰二經。以動盪膀胱津液。而潤腎。即以補肝。使津液灌溉於筋骨之間。以循經布散。則肝木敷榮矣。是以名之曰活。活即流動敷榮之意。故此方以四物為主。而加防風羌活。更所以平補氣血而為補肝之全。

蜜丸如梧桐子大。薑湯或酒服。

肝何謂虛。氣不敷榮而膏澤鮮少也。氣不敷榮則膏澤不萃。膏澤不萃。則氣日游散而枯槁矣。然所謂氣不敷榮者。非參芪能補之之說。參芪只以補土。可以厚培本根。而補肝者則必使之發散流通。暢茂條達。生意直遂無所壅遏。然後可謂之補。若生意一有夭閼不行。則培土雖厚。亦如種樹陰房。而又束縛其枝葉。樹鮮不鬱塞以死矣。此如傷寒、中風諸症。以及風濕內作者。不用表散辛升。而但言補氣。皆肝木之不遂其生而使之鬱塞以死者。此方以四物為主。所以滋之潤之。而生氣卽行於滋潤之中。歸芎之辛。皆有以行暢遂之氣。而芎藭尤主於行氣也。以防風羌活爲輔。所以達之宣之。而滋潤卽隨其宣達所至。防風羌活之辛。皆主於行氣。而津液則隨以灌溉周流。補肝之道如此。而他可類推矣。如或加羌活天麻。以治癱瘓脚氣。語言謇澀。或加桃仁紅花竹瀝薑汁。以治左癱半身不遂。或加木香檳榔。以治虛氣上衝。或加乾薑。以治婦人疞痛衝脈上逆。或加阿膠艾葉甘草。以治衝任虛損。經血淋瀝。或加艾葉香附。以煖婦人子宮。調經受孕。或獨用歸芎以安胎利産。惟知補肝之意。則用之而無不可通矣。人亦知肝之以散爲補。而肝之所以以散爲補者。則人固不及知也。

羊肉湯　韓祇和

張仲景有當歸羊肉湯。以治虛羸蓐勞。韓氏蓋師其意。以治傷寒汗下太過。失血亡陽。惡人踡臥。寒慄如瘧。及産婦血脫之症。夫汗下之過。以至於失血亡陽。此陽之散而欲盡也。陽散欲盡。似不宜更用辛散。而此方大用薑附歸桂者。汗下已過。津液欲枯。故浮陽無依。亦將就散。急宜固其本根。大補肝虛。使命門之陽行於肝木。則津液自生而木不枯槁。佐以收斂。浮陽亦復得所依。故此方亦辛以補肝之大劑。腎氣丸用桂附以治消渴。亦同其本根而浮陽自復。此可以類推矣。

羊肉　四兩。○甘辛。補命門之火。補命門所以生肝木。又血氣之味。以補血氣。故以此爲君。　生薑二兩○辛溫。爲補肝主藥。生用欲乘其生氣。且與歸附同行。則皆守於肝部。附子炮二兩○辛潤命門。補肝而回欲盡之陽。當歸一兩○甘辛。滋潤補肝。以萃忘歸之血。白芍藥一兩○酸以斂陰。使散者不至於盡。牡蠣煆一兩○鹹濇。鹹輭以行枯蛸之血。濇收以斂游散之魂。龍骨煆五錢○鹹濇。龍固鱗蟲。肝之類也。本飛躍不測而用其骨。則散者就收。亦所以斂欲脫之陽也。桂枝七錢半○甘辛。生薑桂枝皆發汗者。而與歸附臭味相同。欲斂將散之陽者。仍就其散去之地而斂之。使與同類皆歸。則翻然歸矣。此制方深意也。加葱白一握煑服飲湯食肉亦可。○用葱白亦反本之意。

肝欲散。宜食辛以散之。散幾欲盡。而復用辛者。辛行於上。則津液外達。血澤旁行。辛沈在下。則滋潤命門。萃元陽而爲生肝木之本。上之宣達者至於散而欲盡。以在下本根之陽微而不能相接續故也。陽微而遂至不相接續者。以津液暴盡。則當中枯竭。以至於不能相繼。故欲回過散之陽。則仍求之生陽之始。此際之參芪恐未足爲功。參芪和緩。雖補氣亦能生血。而未必能遽達下焦。補土以培其根。不若直補其根使元陽得以相續也。而用羊肉附子當歸薑桂。使生氣復於下而津液亦相滋。又劑之以芍藥牡蠣龍骨。以收其將脫之陽。使來復於下。此卽枯楊生稊。老夫得其女妻。而可以無不利之道也。補肝之法。又有如此者。此方補肝之意甚明。或謂補腎者悞也。

逍遙散 局方

治血虚肝燥以至於骨蒸勞熱往來寒熱咳嗽煩渴便澀及婦人月經不調夫骨蒸勞熱似屬陰虚而咳嗽煩渴又似火盛是則宜於降火滋陰抑知寒熱往來則陰陽交爭陽鬱於陰而不得直遂之故人之陽氣行於肝膽如木之春生肝木之氣暢茂條達則血液自從之而生陽氣直遂則和平而不至於作熱血液從之則滋潤而不至於枯燥氣血和而陰陽合德矣惟陽氣一有所鬱而不得舒則陰陽搏擊盤旋而肝風生風火相助相火因以不寧而津液耗風木陵土相火爍金而脾肺皆病腎亦焦枯而勞熱骨蒸寒熱往來煩渴咳嗽經血不調之諸症作焉此非必鬱於外淫之寒風暑濕而實鬱於內動之七情外淫之過鬱易解而內動之過鬱難舒七情皆主於心而心用血者情鬱不舒則用血必多肝不及藏而木先枯竭又况過條暢之氣傷和平之德則肝氣已先不行此方之所以不用降火滋陰而獨爲補肝補血也肝

氣舒而血足。則生氣周流條達。其風自息。其熱自解。其火自散。此所以名逍遙也。

當歸 酒拌二錢。○甘辛。補肝滋血爲君。

煨薑 濕紙包生薑煨熟一錢○辛苦。補肝開鬱爲臣。

柴胡 一錢。○苦堅腎。而色紫入肝。氣味輕虛。浮游疏散。能引腎水以潤肝木之枯。泄逆氣而舒膽火之鬱。故爲肝膽主藥。病關少陽往來寒熱者必用之。

薄荷 一錢。○辛寒。補肝清熱。氣味輕虛。旁行條達。凡氣血中之鬱熱虛熱。皆能解之。

白朮 土炒一錢。○甘苦。能補土燥濕。此用之以培肝木之根。而使之安固不搖。且後天之血。自脾土而生。脾土不濕。則化血而木得所滋矣。凡脾生血而肝藏之。朮之膏液固自土中來也。

茯苓 一錢。○淡滲濕。又所以爲白朮之佐。且茯苓因松木之精魄所凝。定魄則有以安魂。使肝木得所依而不妄也。

白芍藥 酒炒一錢。○酸以瀉肝。與四物湯之用此同。

甘草 炙五分。○甘無不補。且方中皆以助肝之升散。而此則甘以緩之。

補肝之道。主於升散。前已言之。但升散宜知所節耳。前此元戎補肝丸。主治風虛掉眩。故用防風羌活。肝自虛而生風。補之而風自止。此方主治寒熱往來骨蒸乾咳。則因肝木受鬱不得舒。以至於生熱。而血液枯竭。肝木亦未嘗不虛。故既以歸藭補肝。歸主血。藭主氣。亦氣血相並而行。又以朮苓厚培其根。根深而後津液有本而上行。以柴胡薄荷條達其枝。此去鬱而使生氣得舒也。所謂雷以動之。風以散之。歸藭之補。雷以動之也。柴薄之輕。風以散之也。然後瀉之以酸。緩之以甘。暢遂肝氣之方。莫此爲最。

加味逍遥散　趙養葵

薛氏加味逍遥散。即前方加丹皮梔子。以治怒氣傷肝血少目暗。意主於瀉火也。然火作於怒氣傷肝。恐非丹皮梔子所能瀉。且梔子泄水決瀆。尤恐使津液愈虧。故趙氏改用吳茱萸炒黃連。趙養葵曰。東方生木。木有生生之氣。即火氣也。火附木中。木鬱則火亦鬱。火鬱則土鬱。土鬱則金鬱。金鬱則水鬱。五行相因。自然之理。余以一方治木鬱。而諸鬱皆愈。逍遥散是也。方中柴胡薄荷二味最妙。蓋膽乃甲木少陽之氣。其氣初動。象草穿地而未伸。此時若氣化一有所鬱。則輭萎遏抑不能上伸。惟得和風一吹。則鬱氣始得暢達。柴胡薄荷之辛散輕揚。乃所以解其鬱。古人立方之妙如此。如其肝鬱已甚。則加吳茱萸炒黃連。所謂左金丸者。黃連清心膽之火。吳茱萸辛以補肝。用吳茱萸引黃連入肝。以平其憤橫之氣。此以金制木。左金所以名也。然猶繼用六味地黃加柴胡芍藥以滋腎水。使能生木。逍遥散風以散之。地黃飲雨以潤之。木有不得其天者乎。木火不鬱。則土不受尅。金水自能相生。余謂一法可通五法者如此。愚按趙氏之論甚善。但此方亦須有歸薑以厚其本。而後用柴薄以達其枝。又用朮苓以培其根。用甘芍以節其過。所以成中節之治。似不必獨贊其用柴薄之妙也。其加吳茱萸炒黃連。則遠勝於薛氏之加丹皮梔子。即治怒氣傷肝。亦茱連爲倍切。七情之易發而難制者。惟怒爲甚。怒則氣逆而上。怒而不靜。則相火橫動。不有大苦以泄其逆。則相火不能清。不有吳茱萸之引。則黃連亦不專入肝也。

即前方加黃連。一錢○用吳茱萸同炒。稍加水潤之。炒乾去吳萸。此用左金丸而稍變其法。黃連主瀉火。引以入肝。則以平肝膽相火。相火氣上逆。此以泄而下之也。

前方助肝木之升散以宣其湮鬱。補之發之培之節之。已盡善矣。但以辛勝。恐無以靖風雷上發之威。雖有芍藥瀉肝。亦相火之勢。未能就斂。故又加茱萸炒連以靖其橫憤之勢。而所謂逍遙者。益從容順適矣。得其意而推之。亦變理陰陽之大法也。趙養葵曰。此方以治鬱推而廣之。凡寒熱往來惡寒惡熱嘔吐吞酸嘈雜胸痛脇痛小腹膨脹頭暈盜汗黃疸瘟疫疝氣飧泄等症。皆對症之方。推而傷寒傷風傷濕。除直中者外。凡外感皆作鬱治。以逍遙散之意推之。加減出入。無不獲効。倘一服即愈。少頃復發。或頻發而愈甚。此必下寒上熱之假症。此湯不可復投。當改用溫補之劑。愚按趙氏以外感皆作鬱看。此說甚善。即以傷寒言之。寒而何以發熱。非人身之陽鬱而不能發歟。然其意雖善。而方則非可概施。變而通之可也。○此凡所引趙說。皆僭爲改竄數字。

溫膽湯 局方

膽附於肝而相火所行也。木本含火。而木氣少衰則火不能發。如濕柴朽木。則不能供爨。此所謂膽寒也。膽火者心火之母。膽寒不能發火則心火無所附其氣。若明若昧。而耿耿常存。正如濕柴朽木之火不肯發燄。亦不至昏黑。且爆逸浮游。而反鬱成虛熱。此虛煩不眠。時動驚悸之病所由來也。膽氣上溢則口苦。其木虛也。膽虛不能制土。濕柴朽木不足供爨。則脾胃亦寒。而痰涎上嘔。以無火則不能化物也。要其故責之肝膽之寒。凡傷寒病後。木之生氣未能遽復。往往有此。惜人多不能發明溫膽二字之義耳。

生薑 一兩○辛溫爲補肝君藥。

陳皮 去白五錢○辛苦甘專行肝氣。去白者不欲其入脾胃而使之專行肝膽也。

半夏 五錢○辛溫滑。內經以治不眠。曰陽氣滿則不得入於陰。陰氣虛故目不得瞑。是半夏能通陰陽也。少陽膽經脈。出入在陽明太陰之間。故半夏實主少陽膽經。陽氣滿不得入陰。陰陽氣虛則不能入陰矣。人寐則魂氣入栖於脾。不得入不能入。則皆虛煩不眠矣。不得入者。半夏之辛滑能行而通之。不能入者。半夏之辛溫能補而助之。故半夏可治不眠。此方用半夏陳皮皆挾薑以溫肝膽。非用以和脾胃也。

甘草三錢○此又以緩肝膽而兼補脾胃。

人參二錢○緩肝補氣而補土亦以培木。

酸棗仁炒二錢○本草云棗仁炒用治膽虛不眠。生用治膽熱好眠。膽虛不眠之說。前已言之。膽熱好眠者。肝膽之熱。壅而不清。則魂神昏忽。不知思慮故好眠也。凡愚人必氣粗。氣粗必好眠。此膽熱好眠之明徵。棗仁熟則甘多而能緩能補。緩肝而補脾。則陽可以從容而入陰。且酸以收心神之散。此所以治虛煩不眠。若生用則酸多。又有以瀉肝膽之過。且收心之散。以使之有所用。故又可治好眠也。

枳實麪麩炒一錢○苦酸微辛。以破滯鬱之氣。且以降膽氣之上溢。

竹茹一大握。竹震木之氣。其皮色青入膽。此以之爲使。使諸藥皆歸於膽。且挹其輕虛之氣以達而上行。使膽遂其溫而肝有所決。則虛煩不眠之症息矣。

水煎服

此治虛煩不眠而温其膽者。嘔涎口苦。無勞心用血之事。則不眠驚悸。非心之虛而膽之虛也。膽者心之母。膽無温氣。則心失所依。此虛煩不眠。恍惚驚悸之所由來矣。今人有所畏。則曰膽寒。膽主決斷。不能決斷。是氣沮而寒也。膽寒則必徹夜不眠。神恍惚而失所依也。

肝膽同氣相附。温其膽者。補肝而已。辛以行之。相火本於命門。而行於膽。辛以潤命門。則命門之生氣舒。肝木榮而膽温矣。甘以緩之。恐其過急也。過急則火妄而氣散。故必用甘緩。使膽火有以傳心。而心火得所依主。方內生薑陳皮半夏皆所以温膽。甘草人參則甘以緩之。而棗仁之甘酸。又瀉肝火斂心神。是所以傳薪於火而治其不眠也。又以竹茹引之。而諸藥併歸温膽矣。而或以爲是和脾胃之劑。則方名又何以言溫膽哉。內經亦有云胃不和則臥不安。然胃不和又自有不和之症。其臥雖不安。必不虛煩驚悸。不得以此相混也。此方不可稍有加減。

心部

心欲輭。宜食鹹以輭之。以鹹補之。以苦瀉之。虛則補之。心苦散。宜食酸以收之。此治心之法。按方藥之言補心者。多是瀉心。鮮見有眞補心者。但此亦有其故。蓋相火無形。而心火有象。心火以血爲用。而神明之化無方。神明之用愈紛。則其火愈熾。心火熾而相火從之。則用血過多。而且日涸。是心火不患其不足。而常患其有餘。不患心之不能用血。而患血之不足以供心用。合智愚賢不肖而皆然矣。故醫之言補心者。多是以水濟火。補血而瀉火耳。非眞補心也。然此旨自老聃魏伯陽之說已然。

但竟以瀉心爲補心。吾又恐論者之忘其本。而內經鹹以補心之說。竟視之爲空言也。要之心自有頑然不輭。不可不以鹹補之者。人亦或自安於頑而不加察故耳。

孔聖枕中丹 千金方

孫氏爲讀書善忘而設。讀書善忘。人以爲心血不足而痰與火亂之。愚以爲不然。人身之血。化於脾。藏於肝。輸於膈俞。以供心之用。血足則用足。非別有心血而獨見不足也。且方中有滲血之藥。無補血之藥。是非爲心血不足。故若痰之與火。固足以昏人神志。然痰火每由役心太過而生。非不能用心者之所患。且痰火苟至於害心。則又必恍惚顛狂。而不止於讀書善忘矣。抑此亦並非消痰降火之方。大抵讀書善忘。非用心血太過。而生痰生火之病。乃心之堅頑浮淺而不輭。不能用血之過。如枯頑之石。取之無火。則光燄不發。未磨之鏡。光明不生。則照物不入。故宜鹹以輭之。辛以潤之。輭其堅而發其火。使之能用血已耳。

是補其正化之不足。而非瀉其外邪相犯之有餘也。

龜版 酥炙四兩○甘鹹。鹹以輭堅補心。龜介蟲之靈。則屬水者。而用其甲則以補心。此潤下作鹹。堅極而輭。寒水之下。君火承之。而藉其靈足以前知。以資人心之知。則又神明之照也。

龍骨 炙研末入雞腹煮一宿二兩○甘鹹濇。濇與酸同用。鹹以輭堅。濇以收散。龍鱗蟲之靈而屬木。木。火之母。龍之變化無方。飛潛不測。而用其骨則潛伏之意多。然變化之用。未嘗不寓焉。人心之頑者。浮淺易動。見物則遷。是以其中實頑。然理不入心。而不能記憶。用龍骨之鹹以輭之。濇以收之。使之潛心於淵。美厥靈根。則浮者可沈而頑者可通。且藉其靈足以資人心之變化也。

遠志 甘草湯浸一宿一兩○苦辛。苦堅腎而瀉心。則心下交於腎。辛潤腎而補命。則腎上交於心。此方之有遠志。亦猶腎氣丸之用澤瀉。四物湯之有白芍也。且志藏於腎。正以兩腎夾命火在水中。命門為心火之原。火之用不分。而志有所決。人心之善忘。固以其頑而不靈。與理不相入。亦由志之不立。是以心旁騖妄動。而因以入理不深。是遠志之用。雖以瀉心。實則養心。使之專能強識也。

石菖蒲 一兩。○辛苦。生於水石。體輭而能入堅。理疏通而節密。味辛以補肝。肝木心火之母。火之所附以燃者。辛以散之。又所以開通心竅以發其靈明。此補心之母。以舒肝而生心火也。

為末 酒調一錢日三

此方龜版龍骨為補心主藥。一陰一陽。相並為用。而君火少陰也。故用龜版君焉而用遠志菖蒲以調劑其間。菖蒲實補肝藥。遠志則能瀉心。惟龜版龍骨皆鹹以補心輭堅。則菖蒲亦協水中之類以入心。而其辛足以破堅開竅。又肝木以生心火而發其光明。遠志又為心腎之交。堅腎而火得所安。潤命而火得所本。且龜龍沈於至靜。則以濬其靈而堅者可輭。遠志菖蒲發其動機。劑以發其用而塞者可開。所以調劑其間而動靜乃不偏於用也。使靜能有所受。而動可不妄有所施。龜之中虛。離象也。中虛而靜。則能有所受。龍潛在淵。變化未施。而有其具。是使能裕衆理於虛靜之中也。遠志以遠其志。是靜專而動直。菖蒲爲陽之倡。是有感而遂通。心統性情。而該動靜。靜則中虛而爲明之本。君火所以爲少陰也。動則泛應而神明出焉。其官所以爲君主。苟塊然不輭則不虛不靈之物而已。故補心主於輭堅。動而不滯於有。靜而不淪於無。靜以涵動。重離所以繼照。動而仍靜。牝牛所以利貞。故可以補心而爲强識之助。靜以涵動。如龜版龍骨之能輭堅。而神靈之用寓焉。離之二陽麗於一陰也。動而仍靜。如菖蒲遠志之能辛散。而苦堅之味存焉。離之一陰主乎二陽也。徒以祛痰散火言之。失其旨矣。然心之用與不用。存乎其人。稍有志於學者。或可以藥餌助之。如其浮躁淺露。逐物紛馳。則終於寘頑不靈。又豈服藥所能取効歟。

補心丹 僧終南

人之有心。不能不用。而用心之過。以至於陰血枯竭則虛損勞傷之病作。五勞七傷。雖各有所主。而心者君主之官。神明出焉。七情五役之傷。何一非心之爲病。必欲隱明塞兌。上閉下閉。以爲養生。此固非吾儒之事。但用之而知所節。則可不至於病。君子亦以理制欲而已。此方爲思慮過多。心血不足而設。則凡七情勞役之傷。自皆可服。又其藥味固五臟兼補。亦不止補心。但此乃補血氣以供心用。非補心之化源。亦以瀉心火之過。非補心火之不足。必言補心則必辛潤以培生火之源。鹹輭以布神明之照。乃所以爲補心。醫者毋徒泥其名以相混也。

生地黃 酒洗四兩 ○甘苦。色青黑。味重下沈。入於肝腎。甘能緩肝。苦能堅腎。用生則其氣上升。能上交於心。以養心火。滋陰血。如以膏燃燈。燈得膏則明。不至於遽燼也。

酸棗仁 炒去殼一兩○甘酸。

甘補酸收。仁入心而能潤。瀉肝以決其不決之謀。收心以靖其不靖之慮。潤與鹹同用。則亦能輭堅。故補心必用之。

柏子仁 炒研去油一兩○辛甘鹹潤。辛能潤命。補肝以生火。但辛味甚重。壓去油則辛減而鹹見。能潤心養神。去瘀血。來新血。此二仁乃補心之主藥。

當歸 酒洗一兩○甘辛。補肝滋血。以供心用。

五味子 炒研一兩○酸以補肺斂氣。使不受火尅。收心之散。使不至妄馳。

麥門冬 炒去心一兩○甘淡微苦。潤肺而降火。滲濕以寧心。

天門冬 炒去心一兩○甘苦。降上逆之氣。清肺金。而下生腎水。此五味二冬。實皆肺家之藥。蓋以用心太勞。則心火必熾。而肺金受爍。肺金傷則氣無所主。是氣血兩虧。故用此以保之。而五味天冬又能下生腎水以濟火也。

桔梗 五錢○苦辛。苦以降肺氣之逆。辛以瀉過斂之邪。此亦肺藥。又所以輔五味二冬耳。

遠志 炒五錢○苦辛。堅腎潤命門以上交於心。此猶燃燈之用燈草也。

茯神 去木五錢○淡平。滲心膈之邪濕。而茯苓本松之精魄所結茯神又抱於木根。有精神相守之意。故可以治怔忡健忘。使神不過散。

丹參炒五錢○苦瀉心火。以保陰血。

元參炒五錢○苦鹹入腎。以靖水中之火。使清氣得以上升。此又皆助地黃以濟水火而交心腎者。

人參五錢○苦甘。補脾胃以資後天氣血之源。而兼補五臟。

黃連生用三錢

○用心過勞。則心火必熾。故必用此以瀉之。

蜜丸。如彈子大。硃砂爲衣。硃砂亦藉以鎮心安神。

臨臥燈心湯化下一丸。燈心之淡。能滲濕寧心。且所以燃燈用之。正其類也。

心者神明之官。心之化虛。則神明短而不能用。血慌惚無所記憶。此宜鹹以耎之。化字與氣字不同。氣有象而化無形也。若勞心而至於過。則心火甚熾。而陰血枯。脾之所生。肝之所藏皆不足以供其用此非心之虛而血之虛也然心非得血無以為用血不足以供心用則如燈火盛炎而脂膏欲盡其熱燄乃愈熾亦且自焚而就盡是血之虛亦即心之虛心火之失其本也此方惟棗柏二仁為補心主藥仁則入心仁人心也仁之潤則亦能轉而君以生地黃則補陰生血佐以當歸及丹元二參引之以遠志茯神則皆引腎水以交於心而節其過且滋血以供其用非直以補心也至用五味二冬桔梗以斂肺清金而下生腎水又佐以人參泄以黃連則一恐壯火之食氣一恐陰血之難滋而

保金以生水。亦以節火之過熾。而均之以適其平也。均之以辨物居方。火不妄炎。水不就枯。且使木不焚林。金不受爍。合之則坎離交媾。水足以濟火。歸地及二參遠志也。火收而不散。棗仁五味及二冬。黃連也。人參其黃婆歟。亦以鉛制汞之道。而心君可安矣。此方乍見似失之雜。細按之則亦自有條理。但鮮有通其意者。而補心之說亦終以不明。

牡蠣散 陳來章

治陽虛自汗。汗為心液。心有火而汗出。此非心之盛乃心之虛也。凡肝虛則生風。心虛則生熱。脾虛則生濕。肺虛則生燥。腎虛則生寒。此皆非外淫之有餘。實內傷於不足。各宜補其正而病可已。故辛以祛肝風。

鹹以靖心火。酸以收肺清。苦以發腎寒。甘以止脾濕。凡非外感。皆宜補正而不可瀉。瀉則正愈虛而病愈甚矣。心虛生火而汗出者。火失所主而妄炎。炎則心煩而津液外泄。如燭心含濕不能受火。則火爆逸而膏流。陽虛自汗者。陽謂外衛之氣。衛陽而榮陰也。心以有火而煩。而衛外之陽。又復不固。蓋火爍肺金。則氣亦失所主。故汗出而莫之禁也。

牡蠣煅研一錢半。鹹濇補心和血。而安神補肺。浮固氣而清熱。氣固則汗不出。血和則汗不作。

小麥一撮約百餘粒。甘鹹麥金穀也。浮則入上焦。而鹹能補心。浮者中虛。可以去妄念而除煩。其皮外堅。肺之合也。肺主皮毛。外堅可以固衛氣。故除煩止汗之劑必用之。

黃芪炙一錢。甘平能補土生金。益氣固表。

麻黃根一錢。辛淡。麻黃本補肝發汗之藥。而根節能止汗。用根者不惟節之使有節。而且反之使歸本。所以外助黃芪。內佐牡蠣。中間為之使也。

煎服

人心無主。則外逐而心煩。心煩則神明亂而火妄。火妄則血液沸騰而汗出。汗亦血也。但火化太驟。則溢出而色未變耳。此如火迫則丹硃鎔。而液流爲汞。若汞復經蒸鍊。則復成丹矣。肺金受鑠而氣傷。肺主皮毛。肺傷則皮毛不固。腠理不密。而氣失所主。此必由七情。而本於心之不能虛靜。不能虛靜。則中無眞宰。是謂心虛。心虛宜鹹以補之。不虛不靜正是不能輭。不能輭者。不虛而不能體事理之實。不靜而不能應事物之動。則是塊然而已。故宜鹹以輭之。自汗似爲輕病。而久之則血液日枯。心腎不交。相火益焚。眞陰虧失。則咳嗽吐血骨蒸勞瘵所自來也。治之於早。此方爲宜。牡蠣生於水而能補心安神。亦有水火互藏之意宜以爲君。浮麥補心。而其皮外固則有保金固氣之能。故以爲臣。此亦一血一氣。相並以行也。佐之以黃芪麻黃根以固外而安內。以此止自汗。是必有助焉。可不至血液日枯。眞陰虧失之甚。然而養心息慮。則必存乎其人。

柏子仁丸 陳來章

治陰虛盜汗。盜汗者睡而汗出。醒則汗止。此其汗不獨發於心。實發於脾。蓋人之心神。寤則明。發於陽而心獨爲用。寐則靜。斂於陰而心腎交。脾爲心腎相交之舍。是所謂黃庭也。脾爲五臟之會。而實積濕之區。斂腎水而存之。肝爲攝之。以待心用。如備膏以資火也。心腎交於黃庭。則夜之所息。受陰血足。晝用可不勞。然或脾虛不能制水。或肝虛不能攝血。或心之用血過多而不能繼。則心虛生熱。夢寐之際。魄不拘魂。

心不安舍。心之安熱從以入脾，濕不化血而化汗，心火逼之爲盜汗矣。曰陰虛者，謂內虛也。心脾虛也。

柏子仁 炒研去油二兩。甘辛鹹潤，補心寧神。**牡蠣** 煅研一兩。鹹濇，補心收散。心自汗則欲其斂，故前方以牡蠣爲君。心盜汗則欲安神以除妄熱，故柏子仁爲君，而牡蠣只從臣分。**人參** 一兩。補脾土，瀉心火。**白朮** 土炒一兩。甘厚脾土，苦瀉脾濕。**半夏** 薑制一兩。辛滑潤命門以煖脾胃，使脾胃能化氣血，而不至生痰。其應夏至而生，是能開闔陰陽。其辛滑能通利關節。內經用半夏粥以治不眠，所以使陽得入於陰而安舍也。**五味子** 研碎核一兩。斂肺氣，收心散，拘魂定魄，以除妄火。**麻黃根** 一兩。以止汗。**麥麩** 五錢。鹹補心除妄熱，固腠理止汗。此不用浮麥而用麩者，浮麥完固，使心自不汗；麩已去麵，使去火而止不可知之汗。

棗肉丸如菉豆大，棗甘補脾，使入黃庭，爲心腎相交魂魄相守之舍。**米飲下五十丸，日三。**

服。米飲下。亦使之入脾胃。前治自汗兼治外故用散此治盜汗專治內故用丸。

自汗者必心煩。心煩者心虛生火也。此專責之心。盜汗者不心煩。然其神明必昏。亦未嘗非心虛生火。但其心素濁。如火烟迷迷。而神在明沒間耳。心神寤且迷沒。及偃息而栖於脾。則其神挾火與俱。或魂夢擾攘如日在霧中。魂之靈妙爲神。魂卽相火之行於肝木。而神其光明耳。神昏挾熱。熱妄卽魂之擾也。或昏睡沈沈。如火埋灰下。昏睡亦屬火。所謂膽熱好眠也。熱鬱濕中。故沈昏不爽。雲中之日。灰下之火。蘊熱彌甚。脾固濕腑。火不受濕。逼而爲汗。是爲盜汗。脾不化血。則脾亦虛矣。此兼及於脾。脾不生血而生汗。則汗無所藏而魂失所依。（魂依於魄。魄即血之靈。而精尤魄之粹者。血不歸肝。則魂失所依。）相火獨行而心熱愈熾。（如以乾木付火。）心不用血。水不濟火。火陵所不勝。而腎陰亦虧。陵所勝而肺金受爍。亦勞瘵諸病所由來矣。此方君以柏子仁。補之亦以清之。（柏子仁辛鹹。鹹輭其堅頑。辛行其穢濁。）臣以牡蠣。補之兼以收之。所以靖心火之妄。人參白朮以補脾去濕。使脾不積濕而生血以供心用。則心亦安之。所以止盜汗之源。半夏通陰陽之扞格。亦以行濕。五味斂陽以就陰。亦以保肺。一行一斂。而陰陽和。魂魄合矣。（此不用棗仁而用五味子。不惟收魂且以攝魄。）

節以麻黃根。固以麥麩。此即所以止汗。此方補心兼以補脾。以其旣睡而出汗。故補心於脾中。而靖其妄熱。

韭汁牛乳飲 朱丹溪

治噎隔翻胃。噎隔翻胃。有氣格血格食格痰格之不同。而未有不由於心虛生火者。丹溪禁用香燥。而言當補血潤燥益陰和胃調中。斯可謂得其道矣。葢凡得此病者。多是隱忍鬱昧多思憂積慍怒而不得自遂之人。加以酒肉厚味。辛熱助之。心之用血太過。而血以枯。心虛火熾。而血益涸。酒肉厚味助之。而火熱積於腸胃之間。火熾水乾。闌門先涸。闌門者小腸與膀胱相交際之處。水火之交也。闌門以上小腸治之。而小腸者心之表。心有妄火。則小腸火結。故闌門先枯涸。經曰三陽結謂之格。三陽者手太陽小腸足太陽膀胱也。闌門涸者。朝食暮吐。俗謂之反胃。小腸積熱。熏灼於上。則幽門亦涸。幽門涸者。食下良久而吐。

俗謂之隔。胃亦積熱熏灼於上。則賁門亦涸。賁門涸者。食下須臾即吐。俗謂之噎。賁門火益上熏。則吸門并涸。而食不能下矣。要其始則熱結先在小腸。其原則心火虛妄。而血熱焦枯之故。又賁門以上爲上焦。幽門以上爲中焦。闌門之間爲下焦。三焦者相火所由上行。而水道所由下降。火氣上逆。則水道不能下行。而三焦心包又相爲表裏。心包主血以供心用。火熾血枯。故噎隔反胃之症。瘀血者爲多。其症雖曰結在太陽。其治之之道。則在鹹以補心軟堅。潤以滋陰活血。兼用甘以養之。酸以收之。而香燥之藥。則所必忌也。

韭菜汁 甘辛而有酸味。補陽而能斂陰。益氣而能滋血。和胃潤腸。生新去瘀。 **牛乳** 甘鹹滑。補心清火。潤腸胃。解結熱。滋陰血。補虛勞。 **等分。時時飲之。**

腸胃枯涸。食不能下。此噎隔之標。心勞血虛。火妄血涸。

此噎隔之本。標之見始於腑。謂小腸繼而迭及三焦。即闌門幽門賁門。凡隔症之始。必先小便赤澀或且癃閉。食不能下。標症急矣。韭汁牛乳以潤之。可以和中養血。而治本之意。亦即寓乎其中。鹹能補心輭堅。酸能寧心去瘀。陰血足則心得所養。而火不妄燃。火不妄則血日以滋生。而三焦不涸。是標本兩得之。故治格之方。莫良於此。朱丹溪又言宜兼服四物湯。益四物補肝。又所以爲補心之母。專以滋血養心爲本。有痰者。宜加薑汁竹瀝。火盛者。宜加童便。或蘆根茅根汁。食隔者。宜加荸薺汁。或陳酒或米醋。各隨所宜。愚謂此方并可以治吐血。

脾部

脾欲緩宜食甘以緩之以甘補之以苦瀉之虛則補之脾苦濕宜食苦以燥之此治脾之道脾胃爲後天之主五行待土而成故補脾可兼補五臟凡治五臟病皆以固脾胃爲本又胃爲氣之本脾爲血之本此則有分有合胃燥脾濕又各宜視所偏爲補救也

補中益氣湯 李東垣

中謂脾胃也脾胃兼統氣血而獨益氣者氣爲血倡氣無質而血有形氣輕能上行血重多下降氣充則能率血而血從於氣氣虛則不能攝血而氣反從陰以下鬱而成濁熱血反妄行矣氣愈升則愈清而爲陽陽之清者上升則陰之濁者亦斂而下降如日之升愈高則愈明而陰翳浮游之氣自斂此東垣所以多言升陽也方中芪參术草所以補中而益氣升柴所以升陽而當歸亦以滋血以言氣血之本則本於

腎命。命火爲陽氣之本。腎水爲陰血之本。此氣所由生。腎氣丸所以補先天之不足。若乃後天脾胃以化水穀而滋氣血。脾胃之爲飲食饑飽勞役無節所傷者。則此方可以主之。厚土之化。使地氣順以承天。含物化光之道也。後天以脾胃爲主。土兼五行。故診脈亦以胃氣爲重。其有外感而兼內傷者。宜視此爲加減。此惟上焦痰嘔中焦濕熱傷食膈滿者。則不宜服。東垣自言之矣。

黃芪 蜜炙一錢半。○甘平。色黃。胃土之主藥。李東垣曰。脾胃虛者。因飲食勞役。心火亢甚而乘土位。其次肺氣受邪。須多用黃芪。而人參甘草次之。脾胃一虛。肺氣先絕。故用黃芪以益皮毛而固腠理。不令自汗。按黃芪本益胃。胃化氣以輸膻中。然後肺受而生之。故黃芪又能補肺而固衛氣。然實補胃之君藥也。

人參 一錢。○甘苦微寒。色黃入脾胃。李東垣曰。上喘氣短。故以人參補之。按胃肺既虛。則必上喘氣短。人參亦補脾胃而兼補肺也。

甘草 炙一錢。○甘平。脾土之藥。坤德之純。李東垣曰。心火乘脾。用此以瀉火熱而補脾元。若脾胃急痛併大虛腹中急縮。宜多用之。中滿者減之。按脾胃虛而心火乘脾云者。心失血之滋。而虛火妄炎。故下就子之養。而上爍肺金。至涸血且傷氣也。以其爲虛火。故甘草之甘溫可以瀉之。甘以緩脾。則血生而心得所資。虛火靖矣。人參亦瀉心火。

白朮 土炒五分○甘苦。補脾中燥濕。李東垣曰。除胃中之熱。利腰臍間血。按土厚濕消。則胃熱除而血亦利。腰臍當中州。脾胃所居。白朮亦脾胃主藥。而此只從臣分者。以脾虛有火。不欲使之過燥也。

升麻 三分○甘辛。行肝氣於脾胃。以升達膻中。去陰穢之邪。散壅鬱之火。

柴胡 三分○味苦氣輕。升腎水於肝膽。以游行上焦。靖陰血之熱。散陰火之鬱。李東垣曰。清氣在下。必加升柴以升之。引參芪上升。以補胃氣之散而實其表。又緩帶脈之急縮。按此二味。皆肝藥。但升麻主氣分而行於胃。柴胡兼血分而行心脾。此非以補氣而資之以升陽。實以溯本根而達之枝葉也。帶脈當腰臍間。虛則陽下墜而不能舉。故急縮。

陳皮 五分○辛苦甘。舒肝木。和中氣。燥脾濕。李東垣曰。氣亂於中。清濁相干。用陳皮以理之。又助陽氣上升以散滯氣。**當歸**五分。甘苦辛溫。此入脾胃藥中。則以補脾和胃。養陰生血。李東垣曰陰火傷生發之氣。則營血虧。血減則心失所養。故加甘辛之味。以生陽氣。仲景之法。血虛則以人參補之。陽旺則能生陰血。更以當歸和之。**薑**三片　**棗**二枚　煎以薑助陽。棗以和脾。

此方芪參甘朮爲脾胃主藥。四藥皆能兼補氣血。而此方主於升達胃之陽氣。以靖陰濁之火。故用黄芪爲君。**而用升柴陳皮以宣達其氣當歸以滋其血**。四藥實補行肝氣。而以此輔芪參甘朮則皆以宣達脾胃之陽而散其堙鬱。土承天氣以生物。人之脾胃亦土也。人之腎命肝膽。亦天之陽氣所以生物。脾胃稟腎命肝膽之陽。而後能化水穀以生氣血。灌溉周身。亦土之承天而生物。歸橘行命門之陽。以由膽而升於坤土之上。胃氣以開。升柴行腎水之陰。以由肝而升之坤土之上。脾血以滋。腎水陰也。其來而升。則亦謂之陽。歸則以陽滋血。升則以陰行氣。此陰陽之妙合也。天氣之陽。既來而升。而坤厚承之。則地氣亦以上升。芪參甘术。乃大著其生物之功。其上雖有陰翳鬱積。亦皆變化消融。不至於遏地氣之陽以蒸爲邪熱矣。趙養葵極贊此方之用升柴。蓋亦非無謂也。**使土德加厚而生氣曰滋。**芪參甘术所以厚其土。升柴歸橘所以滋其生。**土厚而不濡氣滋而不息。厚德載物。含之所以宏。承天時行。光之所以大。**土不厚則含之不能宏。無以承天而生物。然生氣不滋。則光之無以大。而亦不能生物矣。此猶婦人身體不强。則不能生子。而非得男子之交。則亦不能生子也。是以升肝腎之陽於脾胃。天氣之交於地也。脾胃得芪參甘术之補。則有以承天而時行矣。**此補脾胃而滋後天之化之用。使生物有常。而物之成亦無不順遂。莫之夭閼矣。**生物有常。如脾胃之生氣血而灌漑百骸也。血氣常用。則心火不亢。肺金不傷。雖偶有外淫干之。亦無不退聽而潛消矣。其有加減。視氣血所偏及外淫所湊。變而通之。隨在可以建功矣。如精神短少。則加人參五味。血液不足。則加當歸。氣虛多汗。則加芍藥五味。燥熱短氣。口渴無味。而大便澀。加重蒼朮及半夏黃芩益智三分。婦人經血不調。則加炒黃芩神麯。頭痛則加蔓荊子。痛甚則加川芎。頭頂痛則加藁本細辛。風濕相搏。則加羌活防風。有痰則加生薑半夏。胃寒氣滯。則加青皮豆蔻木香。腹脹則加木香砂仁枳實厚朴。腹痛則加白芍甘草。熱痛則加黃連。能食而心下痞。亦加黃連。陰火加黃柏知母。大便閉加大黃。咽痛加桔梗。有寒加肉桂。濕甚加蒼朮。陰虛甚則去升柴。加熟地山茱萸山藥。肺熱咳嗽。嗌乾則去人參。加乾葛。泄瀉則去當歸。加茯苓蒼朮。脾胃不調。胸滿手足倦。食少氣短。口不知味。則去當歸白朮。加木香蒼朮。飲食勞倦。滿悶短氣。不思食。不知味。時惡寒。則去白朮。加草蔻神麯半夏黃柏。又或隨時令順運氣以斟酌變通。皆可無失其意。土爲萬物之母。補土則五行皆可賴以成也。

歸脾湯　濟生

治憂思傷脾至脾虛而不能化血者。脾不健則血不生。脾血不生則心無所用。是以有怔忡健忘驚悸盜汗發熱體倦食少不眠諸症。以血少則木枯而魂離。木枯魂離則火炎而神蕩。至於魂離神蕩則血且逐火妄行。而有吐衄腸風崩漏諸症。方中以參朮甘芪爲主。皆以補脾生血。而當歸龍眼以滋之。朮香以舒其氣。皆脾藥也。其用茯神棗仁遠志則所以安心神而止其妄。然憂思所以傷脾。而憂思者心也。心之用血無節。以至脾之所化不足以供之。則脾傷矣。故引水濟火以斂其心而安之。正所以使脾不至於傷。而安火亦所以生土。補中益氣湯意主於氣。而未嘗不留心於血。此方意主於血。而未嘗不先補其氣。要皆以脾胃爲主。其曰歸脾者。藥不皆入脾。而用實歸於脾。非使血歸脾之說也。

人參二錢半○甘苦。專於補脾益氣生血。白朮土炒二錢○補脾益胃。燥濕去熱。黃芪炙錢半○甘補胃氣。亦除胃熱。甘草一錢○此用甘草甚輕。蓋特重參朮之權耳。龍眼肉二錢○甘溫滋潤。色黑。汁赤。能補脾和胃。滋陰生血。且交心腎於黃庭。茯神二錢○安心神。棗仁炒二錢○甘酸。補心神。斂散安。遠志甘草水洗一錢○苦辛。引腎水以上交於心而濟火。當歸酒洗一錢○甘苦辛。以滋肝血。木香磨五分○辛苦。補肝行氣。舒脾去鬱。升清降濁。薑三片棗三枚煎服。

前方主於益氣。故以黃芪為君。此方主於滋血。故以人參為君。參芪甘朮皆補脾為滋血之主。人身之血本於腎水。而脾土運化之。肝木攝藏之。然後輸之以供心用。故脾為後天生血之主。脾厚而不生濕。則生血矣。土氣薄則不勝水而生濕。土氣厚則有以攝水而化血。白朮之燥濕。甘草之厚土。皆有以滋血也。龍眼甘補滋潤。所以爲生血之佐。木香遠志則又皆能升腎水以由肝而達之心脾。遠志達於心。木香達於脾。心脾得水。以能化血用血。當歸以厚肝之藏。棗仁以節心之用。茯神以止心之妄。棗仁甘酸而潤。瀉肝血以輸之心。又收心之散以節之。而茯神以安之也。蓋人思慮過則心火熾而用血多。用血多則脾勞而血不繼。血不繼則心火愈妄。肝木愈焚。此怔忡驚悸盜汗不眠發熱諸症。所由來也。火妄木焚則血且旁溢。此吐衄崩漏諸症。所由來也。故又引腎水以濟火。龍眼遠志皆能交心腎。且以滋血。龍眼當歸皆以滋血。而開心脾之鬱。憂思則心脾鬱。木香棗仁所以

開之。然後脾土不勞。得以專於化濕成血。此方所以名歸
脾也。

四君子湯 局方

治一切氣虛之症。其加減則存乎人。然人多以此為補肺。而不知實補脾胃。補氣之所由生。非補氣之所為主。與四物湯之為補肝者又不同。然胃氣既旺。則肺亦未嘗不受補矣。

白朮二錢半 ○甘苦溫。甘能補土。苦能燥濕。本補脾胃之君藥。而此方或以人參為君。以白朮為臣。則失之矣。

人參二錢 ○甘苦微寒。補氣而兼能滋血為臣。

甘草二錢 ○功專緩補。

茯苓二錢 ○淡滲功專去濕。上三藥皆甘。茯苓獨淡。淡主滲泄。非補藥。且入此方。則非以安心神也。滲濕亦苦以瀉之之意。此以為朮參甘草之佐。然濕去則脾胃加厚矣。

薑三片 棗三枚 煎服。此皆

中守之藥。惟薑有以行之。

脾欲緩宜甘以緩之。朮參甘草皆甘味也。然過緩則恐生濕。而朮參則皆有苦味。緩而不至生濕。其有邪水則茯苓滲之。脾厚而健運。則水穀化而胃氣日滋。胃氣滋則飲食益進。身體可日強。此脾胃獨虛肺氣短少。而非先天之有不足者用之。

六君子湯

為氣虛而有痰者設。痰本於濕而成於火。脾土不能制水。則水積淖而成濕。濕鬱成熱。脾虛亦生熱。則濕結而成痰。故祛痰為末而健脾燥濕。乃治痰之本。然既有痰。則不可無以祛之。故此方加去痰之藥而仍以四君子爲主。

即前方加半夏 二錢○辛滑。能推壅行水。開闔陰陽。通利關節。爲行痰之專藥。人多疑燥。實非燥也。但陰虛火爍。津液渾濁。逼而上沸。或夾膿血之痰。則非所宜。 陳皮 去白一錢○辛苦。燥濕和中。主於順氣。氣順則痰消。○留白亦可。

此仍以補脾胃爲主。而加祛痰之藥。凡人之脾胃稍虛。則不能無痰。有痰而未至已甚以生他疾者。可通服此。或用治蠱脹。以脹自太陰之虛寒致之。亦脾虛生濕。濕鬱成痰。因以阻塞不通故也。若脾健胃和。氣旺痰化。則脹自可愈。非謂塞因塞用也。然淺者或能取效。深者未必建功。蓋脾胃虛寒。不能制水。必因命門火衰之故。不補命門。徒求之脾胃。則未探其本也。視此爲加減。亦可知因症而施矣。如脾胃虛寒。或至胃痛或腹痛瀉泄。則加香附砂仁。或痰濕散漫。四肢不舉。則加竹瀝薑汁。如虛熱潮熱。身體倦怠則加柴胡乾葛黃芩白芍。治瘴瘧痰瘧。則加草果烏梅又或去橘半而加黃芪山藥。以養病後怠倦。去橘半而加山藥扁豆。以治表熱既解而復發熱。此皆斟酌由人然古方中亦有加減而未盡善者。則不可以古有此方而泥之。以四君子合四物用之。曰八珍湯。於八珍湯再加黃芪肉桂曰十全大補湯此果氣血兩虛已甚。不得已而用之。

理中丸 張仲景

本作理中湯。治太陰傷寒者。又以之作丸。張仲景曰大病瘥後。喜唾。久不了了。胃中有寒。宜理中丸溫之

按此自可治一切脾胃虛寒之症。

白朮 陳壁土炒四兩。○健脾燥濕。脾家君藥。　人參 二兩。○補氣厚土。　乾薑 炮二

兩。辛苦。熱去沉寒。行積濕。煖胃溫中。甘草炙二兩。甘緩補土。搗山藥爲糊丸如梧桐子大。山藥甘淡可益脾胃。古方用蜜丸。愚僭改用山藥。

此亦同四君子。但不用茯苓而用炮乾薑耳。乾薑味辛。炮之則有苦味。以之入脾益命火以溫脾土。是爲理中之本。辛補肝命。薑性生則行表。乾則守裏。炮之味苦。則能燥脾濕。且君以白朮。則薑亦隨之入脾。以溫煖脾胃。益脾胃必得命門之火而溫。如竈中有火。而後釜能熱物。若徒厚脾土而不補命門肝木之火。則竈中無火。脾胃只成冷鍋而已。故謂此方用炮薑爲得理中之本。山下有雷。頤養之道。胃陽土。艮山也。肝火爲震雷。宜得古人之意而推之。加附子爲附子理中丸。治中寒腹痛身痛四肢拘急。加枳實茯苓爲枳實理中丸。治寒實結胸。加茯苓川椒烏梅去甘草爲理中安蛔丸。治胃寒吐蛔。

健脾丸

主消導。而方名健脾。脾不健。則積何以消。故以補脾胃爲主。而後加消導之藥。且瀉邪卽以補正。消之乃所以成其補也。

白术土炒四兩。爲脾土君藥。人參二兩。以大補其氣。陳皮一兩。辛苦甘。隨术參則以行胃氣。枳實三兩。苦酸微辛。斂微陰。破逆氣。力猛而功專降泄。山楂去核一兩。酸甘鹹平。亦能斂陰。而主消肉食。麥芽炒一兩。甘鹹平。鹹能輭堅。主消穀食。神麯糊丸。神麯甘辛和中。開胃消滯行痰。米飲下。

脾胃爲倉廩之官。水穀藏焉。胃主受。胃虛則不能容受而不嗜食。脾主輸。脾虛則不能運化而成滯積。脾胃何以虛過飢則傷胃過飽則傷脾。飢則胃氣餒乏。飽則脾倦於運。及乎胃已傷而猝飽脾欲倦而復加則脾胃交傷矣。土已疲而水乘之則胃以生熱熱氣上逆所以不能容。土已薄而水侮之則脾以生濕濕氣沈濡所以不能運。朮參皆味兼甘苦有以厚安其土而除其濕熱爲補脾胃之主而後辛以行其氣。陳皮神麯味皆辛。苦以降其逆。枳實之苦。乃有以善其容。鹹以輭難化之堅。麥芽山查味皆鹹。酸以斂將疲之力。枳實山查味皆酸。乃有以助之化補之而後消消以成其補故其功歸於健脾。如脾虛食減而無積滯則去山查麥芽而加茯苓甘草。如能食而不生肌肉則去山查麥芽陳皮而加當歸芍藥川芎麥冬柏子仁。其或挾痰挾火。則亦隨宜加減。存乎其人。

當歸補血湯 李東垣

治傷於勞役。肌熱面赤煩渴引飲。脈大而虛。蓋血虛則生內熱。所以肌熱面赤而渴。脈大而虛則非由外作熱。而熱自血虛生。七情五役飲食飢飽皆足以並傷氣血。然氣無形而血有質。無形者之衰猶易回。有質者之虧則難補。且勞役陽作之氣。是以多傷於陰。其氣固未嘗不虛。而血虛則先見。然血傷固先見於氣傷。而欲補血則又必先補氣。以氣爲血倡。男子不貧而後能娶婦也。此方君以黃芪。黃芪胃氣之主藥。胃氣盛而後脾血滋。然亦必當歸滋之。而後血乃日盛爲之媒也。血生於脾。此方補脾胃以滋之。是爲補生血之本。猶四君子爲補生氣之本。與四物湯之爲補肝者。又有不同。

黃芪 炙一兩。甘補胃氣。

當歸 酒洗二錢。甘辛苦。當歸本補肝藥。而辛潤善滋。從黃芪以入脾則可以滋脾而生血矣。空心服使直入脾胃而無飲食之雜。

脾胃主化水穀以滋生氣血，而陽盈陰歉，則氣恒有餘血恒不足。況爲勞役所傷，則陰陽偏有所虧，而兩不相比，陰不能從陽，則脾不生血，血脈空虛，孤陽獨治。此所以陰虛生熱也。既曰脾不生血，孤陽獨治，則何不急用四物，而仍君以補氣之黃芪？曰：四物君以當歸，佐以芎芍，所以補肝而使血有所攝，非補血所由生也。歸芎皆辛行，所以補肝。此君以黃芪，臣以當歸，則所以補脾而滋之生血。芪歸皆甘緩，則皆補脾，而藉歸之潤，則血所由滋也。氣倡而血從之矣。用芪不用歸，則只是補氣。用芪而臣之以歸。則可以生血。使或用參歸亦然。然不用參而用芪。東垣葢實師仲景之意。而別出一途以自見耳。芪五倍於歸何也。曰氣味有輕重。芪性平緩。氣味皆輕。歸性善行。氣味皆重。芪不五倍。不足以倡歸矣。使平用則歸勝。歸自歸肝而不入脾矣。故五倍也。若用人參則不必然。惟陽獨治。斯亟於求陰。山澤所以可損。惟山能受。斯澤從而應。澤山所以能咸。胃陽土。主氣山也。脾陰土。主血澤也。胃得脾助。陽乃不孤。當歸辛潤可以行濕。使化血。所以助陽而潤物。如損澤益山也。胃氣積厚。陽可倡陰。黃芪甘緩。有以待當歸之滋潤。而血從以滋。如山虛受。有以感澤。而澤應之為咸也。補脾胃以生血。其道又如此。

肺部

肺欲收。宜食酸以收之。以酸補之。以辛瀉之。虛則補之。肺苦氣上逆。宜食苦以泄之。此治肺之道。○凡酸澀之味。乃所以補肺。五味子芍藥烏梅皆是也。澀與酸同。百合白及五倍子亦補肺藥。甘淡之味。亦能補肺則升土氣以生金耳。苦辛味則皆瀉肺邪者。肺主氣。故補氣亦所以補肺。然必肺能斂氣。而後有以主之。若肺不能斂氣。則又何以主氣。今人只知參芪爲補氣。而言及五味子芍藥枇杷葉則視之爲畏途險藥。不亦惑乎。

生脈散 千金方

孫思邈爲壯火傷氣者設。肺爲氣主。肺受火爍。則不能主氣。而氣失所歸則肺無以出治節。而百脈皆失調。故病淺則氣短體倦口渴多汗肺燥而咳。若深則津液枯竭百脈妄行。元氣消亡盡矣。故此所以補肺而斂氣。或疑此以補氣。則似無與於脈。然不曰生氣而曰生脈。何也。曰天氣本於命門。穀氣化於胃腑。胃氣上輸膻中。而後肺總攝之。氣之生不在肺也。惟肺斂氣而出治節。以敷氣於周身。而後百脈從之。以分布流行。疊相灌注。此所以爲生脈也。蓋肺猶笙匏。而衆簧植焉。匏堅而不裂。中淨而無垢。然後有以受吹氣而鼓動衆簧。聲發而各得其和。使匏有旁罅。中有不淨。則吹氣旁洩而無以動簧矣。此肺虛則不能主氣。而補肺乃有以斂氣之說也。然使置空匏而無吹氣之人。則匏亦豈能自爲動簧。是氣虛則肺虛。肺無所主。又何以敷之百脈。此補氣乃所以補肺之說也氣有所主。則來而聚。氣無主則散而衰。是故補肺乃有以斂氣。而補氣

亦即所以補肺也。

五味子 七粒不研碎核。○肺爲五臟華盖。而朝百脈。五味子備五味。又體質輕虛。自上而散垂於下。則亦有肺象焉。然酸味爲多。故能功斂藏之化。而爲補肺君藥。然以五味子爲君。而只用七粒者。其體質雖輕。而

氣味自薄。故不在多用。雖只七粒。已可攝人參麥冬之各五分者而君之矣。

人參五分。甘苦微寒。大補元氣。以從五味子。則所以輸氣而達之膻中。以使肺爲之主。

麥門冬五分。甘淡微苦微寒。而性復滋潤。甘能補氣。淡滲邪濕。苦能降逆。潤澤可以滋肺金之燥。而爲生水制火之源。此所以爲五味子之佐。

水煎晨服。分兩何若是之輕。曰古人上行之藥。多用輕劑。下行則必用重劑。此以入肺故從輕劑。惟連日服之無間。則其效自大。

此方以五味子爲補肺君藥。五味則具補五臟之氣。而酸斂爲長。人見其只用七粒。則以此爲參冬之佐。抑知此方之所以斂陰保肺。潤燥清金。而使熱不能傷。氣不耗散者。固全賴五味子以爲補肺君藥也。而人參麥冬爲之臣佐。人參補中氣。以輸之膻中而使肺有所斂。麥冬降逆氣。以寧抑心火而使肺得所安。使氣以體固。體以氣充。體卽魄也。魄卽陰血之流而成脈萃而成精。凝而成形。而凡爲物之匡郭。以有精爽而妙於有無之間。皆是也。肺主魄。而又主氣者。氣以魄爲匡郭。故體所範圍。而氣從而範之。以不至於散。君之所以制羣臣也。魄以氣爲推行。故氣所充周而體亦憑之。以不至於餒。臣之奔走以事君也。此肺之所以藏魄而因爲氣主。然國家惟臣是賴。肺出治節。而朝百脈。而無中氣以充之。則治將誰治。故補肺主於補氣也。

體固而中有可存。氣充而用惟其節。氣以魄爲範圍。金隄防而水入優游矣。魄以氣爲充周。水有餘而陽氣伏蒸矣。

金爲隄防。水入優游。三分水餘。陽氣伏蒸。此魏伯陽爐火說中語。五味子補肺之斂。是以金爲隄防也。金斂固而後有以主氣。如有鼎而後有以容水。故言水入優游也。人參補氣以充之。麥冬清火以輔之。是陽氣伏蒸而水自有餘。於是可以使脈氣灌輸。不失其節。氣不短促。體不倦怠。口渴咳嗽之症。可以除矣。此亦爐鼎之道。

斂氣所以補肺。此以抑

少陰之過。少陰謂君火。而救受爍之金。夏月盛暑。雖無病亦宜服之。使壯火不至於食氣。人有將死而脈絕者。服此脈可復生。以氣欲散而能斂之之効。

補肺湯

治肺虛咳嗽。夫秋冬春夏。皆以相生爲序。而秋之承夏。則獨以金繼火。人之五臟。腎肝心皆自下生上。而肺居心上。則且以火爍金。陽當亢極之餘。陰金何能遽斂。以未能遽斂之金。而心火或陵之。此肺虛之所以咳嗽也。咳嗽非一端。有因風因痰因濕因火因寒之異。葢肺惟主斂。斂非所斂。則皆激而咳。外邪所干。皆乘其虛。而邪既有餘。則皆屬之實。惟或者悲哀所傷。肺氣不能自斂。妄火過亢。以乘所勝。而肝木亦侮所不勝。脾胃之氣。不輸膻中。腎水位遠。而不能救。則是肺金之虛。而非外感。此方所以補之。此肺虛其本。

咳嗽其標。此方以補肺虛。非以治咳嗽。非謂治咳嗽者。可概用也。然邪之所乘。其正必虛。則凡治外感咳嗽者。亦非可竟忘補肺矣。

五味子炒一錢○氣味甚重。雖只一錢。已是君藥。 桑白皮蜜炙三錢○甘酸微辛。色白。專入於肺。爲補肺清金之良品。抑已亢之火。開生水之源者。其氣味輕。故用二錢。卻只是臣藥。 熟地黃二錢○補腎水以濟火。使有制而不至於爍金。五味子桑白皮補肺金而即能下生腎水。地黃補腎水而即可上保肺金。 人參一錢 黃芪蜜炙一錢○補土以生金。補脾胃之氣。以上輸於肺。使肺得主氣。則肺充實而不畏火克。此與生脈散用人參之意同。 紫菀一錢○辛苦。以瀉肺散鬱。此則於補肺劑中用瀉肺之藥。與腎氣丸中用澤瀉。四物湯中用芍藥同意。或一例謂爲補肺之藥。則失之矣。

枇杷葉去毛淨蜜炙一錢○苦酸。葉在上而輕。有毛。又類肺主皮毛。酸以補肺之收斂。苦以泄肺之逆氣。加之甘以潤之。亦清肺金之良品。又以助五味子而爲之佐。水煎服。

此方與生脈之意大同。特因肺之已虛而重其劑耳。其用桑白皮地黃。猶生脈散之用麥冬。而重以地黃。爲金之已受火尅也。麥冬桑白皮皆能清金而生水。但麥冬兼可寧心。則不必熟地。此用桑白皮則又以接引腎水而使之上行。根皮之性。固引水而上榮枝葉者。熟地補水而下沈。得桑白皮之接引。則水可上行而濟火。用人參黃芪。猶生脈散之用人參。而重以黃芪。爲肺氣之已虛也。人參黃芪補脾胃之氣。兼能補肺。而升胃氣於膻中。則人參尤賴黃芪之助。既皆重劑。則又用枇杷葉以助五味子之斂。以重補金化。化字與氣字稍不同。惟加紫菀以瀉肺邪。則惟恐害正之深慮也。補中用瀉。皆如此。

百合固金湯 趙蕺菴

治肺傷咽痛喘咳痰血。此方不專補肺而兼肺腎。以咽痛干足少陰脈也。然咽與肺合體相比。咽之痛究是肺之傷。而補水以制火。亦正所以清金而補肺。

熟地黃 三錢。此以補水為君、藥。與補心丹之意略同。

生地黃 二錢。用熟以補腎矣。又用生者左行入肝。以攝血而上交於心。正所以濟火也。凡熟則定守。而生則上行。

麥門冬 一錢半。清肺寧心。又以接引二地而通於肺。以清肺中之痰血。解肺上挾咽之火也。

百合 二錢。甘苦濇。濇與酸同用。補肺金斂藏之化。而甘能補肺之正。苦能降氣之逆。亦補肺清金之主藥。

白芍藥 炒一錢。酸以斂陰。白色入肺。亦補肺之主藥。且以瀉血熱。去逼而上行之妄血也。

貝母 一錢

□苦辛。色白入肺。形亦似肺之附於咽喉。而苦能泄肺中上逆之氣。辛能行肺中陳鬱之濕。且能解鬱寧心。而快膻中之清氣。所以止咳嗽消上壅之熱痰也。**生甘草**一錢□甘無不補。而用生則取其上行。補土以生金。能養陰而瀉火。**當歸**一錢□此以助生地之行。且使血復歸肝而不上逆也。**元參**八分□苦鹹潤。能滋腎水而升其清氣於膻中。以靖浮游之火。此又以助熟地之滋。且使水氣敷散而不為痰也。**桔梗**八分□苦辛。功專入肺。辛瀉肺邪。苦降肺逆。在此方為瀉肺之藥。其與貝母不同者。貝母能滋潤肺金。而此則苦燥也。**水煎服。**

肺為相傅之官。治節所從出。而居近心位。畏火之偪。然使肺金肅清。以本化言而五臟平和。肺為五臟華蓋則不畏火之尅。而治節自能從容。氣有所主。以無游散拂逆之病。肺之化虛則治無節而不能主氣氣逆脈亂此宜酸以收之（此生脈散之類）然肺本多氣而少血易失之燥而或人之腎水虧失相火上炎金雖生水而不足以勝火則肺勞（津液自肺而生水道自肺而降此水之上源即金生水之實）君火無畏相火助之合而上炎則肺愈受傷（此咽痛喘逆咳嗽痰血之病所由來也）是因腎之虛而反致肺之虛肺已勞於用也（肺以主氣為本以生水為用）此方惟百合芍藥為補肺主藥而君以熟地則補腎滋水佐以生地以壯水而制相火而當歸元參又引水以上行引血以歸肝麥冬貝母生甘草則上下其間以通金水相生之

路。元參生甘草。升清氣以上清肺金。麥冬貝母。肅肺金而下生腎水也。又以桔梗瀉肺之餘邪。而降其逆氣。恐有不當斂而斂者。則瀉之泄之。蓋主於制火。使不至刑金。而後助金以下生腎水。則其意亦歸於固金而已。或謂此不欲用苦寒以傷生發之氣。然方內地黃元參貝母亦何嘗不苦寒。若知蘗芩連則自非此症所用耳。何則。以肺化已傷。故李士材曰此方殊有卓見。然土為金母。清金之後。急宜顧母。否則金終不可足也。按士材此亦一見。然此時此症。只宜以本方治之。與生脈散補肺湯之用。又自不同。欲代此方。則八仙長壽丹近之。然而力緩矣。

補肺阿膠散 錢仲陽

治肺虛火嗽而無津液且氣哽者。意重潤肺瀉火。然瀉肺之藥居多矣。但制方有法。則能用瀉以成其補。

阿膠 文蛤粉炒一兩半○甘鹹粘潤。能滋肺金之陰。而固其收斂之氣。雖不酸而可與酸同用。且又以滋勝。肺液已枯。則宜膠以滋之。炒以文蛤粉之酸濇。又以助其斂固。阿膠難眞。好黃明膠亦可代之。

馬兜鈴 焙一兩○苦辛。苦泄逆氣。辛瀉肺邪。其形似肺之下垂。而開裂向下。故有清熱降火之能。

牛蒡子 炒香一兩○味辛而功專瀉肺。然能利膈滑痰。解咽喉間熱毒。

杏仁 去皮尖七錢○甘苦辛。泄逆瀉邪。而亦能滋潤。且以輭堅去哽。兼可寧心。

甘草 炙一兩○此則補土以生金。且以和陰陽。使虛火自平。不用參芪者。火方上逆。不欲驟益其氣也。

粳米 一兩○粳稻甘而晚稻又微酸。此亦補土生金。而性味沖和。且能助阿膠文蛤之斂。

水煎服。

此因肺氣本不甚虛。而陰陽偏勝。氣熱上逆。遂成虛火。以致津液枯涸者而設。故滋潤之意居多。不拘壹於斂固惟欲降其逆而平其陰陽也。要其功則歸於補肺。

加味百花膏　濟生

治喘欬不止痰中夾血者。咳嗽之因不一。而咳久則肺虛。肺虛不能主氣。則氣愈上逆。且喘而促息。氣逆而上則生火。火結濕而成痰。火傷肺而夾血。正化既虛。則補正為急。而瀉邪次之。以斂固而兼滋潤其本。非氣虛。則不須補土以益其氣也。

百合 甘苦濇。為斂肺主藥。　欵冬花 味辛以舒其斂閉之餘邪。且能散肺熱而除痰定喘。

烏梅 酸鹹。酸以補肺而斂陰。鹹以補心而散血。曾經火氣熏蒸而色變黑。則肺居心上。不畏火之爍。此亦補肺主藥。　百部 苦甘。功專入肺。甘補苦泄。主治哮喘。　紫菀 辛苦。舒鬱熱而行痰止血。

煉蜜丸。如龍眼大。食後臨臥噙化一丸。蜜能潤肺止嗽生津。甘則能補。

此取百合款冬花而名百花。又蜜亦百花之英。臨臥服者。臥則氣歸於肺。使藥亦隨之以入。

此爲肺憊而虛。兼有外邪客之。久而不散。正不能勝邪者設。又補正之一法。

肺血丸 丹溪

治咳嗽痰血。凡血症多由於火。咳嗽則火之陵金。金受火則咳。金含濕則火迫爲痰而嗽。火逆氣上則血逼而上溢。此或由相火則其血散。或肺自傷火則血縷從痰。而要責之肺虛。肺氣不虛。則能生水以制火。且肺不受傷。惟肺虛而後火陵之。故仍當歸重斂肺。○血症不一。凡唾中帶血咯出有血者。腎之相火迫血上行。鼻衄咳嗽之血則肺虛傷火。嘔吐成盆成碗者。胃本多血。而傷於酒食熱味。自兩脇逆上吐出者肝傷。或肝氣逆也。溺血者心遺熱於小腸。便血者肺遺熱於大腸。牙宣胃熱也。舌血及紅汗。心熱也。又乍

驚而動血者。心膽血也。盛怒而動血者。肝血也。憂思而動血者。脾血也。勞力而傷血者。腎血也。附詳於此

訶子肉苦酸澁。生用斂肺清金。降逆止咳。梔子苦酸。炒黑用。抑妄行之相火。決三焦之水道。斂肺寧心。降逆氣。止妄血。海石鹹澁。補心斂肺。清金降火。滲濕消痰。瓜蔞仁甘苦而能潤。輕虛上浮。寧心潤肺。泄逆清火。除痰去垢。開豁膻中之清氣。亦治咳要藥。須壓去油用。青黛辛鹹。此補肝而瀉肺。然補行肝氣。使肝木自暢。則相火不至爍金。鹹散肝血。則血各循經。而不至逆湧於上。且能解毒熱。

等分為末。蜜丸。如彈子大。噙化蜜亦潤肺能補清高之氣。

嗽甚加杏仁。辛苦甘潤。取其大降逆氣。且攻堅瀉火。

此方治咳嗽痰血。然治咳嗽而不治其血者。以火氣上逆而血因之以上。則其過不在血也。火迫咳逆。然治火

逆而不專降其氣者。以肺虛不能斂氣。而氣因之以逆則其過又不在氣也。肺先虛而後火陵之。則補肺為主酸濇以斂之。訶子梔子。皆以補肺。甘寒以潤之。瓜蔞蠭蜜。皆以潤肺。而後微苦以降其逆。梔子瓜蔞皆微苦。微辛以瀉其邪。青黛微辛。潤以除痰瓜蔞海石。皆能除痰。鹹以散痰。海石青黛皆鹹散血。肺能斂氣而氣不逆。則火不上逼而嗽自除。上逆之氣即火也。嗽除而血自止。此亦治本之道。

訶子散 劉河間

治瀉痢既久。腹痛漸已而不止者。則非復外邪。而肺虛不能復斂也。肺與大腸相表裏。肺受火尅之餘氣逆猶有餘火遺於大腸。因之而瀉不能止。且或至於脫肛。則宜以此治之。

訶子 一兩半生半煨○酸苦濇。補斂肺氣。止瀉收脫。其用半生半煨者。生以上行於肺。煨以下斂大腸。

木香 五錢○辛苦。能行下焦無形之氣。以達於上。而調和氣血。降上焦有形之物。以行於下。而決瀆去穢。

黃連 用茱萸炒過三錢○苦以降火而能厚腸。用茱萸炒。即左金丸。引肺氣下行以止肝之過於疏泄。以黃連合之木香。即香連丸。所以行大腸之鬱滯而除其熱。

甘草 二錢○以厚脾土而生肺金。

合為末。每服二錢。用白朮芍藥湯調下。芍藥以補斂肺金。以斂大腸之氣。白朮以補土生金。補氣而輸之肺。

如不能止瀉。則再加厚朴。恐有餘濕。以此蠲之。

肺主治節。氣之所由升降。其或暑熱傷肺。而清燥之淫。

乃復遏之。燥者，秋金清冷，肅然之氣。則氣逆亂而生火，火遺於腑，泄痢由之。清勝於暑，暑則多成瘧；暑勝於清，則多成痢。及夫外邪已退，餘熱未除，則肺金未能遂其斂，而瀉有不能止者。故補肺以助之斂。訶子、芍藥皆斂，補肺斂氣。補土以益其氣，甘草、白朮皆補土益氣。而佐以行氣去熱之品，以安肺厚腸，是此方之治也。外邪未已者，此方非所用。

養臟湯 寇謙甫

前方為大腸有餘熱者設，此為肺氣虛寒者設。肺氣虛寒，則大腸失所主，於是有瀉痢已久，赤白已盡，而腸虛不能上舉，至脫肛者，宜此治之。

罌粟殼 去蒂蜜炙，三兩六錢 ○ 一於收濇，主斂氣收脫。訶子 麪裹煨，一兩二錢 ○ 苦酸收斂白芍藥炒一兩六錢○此三味皆以補斂肺氣而收大腸之脫。生甘草一兩八錢○重用甘草所以補土生金。用生者使上行於肺。人疑不用升柴。抑知此已有升提之用。木香二兩四錢○不見火。此亦具升提之用。肉桂八錢○氣已虛寒。用以助命火。使溫脾胃。爲氣血之本。人參六錢○補氣滋血。白朮炒六錢○補氣而輸之肺。當歸六錢○滋血且以潤腸。每服四錢煎服。寒甚加附子。

氣者陽也。有陽之生。而後有陰之斂。無氣則肺何所斂。氣虛則肺寒矣。凡物之不墜。大氣舉之。若瀉痢邪盡而氣亦隨以衰。肺不上舉。故形下脫。此寒而脫肛也。是宜益氣以實其肺。以舉其脫。而不徒事收斂。肉桂以生陽。而參朮甘草木香。皆能益氣

行氣以輸之肺然要以肺之能斂爲主上斂則下舉故必以罌粟殼訶子芍藥爲之主是此方之治也

三焦部

膀胱與腎相比膽與肝相附小腸與心相應胃與脾相附大腸與肺相應是皆一臟一腑有與爲耦惟三焦獨爲孤腑又爲少陽游部雖其經絡與心胞絡相配而心胞絡則不可離心而別爲一臟且所主氣血亦不相應故於五臟之外別立三焦一部其所繫固甚重不可遺也經曰三焦者決瀆之官水道出焉然三焦之行實主少陽相火以水道言之則自吸門至賁門爲上焦水穀所由入又肺金所治爲生水之源自賁門至幽門爲中焦水穀之所瀦又脾胃所治爲制水之防自幽門至闌門

以下為下焦。水穀之糟粕所從出。又腎膀胱所治為受水之歸。以相火言之。則命門之火。行於肝膽稟蒸脾胃。輸血於腸俞。輸氣於膻中。而後心肺主之。命門並下焦。以上化水穀。下出糟粕。肝膽並中焦。以達陽氣。以儲陰血。心肺並上焦。以發神明。以主呼吸。要以命門之陽為生氣之本。水下行以濟火。而氣血得所滋。火上行以濟水。而氣血從之化此非偏主一氣者所可該。故別為一部。當上下關津之處。賁門幽門闌門。即其所治。而三焦經脈。下出委陽。絡於膀胱。當中歷屬三焦。其上則上布膻中。絡心胞絡。與水道相終始。與心肺脾胃腎命膀胱歷相維繫。三焦并水火而司之者。顧人之陰陽鮮有不偏。而飲食之所奉養。七情之所勞役。六淫之所侵伐。則水火益不能不有所偏勝。於是有客水溢。而相火不能溫。相火炎而真水不能勝者。水火不以相濟。而反相睽乖矣。故治三焦之病。在乎其水火。方書治病。多言五臟十經。而鮮有言及三焦者。故別立此以明之。

三才封髓丹 拔萃方

此方用前三味曰三才湯。以治脾肺虛勞。意在補土生金。引水制火。用後三味曰封髓丹。以相火過妄。腎精不固。意在壯腎水以安相火。合二方而一之。則上下兼治。下養相火。使安其位而不失之寒。上清肺金。使能生水而不失之燥。中厚隄防而水可順下。宣陽氣而火可上通。是統治三焦。而交濟水火。且可使精神血氣皆適其平矣。此方前人未有言其治三焦者。愚特為表而出之。

天門冬 二兩 甘苦而能潤。功專入肺。甘則能補。苦則能降。潤則能滋。是以能清肺金而生腎水。爲滀水於高原。此主上焦也。

熟地黃 二兩 甘苦而能潤。功專入腎。苦以堅腎。潤以滋陰。所以斂陽氣使固藏而深其水之所鍾。此主下焦也。

人參 一兩 甘苦而能潤。功專入脾。甘則補土。苦能泄火。潤能滋血。有以和陰陽而壯脾胃氣。氣和則水行就下而不泛溢。陽氣上達而不夭閼。此主中焦也。

黃

檗酒炒三兩○苦辛。苦則能堅。辛則能潤。是以寒。而不瀉。以壯水之主。而命火實溫養其中。使眞陽藏而不泄。又能行膀胱之邪水。以鍾聚眞精。毋徒畏其寒也。此方中重用黃蘗以三焦經脈。雖始膻中。而膀胱其委。命火則始自下焦。以浮游而上。命火熾且沸溢而逆行。渾濁而不清矣。故黃蘗以靖相火。所以遂水之下行。而澄之使清。且沁去其汚濁也。

砂仁一兩半○味辛。補命門火。宣達肝木。其氣輕虛上行。以溫養脾胃。而達其氣於膻中。此陽氣之行也。下焦腎命實爲血氣之本。黃蘗以堅之。而血不涸。砂仁以達之。而氣不鬱。陰陽皆得所安。上下皆順其道。則水不旁溢。而火亦不妄焚。

甘草炙七錢半○合人參以益厚脾中焦之土。且生金而補肺氣。

麴糊丸麴能潤燥補肺。且利小便。故用此和丸。

用肉從容五錢切片。酒一大盞浸一宿。次日煎湯送下。肉從容甘酸鹹。能煖腎水。瀉邪濕。斂精益陽。然其性滑腸。以酒浸之。益使之上行也。蘗味多寒。此溫以佐之。湯散而丸之。氣專遂矣。

三焦脈始膻中。膻中氣之所會。而肺主之。肺金生水。又水穀入自吸門。由膻中氣納。而後下入賁門。是則上焦爲水道之源。絡心包下膈。歷屬三焦。三焦卽賁門幽門三處以共爲相火所行。焦鍇水穀。故謂之焦。而中焦脾胃所治。所以容受水穀。變化氣血。是中焦固用水之地。而溝洫隄防所布治。下絡膀胱膀胱腎之腑。是則下焦爲水之委。而腎精所由萃。津液所以藏。汙穢所由出。上焦之氣不清。則眞水不生。客水不流。而水溢高原。留而爲脹。逆而爲[illegible]矣。中焦之隄防不治。溝洫不分。則水渟中脘。氣血不滋。溢則成痰積。則中滿。蒸則成熱。無氣則成寒矣。下焦之化不厚。則清濁不別。水蓄膀胱。腎精不固。火逸妄行。而水道無所出矣。要其遏溢之故。則惟先天之水不足以安命火。而命火不居。橫逆而上。則水從之上逆。而隨在阻滯不行。下則命門火衰。不能施化。而水滿土濕。故此方意重下焦。以固腎水。君以黃蘗。而宜其命火。佐以砂仁使之不鬱。不鬱則其行不橫逆。火行水中。水堅而火不鬱。乃清其上源。天門冬。導其流行。水由地中行。人參甘草以厚其土。深其瀦澤。黃蘗地黃。泄以尾閭。黃蘗之辛。又能泄膀胱濁水。水固流濕。就其故道。腎膀胱本水之所瀦。而水自歸之。而相火亦從容施化。砂仁人參甘草又相助以宣達陽氣。以上輸於肺。上下交而泰成。水火交而既濟。而咳逆腫脹腹滿少腹堅不得小便癃閉泄精之病。皆可不生矣。是統治三焦之道。方名三才者。以藥有天地人之名。而治亦統上中下。曰封髓者。以精為骨髓。此能封固之使不妄泄。

麥門冬粳米湯

治上焦溢於高原之水。水何以溢。下焦之相火。有所鬱逆。而拂而妄行。猝逼於上。則水亦湧沸上騰。以積於膻中。而肺實受之。肺固布治節朝百脈者。為火所困。而水復浸之。則無以布治。而肺氣喘滿。久之水所沸溢。亦行於百脈。四肢膚體。皆成水腫。此方以清肺金。亦即以清鬱逆。且使之生腎水而安相火。

麥門冬去心五十枚薑炒○甘淡微苦。甘則能補肺氣。淡則能滲積水。苦則能泄逆氣。且瀉火而下生腎水。其氣清虛而潤澤。故能清鬱逆之火。靖沸騰之水。以肅清上焦。　粳米晚稻者五十粒○甘而微酸。故能安養肺氣。凡保肺之藥多用之。非徒補土生金之說。　水煎服。

水溢於肺。則肺脹滿。肺脹滿則喘促不得臥。氣爲火所逼則短促。爲水所阻。呼吸不順。臥則氣歸於肺。氣逆不能歸肺。故不得臥。由是水溢肢體則腫脹。水從脈入。無所不溢。惟虛處則湊之。此非脾之濕而膻中之水也。故曰水溢高原。脾濕腫脹。則有腹滿少腹堅之症。脾虛腫滿。則有厥冷中寒之症。水何以溢。其上不舒。而火下逼之。則水溢矣。此如鍋蓋。蓋於上。鍋底火急。則鍋中之水。必湧沸而從旁溢出。上何以不舒。情或鬱之。邪或干之則膻中之氣不清。所謂不舒。而又或多引飲及生冷也。凡溢者皆客水。故以麥冬清之。以粳米助之。所以導水下行。且生腎水而制火。清之則上焦氣舒而火不鬱。又淡滲苦泄。所以導水而下行。麥冬、粳米。氣皆微寒。水已溢矣。而又使之生水何也。曰水溢者有形之水。腎水者無形之水。人知火有無形之火。而不知水亦有無形之水。無形之火謂相火也。惟有無形之水。而後足以安無形之火也。

中滿分消湯　東垣

治中滿寒脹寒疝。二便不通。四肢厥逆。食入反出。腹中寒。心下痞。及下虛陰燥。奔豚不收。症雖雜見。中寒、二字盡之。中寒者命門陽衰。脾胃不治。則脾胃寒。脾胃氣虛。無以制水。則水之浸漬土中者亦寒。而不化而中滿矣。李東垣曰中滿治法。當開鬼門潔淨府。開鬼門者發汗也。潔淨府者。利小便也。中滿者瀉之於內。謂脾胃有病。令上下分消其濕。下焦如瀆。氣血自然分化。如或大實大滿。大小便不利者。從權以寒熱藥下之。其論如此。故所立治寒脹熱脹二方。皆以分消爲名。或曰中寒者由於命門陽衰。則何不直用金匱腎氣而用此分消。得無非治本乎。曰東垣亦言之矣。曰人或多食寒涼。及脾胃久虛之人。胃中寒則脹滿。或臟寒生滿病。此湯主之。蓋腎氣丸所治。命火獨虛。腎水無所依而上溢。此非有客水而脾自生濕。其脹中虛如鼓。水非有形之水。腎氣丸所治也。若東垣所言者。其原雖亦由命門火衰。而脹非腎水之溢。以有外寒客水積之。而脾胃不能化也。人固有脾胃自虛者。如漏鍋焉。竈火不能溫水。而漏水反足以滅竈火。又小竈而大鍋多水。火亦不足以溫其水。此固未嘗非命門火衰。而不可盡責之命火。則理脾胃爲先且此方首用川烏。佐以益智。則未嘗不用意於命火。但分消多門。則因脾胃自虛。重以外寒客水。而不得不分消耳。

川烏頭二錢○辛甘熱。與附子略同。但附子能專達命門。而此則氣已旁溢。惟其辛之行水去濕除寒。則用之。理中焦寒濕。固甚宜也。東垣主於脾胃。故用烏頭。

益智仁三分○辛熱。補命門。去積寒。而開鬱結。此又以助烏頭而行命火於脾胃。

乾薑二錢○行肝氣於脾土。為溫脾胃去寒濕之主藥。

畢澄茄二錢○辛熱。此與胡椒同類。或云此即胡椒之未熟而生採者。胡椒穗生而葉常抱穗。有固氣溫中之意。主除胃中之積寒久濕。然不用胡椒。而用畢澄茄者。蓋與用青皮同意。欲其行而散也。

厚朴五分○苦辛燥濕。行水。和脾胃。以助乾薑。

草蔻仁五分○辛熱。溫脾胃。開鬱結。此又以助畢澄茄。

生薑二錢○用乾而又用生者。乾以守。生以行。將以開鬼門而發之汗。

青皮

二錢○苦辛升陽發鬱。亦能表汗祛痰。恐寒水之堅積。而用此攻其堅。**木香**三分○辛苦升達胃氣。**半夏**三分○辛滑。行痰。此二味又以助生薑青皮**柴胡**二錢○升腎水之清氣而使之上行。**升麻**三分○又升胃氣而使之散達肌表。使水濕從之以散。此又以助柴胡。**麻黃**二錢○微辛而淡。此乃大發其汗。使水從汗出。所謂開鬼門也。生薑自脾胃而外達。而青皮以下。步步爲之接引。乃使麻黃從而達之。**吳茱萸**五分○辛苦。行水燥濕。其熱能引而下行。蓋又將以潔淨府而通之小便。**茯苓**三分○淡以自脾而滲之。**澤瀉**二錢○鹹以瀉水此又通之小便使水從小便消。所謂潔淨府也。自生薑而下。皆所謂分消。**人參**二錢**黃芪**五分○此補脾胃之氣。以厚其運化之本。不然。則不可分消。且不能分消矣。**當歸**二錢○參芪補之。則水蒸而成氣。當歸滋之。則水化而成血。皆以厚其本也。**黃連**二錢○燥濕去熱。而厚腸胃。**黃蘗**

五分 〇 苦辛。堅腎水不使上溢。潤命門不使鬱塞。行膀胱邪水。又足以助澤瀉之利小便。而連藥皆寒。此實用之爲反佐。所謂熱因寒用。

水蠱脹。

水渟中脘。卽胃也。則氣血不滋。水漬土濕。而腫脹腹滿少腹堅不得小便。此非腎氣之溢。而客水之渟也。水何以渟。脾胃虛寒。不能運化水穀。而又或引飲生冷。則隄防不治。溝洫不分。所以渟而土濕也。此如田無溝洫則水滿壞隄必至水溢平田而傷稼。故此方主於分消。止雨潤而烜之以日。川烏益智乾薑澄茄厚朴草果皆是。引其氣而升之。青皮木香柴胡升麻達其濁而下之。吳茱萸茯苓利其關節生薑半夏而開其元門。麻黃潔其汗府。澤瀉皆所以分溝洫。由是而滋補氣血以厚其本。參芪當歸修其所經之道。黃連以厚腸胃。浚其所瀦之府。黃蘗以清膀胱。皆所以治隄防也。治中焦之渟水如此。東垣方向嫌其藥味過多。似開陶節菴以四邊籠罩法。爲治病之門。然東垣方乍看似雜。細按自有條理。學者不可不深察。

五苓散 張仲景

此本治太陽傷寒。大汗後而脈浮。小便不利。微熱消渴者。然亦可統治諸濕腹滿。水飲水腫。或嘔逆。或瀉痢。或水寒射肺而喘咳諸症。又以治中暑煩渴。身熱頭痛。膀胱積熱。便濁而渴。霍亂吐瀉。痰飲濕瘧。身重身痛。又以治中風發熱。七日不解而煩。有表裏症。渴欲飲水。水入即吐者。又治傷寒痞滿。渴而煩燥。小便不利者。愚按治症雖多。要以除膀胱之熱而達下焦之水云爾。下焦者相火之源。而水道之委。相火者人身之陽以寒風濕暑之淫而皆發熱者皆陽氣之鬱則皆相火之爲太陽傷寒熱遺於腑則火炎自水道以上行而口渴水遏不得下行而小便不利矣渴欲水而水逆相火熱鬱下不行則上亦不能入濕蓄下焦而火復挾之逆行則上且射肺挾之旁行則大腸瀉泄暑之中人多在太陽小腸及少陽三焦在上焦則吐在下焦則瀉在中焦則兼吐瀉或則不得吐瀉水火爭而霍亂在小腸則亦必遺熱膀胱下焦闌門水火之會下焦不治水蓄膀胱故此方治症雖多要以除膀胱熱而達下焦之水也

澤瀉 生於水中而能行水主在下焦此用爲君○古者一兩六銖半○鹹瀉腎之邪水宣泄膀胱之氣化二十四銖爲一兩一兩六銖半是一兩二錢二分古之度量權衡皆本於黃鐘之律古之三兩乃當今一兩古之三斗乃當今一斗古之一尺乃當今六寸四分變法自隋大業問始而唐宋以後皆仍之故斤兩升斗尺寸皆與古異張仲景漢人古法未變故以銖數爲言其用一兩六銖半只當今之四錢耳人每疑其用藥太重而

不知此意。

茯苓十八銖○淡滲能滲泄膻中之水以達於下而授之膀胱。

豬苓十八銖○淡而微甘微苦。能利小腸水以滲入膀胱。茯苓色赤。豬苓色黑。闌門之際。水火之交。故用二苓相佐以行。此皆臣分。而或謂二苓爲君。澤瀉爲臣。是二君而一臣。失之甚矣。

白朮十八銖○甘苦厚脾土。而去其濕。凡濕必積於土。土受濕則水不復行。故必以白朮燥之。○十八銖則七錢五分。只當今之二錢三分而已。

肉桂半兩○甘辛。辛能行水。而熱因熱用。有澤瀉以君之。則肉桂亦從二苓以行其邪水於下。且其性鼓舞流通也。膀胱之蓄水行。則下焦之火亦散。而三焦之氣皆平。○此方中必當用厚肉桂方能達下焦。合四苓以鼓舞膀胱之氣而達其水。且四苓皆在下之物。此乃統桂而謂之五苓。則其用近根厚皮可知。或云傷寒表症未解者。仍當用桂枝。此不然也。表症雖未除。而腑症除則表症自解。若用桂枝。則是引二苓以散行上達。豈復能和一以成利小便之功乎。又四苓皆鹹濡淡滲苦燥而已。不得桂之辛行。小便不能以遠達。仲景用桂。原非爲惡寒而設。東垣謂無惡寒症。不必用桂。恐亦未然。又此以治渴而小便不利。夫既已渴矣。而復竭其水。不益之渴乎。曰此之作渴。非無水也。水之濁穢不得下。則水之精液不能上。且水蓄於下。而火逆而上。故作渴耳。水達則氣順而火平。津液自生矣。若但渴而小便利者。則又當治渴。不當復用四苓。合爲末

水服。不爲湯而爲末。欲其合形質以下沈。此藥合算分兩共得四兩。古四兩只當今一兩三錢有零耳。下部之藥。宜用大劑。此一兩三錢只作一劑服之。傳此方者乃云每服三錢。悞也。且仲景方無言用錢數者。

水蓄膀胱則津液不化。水逆上行。而小便不利。且生鬱熱。水火亦爭。或則逆吐。或則旁瀉。大腸於膀胱則爲旁也。下癃而上渴。小便閉者上多作渴。濁水壅而清氣不升也。此非獨尾閭之壅而不泄抑亦川瀆之濁而不流。尾閭以前陰出小便。言凡水寒則清。水熱則濁。濁則壅而不流

不流則且積而上溢。中焦脾胃且受浸漬。土濕而水益濁。濕濁則愈成熱而津液不上行。水何以畜膀胱。陽有所遏。干於膀胱。膀胱之氣不化。十二官之用。皆以氣化而出。不獨膀胱。而膀胱官主津液。其氣不化。則藏而不能出。則清濁不分。水所以壅於濁而不出。人身之陽。本於命門。陽氣條達。則不爲火。一有所遏。則鬱逆而成熱。是皆相火之爲也。相火藏於腎中。而膀胱爲腎之腑。相火行於肝膽。而膀胱之位近之。又小腸爲心之腑。同司君火。而膀胱則承其下。膀胱受眞水於腎。受客水於小腸。是君相之火。皆得干於膀胱。又三焦相火。其經脉亦絡膀胱。故人凡有邪感。則小便必變赤。以膀胱併受邪也。膀胱受邪。則氣不能化。而清濁不分。此方主於滲導小便。以瀉其濁。即以挹其清。主澤瀉言。本經言其能聰明耳目。亦即此意。又滲其逆者而下之。則氣隨以順。氣逆則爲火。氣順則火降。然後以辛導而行之治下焦蓄水之法如此。有隨症加減者此不具錄。

三補丸

即古之黃連解毒湯。去梔子而用粥丸也。然愚意以治三焦。仍加梔子爲是。按黃連解毒湯。或以爲太倉公製。又云崔氏製。此不可知。要以果屬實火盛亢。則當用此。崔氏曰胃有燥糞。令人錯語。正熱盛。亦令人錯語。若秘而錯語者。宜承氣湯。通而錯語者。宜黃連解毒湯。○改用粥丸。性稍和緩。以治三焦有火嗌燥喉乾。二便閉結。夜作煩熱。此大寒之劑。而曰三補者。壯火食氣。是抑其火。乃所以補其氣。

枯黃芩 瀉上焦肺火。

黃連 瀉中焦心肝脾火。

黃蘗 瀉下焦腎膀胱火。

梔子 瀉三焦屈曲之火。三補不數梔子。以其能攝之也。

用濃粥丸。如梧桐子大。臨臥每服三錢。

少陽三焦命門之化所行命火之陽蒸於脾胃行於肝膽達於膈上散於膻中附於心胞偶有所遏則皆鬱逆而成火是故七情感於心則君火妄而相火隨之六淫感於氣則相火焚而君火亦應之至於拂鬱之甚則有三焦皆火其發之暴則煩燥狂熱妄言發斑吐衄其稍緩則亦上而咽喉乾渴咳嘔心煩中而濕痰熱脹下而二便閉結此不可不有以折之亢則害承乃制也是不可畏其寒凉而斥之因症加減此不具錄

麥門冬湯金匱

此以治火逆上氣。咽喉不利。愚按火逆卽氣之逆。氣之本在下焦腎命。上行而熏蒸脾胃。胃乃化水穀之氣而輸之膻中。肺乃主之以布散於下。此皆順不逆逆卽火也。氣有所過。則逆而爲火。肺受火爍。則濁而不清。燥而不潤。膻中之氣逆亂。而肺不能爲之主。氣愈上而不下。胃氣亦因以不升。而津液枯涸。咽喉不利。故治此者不急於降其火。而只以順其氣。清肺金便能主氣。而升胃氣以畀之爲主。肺能布氣。升降皆順。則氣不逆而火平。

麥門冬七升。古七升當今二升三合零。潤肺金以清膻中之氣。且能抑火之逆。**半夏**一升。古一升當今三合有三。辛滑行氣。通利升降之道。此方用此所以使氣之升降呼吸得以流通而無所滯逆。故仲景治咽痛往往用之。咽痛者火逆。氣通而不滯不逆。則無火矣。今人只知其爲行痰。抑知其所以行痰者。亦以其辛能行氣。滑通關節。故可除痰。非燥之之謂。喻嘉言贊此方。謂其於大補中氣大生津液隊中。

入此之辛溫一味。以利咽下氣。爲古今未有之奇。此固未及窺古人立方之蘊。而或謂半夏能潤能燥。以行水故燥。以味辛故潤。是亦俗見未除。夫惟味辛故能行水。豈其能潤。故能燥歟。

人參三兩。○古三兩當今一兩。○補脾胃之氣。而輸之於肺。且生津降火。

甘草二兩。○古二兩當今六錢六分半强。○此當用生草能補脾以輸氣而上之。且能入肺瀉火而下之。

大棗十二枚。○補脾益氣而生津液。

粳米三合。○當今一合。○甘而微酸。補肺而助其斂。故保肺之劑每用之。

作湯服。此不必一飲盡劑。乃隨意飲之。病愈而止。略爲劑其多少輕重之數耳。當時藥賤。故如此。

咽喉不利。上焦火也。膻中氣逆鬱而爲火。火爍則金燥液枯。而咽喉不利。自賁門以上爲上焦。膻中氣之大會而心肺所居。膻中之氣。一有所拂。或飲食之熱物助之。則爲火矣。火甚則爍肺而金流。火未甚亦液枯而咽喉不利。**火逆在上。無與**

於下。凡火炎上。而下焦爲火之本。故下焦火作。則中上皆炎。若第上焦之火。則無與於下焦也。故但清其膻中潤其肺而使之能主夫氣。麥冬粳米清之潤之而微斂之。本非肺虛。故無庸大爲斂之。亦非三焦火盛。故亦無庸寒以折之。達其氣而與肺使爲之主。半夏人參甘草大棗益胃氣以輸之肺。又達之無或滯。氣治則無火。肺潤而津生。止逆下氣之大法也

中滿分消丸 東垣

治中滿鼓脹氣脹水脹熱脹。中屬脾胃也。土宜中實。土化不行。則虛火而已。故曰鼓。土化不行。則氣血不滋。下焦生氣鬱而不通。氣不通則水之入者不行。而積而成濕。濕久積而火下鬱。則展轉生熱。夫三陰結謂之關。而亦有熱脹乎。曰熱由積濕。濕由土化之不行。則總之太陰之結也。且土化不行。殆由命火之衰也。

則何不治以腎氣丸。曰。自其本言之。固命火衰少。然亦有脾氣本薄。加以憂思內鬱。飲食失節。以致脾胃益傷。不足以勝外來之水。則積而成濕者。濕轉生熱。則非命門無火。而濕實鬱之。如厝火而以濕物覆之。火氣不得舒。其濕之熱。乃愈甚矣。此亦不盡責之命門也。故此方以厚朴燥濕爲君。雖分消多門。而要以去濕行氣爲主。濕去氣行。則熱散矣。

厚朴 炒一兩○苦辛溫。苦燥脾濕。辛行胃氣。降欲上之逆氣。破未行之宿血。消食化痰。爲脾家去濕之主藥。實亦助命火以煖脾土也。 **砂仁** 二錢○辛溫。潤命門而宣陽氣。以溫養脾胃。而行其氣於膻中。能平調寒熱者。 **乾薑** 二錢○辛熱。行命火而煖脾胃。且能溫經。 **枳實** 炒五錢○苦酸辛微寒。破逆氣。攻滯積。而實能斂陰平氣。且與厚朴皆破宿血。 **半夏** 薑製五錢○辛溫滑。通陰陽而行痰利氣。 **陳皮** 四錢○甘苦辛溫。行氣而和中去濕。 **薑黃** 一錢○辛苦溫。宣達瘀鬱。和理氣血。

黃芩炒五錢○去肺與大腸之濕熱。　黃連炒五錢○去脾及小腸之濕熱。　知母炒四錢○苦辛寒。能瀉高原之水以滋腎。又能堅腎水而滋潤膀胱以行津液。故能清浮游之火。降逆上之氣以消水腫而利小便。此三味皆以治熱。而知母實樞管其間。　澤瀉二錢○此方實主去濕。而去濕必與以出路。故用澤瀉之鹹以瀉之。　茯苓二錢○淡以滲之。　豬苓一錢○淡以滲之此三味皆以導水使出自膀胱。而澤瀉則爲之主。　人參一錢○補中益氣。　白朮炒一錢○健脾燥濕。　甘草炙一錢○補脾和中。此三味乃所以厚脾土之根本。　蒸餅丸如菉豆大。焙熱服。焙熱服之使與中熱不相逆。亦因之之道。

中滿熱脹。中焦火也。中脘積濕鬱而爲火。則氣血不滋。

小便癃秘。中氣不快。經血不行。自幽門以上至賁門爲中焦。中脘水穀所藏而脾胃所治也。中脘之氣。一有所傷。而或飲食外淫之濕熱積。則爲火矣。火甚則脾胃不治。而氣耗血枯。不甚亦氣鬱血阻。而小便癃秘。火逆在中。上下皆病。中氣有阻。氣之逆即火之逆。下之火鬱而不得升。上之水滯而不能降。升降路絕。則上下皆病。故爲之宣暢其氣。均其水火而分而消之。以辛散而升之。厚朴爲之主。而砂仁乾薑半夏陳皮薑黃之辛。皆能升肝命之氣。而破脾土之鬱。又能升脾胃之氣。以達之上焦。以苦燥而降之。亦厚朴可爲之主。而枳實薑黃芩連之苦。皆能降逆氣。且燥脾土之濕。然後抑其妄熱而靖之。芩連知母決其濕濁而去之。澤瀉二苓亦所謂分溝洫也。由是而滋益其中氣。以厚脾土。亦所以厚隄防也。隄防厚而後溝瀆清。水濕不積。濕不鬱則熱不生。氣無所逆。而脹滿消矣。

通幽湯 東垣

治幽門不通。而上衝吸門。噎塞不開。氣不得下。大便艱難。按幽門者。太陰太陽之際會。幽門以上。足太陰脾治之。幽門以下。手太陽小腸治之。火結於小腸。則幽門枯槁。火氣炎上。上衝吸門。而噎塞不開。是所謂三陽結而爲格也。濕結於脾土。則幽門壅塞。水濕積中。氣不得下。而大便艱難。是所謂三陰結而爲關也如或陰陽皆結。濕熱並鬱。則上下皆不通。所謂出入廢則神機滅息。升降絕則氣立消亡矣。東垣以爲治在幽門。是爲得其要。要其所立之方。則不過潤枯槁通壅塞。不必有他奇也。

當歸身二錢。辛甘而潤。滋而能行。可以化濕而爲血調熱而順氣。獨用其身者。以養血而專治幽門也。

升麻一錢。甘辛寒。行肝氣以達脾胃。而達之[illegible][illegible]上。使清氣升則濁氣自降。

檳榔

五分○苦濇溫。能斂氣而降泄之。以燥濕除痰。使下行而達於下極。治二便閉結。裏急後重。此與升麻一升一降。皆所以通壅塞。

桃仁一錢連皮尖搗泥○苦甘辛潤。緩肝火。和脾土。去瘀血。生新血。潤枯槁。

紅花一錢○辛苦甘。功專潤燥行血。去瘀生新。

生地黃五分○滋陰血以達於上。以助當歸而潤幽門之槁。

熟地黃五分○堅腎水以守於下。而安下焦命門之火。

甘草炙一錢○厚脾土而滋血氣和陰陽也。

水煎服。

下脘不通。下焦火也。下脘謂幽門以下。闌門以上。小腸之間。**下脘當土火水之交。**幽門上接脾胃。闌門下滲膀胱。中間小腸治之。**土濕則火鬱。火鬱則水不行。**外入之水。積於脾胃。或土氣自鬱而爲濕。則下焦命門氣鬱而火逆。下焦火鬱。則心膽小腸之火合作。而胃中之水不得下。小腸亦不滲水於膀胱。又心熱遺於小腸。則命火亦因而合作。**由是火炎**

而上。則上枯而噎塞。幽門而上爲賁門。賁門而上爲吸門。火上衝則液枯而塞。濕壅於中。則下竭而癃閉。二便艱難也。幽門而下爲闌門。闌門而下爲魄門。及前陰水不行則枯澀而閉。火逆在下。三焦皆病。三焦心包相爲表裏。二火交動。下合氣逆。上合血枯。三焦經脈。絡心包而歷屬三焦。主少陽相火。心包經脈。屬心包而歷絡三焦。主厥陰行血。故相火心火亦相連而動。三焦行命門之氣。氣逆則爲火。心包主用血。心火妄則血枯也。故爲之滋其血。當歸二地達其氣。升麻檳榔通其瘀。桃仁紅花以通壅塞。壯其水。生地熟地以制命火降心火。血活而能滋。氣通而不逆。眞水足以濟火。眞水謂腎水。則上下之門達。而決瀆之官治。此治在下焦。下焦火之本也。

當歸潤腸湯 東垣

前方統治上下。而意重上逆。此方加味亦統治上下。而意重下閉。李東垣曰腎開竅於二陰。經云大便難者。取足少陰。夫腎主五液。津液足則大便如常。若飢飽勞役。損傷胃氣。而又食辛熱厚味。以助火邪。火伏血中。耗散眞陰。津液虧少。故大便燥結。少陰不得大便。以辛潤之。太陰不得大便。以苦泄之。陽結者散之。陰結者溫之。傷食者以苦泄之。血燥者以桃仁酒製大黃通之。風燥者以麻仁加大黃利之。氣濇者郁李仁枳實皂角仁潤之。不可槩用牽牛巴豆之類下之。損其津液。燥結愈甚。遂成不救。按此統言治大便閉結之法。而言取足少陰。且加意津液。則雖不言治下焦火。而其治法固已在下焦火矣。

即前方加大黃 酒製一錢 苦辛寒。蕩腸胃之積熱。去血中之實熱。 **麻仁** 一錢 此火麻仁非脂麻也。火麻仁甘滑微辛而溫。脂麻甘苦而寒。不可混用。火麻仁滑竅潤腸。補中而去風秘。

火鬱在下。大腸液枯。大腸金本燥。又並下焦而居。且承小腸之下。火鬱在下。則大腸津液枯矣。故前方已滋血行氣壯水制火矣。而此復加味以徹其液。且以潤之。蓋兼治闌門魄門。而不獨治幽門。故不曰通幽。而曰潤腸也。

連花乳散　丹溪

治渴症胃熱善消水穀。按口渴引飲為上消。上焦心肺熱。多食善飢為中消。中焦脾胃熱。渴而小便數如膏為下消。下焦腎熱。經云二陽結謂之消。二陽者手陽明大腸足陽明胃也。大腸肺之表。大腸熱則金傷於燥。而氣燥津枯。故上焦渴喜飲冷。經又曰心移熱於肺。傳為鬲消。亦上消傷氣也。胃者脾之表。胃熱則脾過於燥。而陰虧血少。故中焦善飢喜飲熱。中焦傷血也。消渴之原。多由飲食濃厚。而腸胃不足以勝之。

則火生焉。然火之本則起於下焦。但其熖因所燥而上行。則上先病耳。中上之火。展轉益熾。腎陰益虧。則命火獨炎。而下消之症見。故治消之本。則仲景腎氣丸。其中上有偏勝者。則又隨症以治之。故此方統治三焦。並滋津血。然而下焦未病者也。

天花粉 甘酸微苦。補肺斂氣。泄逆寧心。此治上焦氣分之熱。 **黃連** 苦瀉火。此治中焦心脾血分之熱。黃連亦入血分。且能厚腸胃。 **生地黃汁** 苦寒。而濁。以治下焦腎命之火。清其本也。 **藕汁** 甘鹹潤。斂陰散熱。交心腎。濟水火。 **牛乳** 甘鹹。潤腸胃。解熱結。滋陰血。而引之上行。

研黃連天花粉為末。以二汁及乳調之。加薑汁蜜少許和服 蜂蜜潤燥去熱。通利三焦。加薑汁為反佐以行之。

三焦水道。而相火所行。水穀賴火以能滋化。然相火偏

勝。則血液枯涸。故引水以自救。水若沃焦。海中山名。水沃之而隨涸云。保金滋水。以救偏也。此方滋潤而通利關津。并可以治噎膈。

人參白虎湯 仲景

此本以治傷寒。渴欲水而無表症者。然亦通治陽明消渴。散上焦肺胃膻中大腸之火。而保金生水。故錄之於此。

石膏 一斤□當今五兩三錢有零□淡而微辛甘。白色而氣味輕浮。上行入肺。甘補辛行。去肺中之邪熱。體重下行入胃。甘補辛和。散胃中之妄火。 知母 六兩□當今二兩□苦辛。泄逆氣。瀉邪熱。清肺金。而下生腎水。 人參 三兩□當今一兩□[illegible]補脾和胃。益氣[illegible]血。兼[illegible][illegible]肺金。 甘草 二兩□當今六錢七分〇火氣急切。甘以緩之。則火勢衰。又補土以和胃益氣。而輸之於肺。**粳米**六合〇當今二合〇補斂肺氣。且能生津。**先煮石膏數十沸。再投藥及米。米熟湯成。溫服。**石汁難出。故宜先煮數十沸。溫服者。寒因熱用也。

此去膻中之熱。膻中者肺胃之交。上焦氣會。上焦之經脈所自起。胃熱生火。肺金畏火。散之泄之。石膏知母**和緩其氣以順之。**人參甘草粳米**肅膻中之氣以保肺金。故曰白虎。**白虎謂肺金也。

地黃飲方易簡

治消渴煩燥咽乾面赤。撥煩心火。燥腎火。咽乾肺受火。面赤胃有火。此亦三焦皆火矣。然究之火浮於上其心腎皆熱。則責之陰血不滋。

天門冬五分。甘苦清金。麥門冬五分。甘淡微苦。清肺寧心。枇杷葉蜜炙三分。甘苦酸。補斂肺氣。降瀉火逆。此三味皆所以治上焦。人參五分。補氣生血。

黃芪蜜炙五分。和胃益氣。胃和氣順。而熱自消。又參芪皆微寒而能瀉火。甘草炙五分。甘緩補土。緩肝而和胃。此三味皆所以治中焦。熟地黃五分。甘苦。下守以堅腎。滋水而制命火。

生地黃五分。甘苦。上行以滋陰生血。而濟心火。澤瀉三分。鹹以瀉膀胱之邪熱。此三味皆所以治下焦。石斛二錢。甘微鹹。安心神。瀉腎濁。和脾胃。得清虛之氣以袪浮熱。蓋可以總上諸藥而攝之。升清氣於至高。而煩燥自除。消渴自止。枳實麩炒五分。斂陰而破逆氣。逆氣火也。石斛引水而升。升之。枳實降逆而下之。升降順而氣血平。三焦不為火矣。水煎服。

此與三才封髓丹治法大同。而意在滋陰血以濟亢陽。故麥冬枇杷葉所以佐天冬而清肺。且能寧心火生腎水。黃芪甘草所以佐人參而和脾胃。且能益肺氣瀉心火。生地澤瀉所以佐熟地而滋腎。生地可合麥冬而除心煩。熟地可合天冬而止腎燥。引腎水以上榮。而亢陽不能害。則於石斛取之。石斛挹水石之精英於至高之地。能不土而榮。不爲風日所枯。人身之血亦水也。故此方用石斛以總攝三焦。滋腎陰以生血。而升之上焦之上。此異於三才封髓丹之君黃蘗也。但石斛氣味皆輕。不多用不能得效。若只用等分。則如無矣。又石斛味微鹹。鹹能滲血。而實能生血。如凡物見鹽則汁出而濡。故去瘀即以生新。是以有補心之用。人多執血病無多食鹹之言。而抑知無多云者。戒其過滲。非并忌之。醫者以半夏爲固其本過燥。以鹹味爲敗血。是皆不知辛鹹之用者。

根。熟地黃 達其條枝。人參黃芪 榮其枝葉。二冬枇杷葉上之極於葉。而血無不榮。破其上逆之勢。枳實 而瀉其餘邪。澤瀉 三焦之氣順。心包之血滋。火散而氣清。潤澤榮華。無煩燥咽乾之病。此方主滋血也。

竹葉黃芪湯

喻嘉言曰人參白虎湯專治氣分燥熱。地黃飲專治血分燥熱。此方兼治氣血燥熱。宜審症而用也。

生地黃二錢。滋陰血於下焦之下。則血不枯而以為血分之君。淡竹葉二錢。甘淡。輕清上浮。而本為震木之氣。能宣達雷龍之火。而敷散之使無所抑鬱。則轉蘊熱為清涼者。是以有退熱除煩止咳治渴之功。此用以達陽氣於上焦之上。則氣不逆而以為氣分之主。當歸一錢。滋脾血而歸之肝。使得所藏。則用不匱。**川芎**一錢。行血中之氣而布之肝。則血無不周。**芍藥**炒一錢。瀉肝行之過。且以斂肺金。使陰血極於上。而能有所止。則不旁溢。地歸芎芍此即四物。而用法之意不同。**甘草**炙一錢。以補脾土。又爲滋運氣血之本。**人參**一錢。補中氣於脾胃。使得其和則氣不促。**黃芪**一錢。益胃氣而輸之肺。則氣得所主。**半夏**一錢。瀉肺斂之過。且以舒肝木。使氣入於陰而能出於陽。則不逆鬱也。甘參芪半似六君子。而用法之意不同。不用苓朮。不欲其燥也。用半夏以其潤。半夏豈燥藥乎。**麥門冬**一錢。竹葉壹於上散麥冬則清肺金而泄之。**石膏**煅一錢。生地壹於下滋。石膏以還生腎水。**黃芩**炒一錢。此以降亢極之餘火。則和胃氣而升之以上達心肺。**水煎服。**

三焦氣之所行。而火逆則血涸。心包血之所主。而血滯則氣不行。血涸而氣不行。渴之所由甚也。故此方氣血兼滋焉。然無形之氣易鬱。故爲之達其枝而後補之順之。竹葉達其枝。參芪甘草補之順之。有形之血易竭。故爲之滋其本而後活之行之。生地滋其本。歸芎芍藥活之行之。因以奪土之鬱。土者陰陽之交。脾胃爲氣血所由變化。土鬱則氣血交鬱。故消渴多由胃火。半夏石膏所以奪其鬱。肅金之氣肺處上焦之上。而爲生水之源。乃逼近火位。胃火上迫。則肺金受病。故消渴病見於肺。麥冬黃芩所以清肺金。然氣爲血倡。故方以竹葉黃芪名。

白茯苓丸

治腎消。兩腿漸細。腰脚無力。而引飮不止。小便如膏

此下焦腎水之地。命火之元。如上消中消展轉不已

而至於下消。則根本病矣。[illegible]之肺病不能管束津液。其說非也。治此當以金匱腎氣丸爲得。如其肺病尤甚。欲兼治肺。則此方之意。亦不遠也。

熟地黃二兩。補腎水爲君。**白茯苓**一兩。滲地下之邪水。且茯苓松之魄。魄聚而魂依焉。精水凝而火不游散。小便如膏。清之以此。故主此以名丸。**元參**一兩。苦補腎而鹹能瀉腎。以靖水中之火。且能游清氣於上。以清胸膈浮游之火。而宣布其津液。**萆薢**一兩。甘苦堅腎。且能清小腸火。化膀胱火。**覆盆子**甘酸。補肺斂氣而生水。益腎固精清熱縮小便。然此方用此。猶腎氣丸之用山茱萸。**人參**一兩。補中氣。**黃連**一兩。瀉心脾之火。**天花粉**一兩。清金斂氣。去肺中之火。此因肺胃之火傳變而下。至極於下焦。故治之如此。**蛇牀子**七錢五分。辛苦溫。堅腎而補命門。能煖子宮。強腰膝。此方用此。蓋猶腎氣丸之用桂附。所以安命火於腎水之中也。

石蔛七錢五分○引腎水以上榮而游衍於三焦。雞膍胵微炒三十具○甘鹹濟斂腎精縮小便清二腸之濕熱瀉膀胱之邪水。因小便如膏故用此治之。蜜丸如梧桐子大。磁石湯送下。磁石重而下墜。能引肺金以下滋腎水。亦即用腎水以清肺金。妄火自平而金不受尅。

此方大意與金匱腎氣丸略同。用元參萆薢。猶其用丹皮。用覆盆。猶其用山茱萸。用石蔛雞肫皮。猶其用澤瀉牛藤車前。用蛇牀。猶其用桂附。惟用人參黃連天花粉。則因中上之病而加。然亦得金水相生。心腎交濟之意。制方非苟然矣。

瓜蔞薤白白酒湯 金匱

治胸痺。喘息咳唾。胸背痛短氣。胸痺者。此膻中之氣有所鬱而不和也。肺居胸而附於背。上焦之氣不和。則痛引肩背。甚則不得臥。甚而陰陽邪正交爭。則氣結胸滿脇逆搶心。仲景皆用此方加減治之。和上焦之大法也。

瓜蔞 一枚。甘寒輕虛。專能理肺潤肺。去肺中之寒熱。淨膻中之垢膩。 **薤白** 三兩。當今一兩。薤似韭。而色白葉潤根下尤白。勿悞以藠當之。薤甘辛微酸。色白入肺。酸斂肺氣。辛瀉肺邪。能和上焦之陰陽。 **白酒** 四升。當今一升三合零。辛散。上焦有邪宜散之。且亦能和氣血。 **煮服。**

上焦爲清陽之氣所居。一有陰濁干之。則膻中爲之不快。陰濁者非必在下之陰。而凡七情留滯。六氣干和。則皆陰濁類也。肺居最上，逆氣易干。然易以瀉而散之。瓜蔞以瀉而潔之，薤白以散而去之，而毋傷其正。瓜蔞之潤，薤白之酸，皆有以保其正也。酒以溫之，而益膻中之陽氣。陽舒而陰邪以散，此以治胸痺也。如不得臥而心痛徹背，則此湯加半夏。半夏所以通利陰陽之道路。如氣結而胸滿，脅下有氣搶心，則去白酒而加枳實厚朴桂枝。蓋痺而至於結，則陰陽爭奏，脅下有氣搶心，則是有陰邪在下而上干。非酒所能散，故加枳實厚朴以破之降之。加桂枝以行之散之。

黃連湯 仲景

治濕家下後舌上加胎，丹田有熱，胸中有寒者。又治傷寒胸中有熱而欲嘔，胃中有寒而腹痛者。按濕屬太陰，而濕鬱則熱，下藥必寒，下後而舌上加胎，是丹田餘熱之所變現。濕土卑而在下，故其熱亦在下而藥之餘寒、乃在上。阻於下熱。未能和也。寒、屬太陽而陽鬱成熱。熱邪外入。先及胸膈。而胃或先積內寒、則交阻而不和。均與以此湯治之。由此而推。則又治三焦不和之通法。

黃連炒三兩。當今一兩。主瀉心火。然上下惟火所在。本文只一炒字。竊謂丹田有熱。則宜用鹽水炒。或茱萸炒。胸中有熱則宜用酒炒。　**乾薑**炒三兩。本主袪胃寒。然亦能去胸膈之寒。　**桂枝**三兩。辛溫升散。此以散寒。熱不拘上下。　**甘草**三兩。以和中。　**人參**二兩。當今六錢七分。上下有邪。而交爭不和。則正氣必且受傷。正氣強而後邪可屈服。故必用人參甘草大棗。　**大棗**十二枚。補中。　**半夏**半升。當今一合有七。通陰陽上下出入之路者。皆必用之。不止取其和胃止嘔而已。　**水煎服。**

人之一身。上下交而後寒熱平。上實下虛。則上熱而下

寒下實上虛則下熱而上寒實者邪有餘正氣失平處則亦爲邪虛者正不足人生陽也陽氣不足而後見爲陰寒之症上熱下寒則吐如上嘔下痛上寒下熱則革此則必交爭矣惟是苦以泄之則上者可下行而下者亦不復上逆辛以潤之則下之生氣可復而上之陽氣可充尤必甘以補正而後寒熱可平如國家之安民固本而後冦亂可平也喻氏曰上熱下寒下熱上寒仲景皆以此方治之其故何也蓋傷寒分表裏中三治表裏之邪俱盛則從中而和之故有小柴胡之法至於丹田胸中之邪在上下而不在表裏卽以桂枝代柴胡以黃連代黃芩以乾薑代生薑飮入胃中聽胃氣之上下敷布故不問上寒下熱上熱下寒皆可治之夫表裏之邪則用柴芩用生薑以散之上下之邪則用桂連用乾薑以開之仲景

之法灼然矣。或曰上下未有不分表裏者，大概上焦屬表，中下屬裏，胸中與太陽爲近，故用桂枝。喻氏立言高而未盡，愚按上下雖亦分表裏，然小柴胡所主者，經脉之表裏，而胸中丹田則腹中上下之表裏，與經分表裏者不同，不可混而一之。桂枝亦不一定爲太陽經藥，如謂胸中近太陽，故用桂枝，然則濕家之丹田有熱者，又何以用桂枝乎？但喻氏之言，要自未盡。小柴胡湯自主少陽經之寒熱往來，此方自以治上下之陰陽睽隔不必强攣相附，上下之陰陽各處，所以不和，陰陽合撰則和矣。合連與薑而交濟之，和之以甘，則上下通而和矣。

非聽胃氣之上下敷布也。

陰陽水

治霍亂吐瀉。霍亂吐瀉，外來之寒熱爭也。其症多得於暑。暑傷氣而清淒之氣復抑之，則爭；又或相火爲清寒所遏，則亦有然。爭於上焦則吐，爭於下焦則瀉，爭於中焦則上吐下瀉，或鬱而不得吐瀉，非必如張子和風濕熱三氣合邪之說。

百沸湯半鍾 井花水半鍾 和服加熟鹽少許。尤妙。熟鹽以補心去瘀血。暑邪所爭。氣壅血瘀。筋枯而急。非熟鹽不足以輭之。

此和陰陽濟水火之妙方。水火濟則陰陽和。非分其陰陽之說。試思沸湯與井水既合。能復分別之乎。此與喻氏聽胃氣之自爲敷布者。同爲未可以通也。

秬黍湯

治霍亂吐瀉。及腹中有食積寒氣熱邪而作痛者。并治風瀉。○秬黍即穄粟。一名蘆穄。須炒過藏久乃佳。

秬黍炒 連殼 煎湯服。

黍暑穀而色黑。古所謂得陰陽之和者。故能和人身之陰陽也。

琥珀散

統治諸淋症。和下焦水火也。凡心火遺熱小腸。小腸之水滲入膀胱。小腸復移熱於膀胱。則癃閉甚乃溺血。是爲血淋。胃有餘熱。肺氣不清。熱自上中流於下焦。則便澀而時有餘瀝。是爲氣淋。三焦熱甚。水道渾濁。腸胃脂膏灼消而雜下。至小便如膏。是爲膏淋。房慾不遂。命火獨炎。腎水不能閉固。精流雜入溺道。凝結如石。是則有石淋。氣血衰弱。不耐勞苦。勞則傷腎。下焦火作。因遺膀胱。小便時閉。是則有勞淋。其或寒氣滯於膀胱。而禁痼清冷。至於不能施化。其溺每寒戰而後能出者。是則爲冷淋。然冷淋十中不一。而淋症多由於熱。故可通治以此方。以和下焦之水火也。

滑石 二錢〇甘淡寒。滑甘則能補。淡則能滲。色白氣輕上浮入肺。以滲濕利竅。降火去熱。抑溽暑之氣。而成清肅之治。體重下沈。滑利關節。以直下決水道而達之膀胱。凡甘淡者皆上升而後下降。而滑石之滑。尤能直趨下極。

琥珀 一錢○甘平。氣味輕虛上行。而體重下沈。降泄上焦邪水。以通行於三焦。下達膀胱。人謂其為松脂入土。千年而化。又或云楓脂所化。要其性近於茯苓豬苓。而實氣所凝。尤足以鎮心寧神安魂定魄。淡滲小便。只其餘事。又赤色入心。則兼入血分。以降心包血分之熱。此方以滑石為君。而琥珀為臣。以氣為血倡也。

木香 一錢○辛苦。辛行能升下焦無形之清氣以達於上。苦泄能降上焦有形之濁氣以趨於下。併能理衝脈之寒氣逆氣。要以統理三焦。而司決瀆。為滑石氣分之佐。

木通 一錢○甘淡中通。輕虛上行。淡滲下達。清肺金。降心火。瀉小腸火。通膀胱水。決去壅塞而行水道。兼入血分。為琥珀心包之佐。

扁蓄 一錢○苦平。堅腎水。平相火。以清利膀胱。

鬱金 一錢○辛苦。辛以宣達肝腎之氣而上之。苦以降泄心肺之逆而下之。功能破金之鬱。而宣達陰中之陽。且以行氣中之血。

當歸 一錢

○甘辛。行血以歸之肝。而滋益陽中之陰。且能行血中之氣。為末服。

此方統治諸淋。淋症雖不一。要以氣熱血傷。其原在上焦心肺。而症見於下焦之小腸膀胱。然氣行則不熱。氣不熱則血不傷。氣血平則關竅通而水通順。為清其源。滑石琥珀為導其流。木香木通為通其委。扁蓄此所以治水道也。顧鬱香以行其氣。氣無所鬱則熱平。當歸以活其血。血得所歸則道順。此又所以為調變之均。凡水不溫則不行。過熱則濁。濁則必逆壅。不肅則不清。肅卽肺金清燥之令。過寒則凝。凝則必冰閉。當和其氣血而變調之。不壅不冰之道也。此方治氣血膏淋石淋勞淋。自皆在所治矣。惟用藥多寒。冷淋似非所宜。然有木香能理衝脈之寒鬱。金當歸又足以開寒鬱。則冷淋未嘗不可通治。或倣五苓而加以肉桂亦可。

六一散 劉河間

謂天一生水。地六成之。又以六兩一兩配合。故名方。主治中暑。而凡表裏皆熱。煩燥口渴。小便癃閉。吐瀉霍亂。及瘧痢諸淋。皆可加減通治。實主統理三焦也。

滑石 六兩。○揀純白者。煎牡丹皮水煮之。取出待乾研末極細。仍煎丹皮澄治。飛過未細者再研再飛。去其濁腳。然後陰乾待用。蓋滑石氣輕上行。質重下降。甘能補正。淡能滲濕。滑能通關。寒能勝熱。清肺金而行水道。以下達於津液之腑。然止行氣分。故制以牡丹皮。使兼能去血分之熱。

甘草 一兩炙過。○水行土中。土不厚無以防水。所謂天生水而地成之。又以濟滑石之寒滑也。

爲末冷水調服。或

燈草湯調服。熱水亦可。

凡火土並居。而濕熱相挾。五行之土。寄於季夏。以客氣言。則濕土夾居二火之間。以主氣言。則濕土承二火之後。熱升而濕從。如盛夏熱甚。濕氣遂從之而上蒸。熱不上升。水不爲濕。濕壅而熱作。如濕物久鬱。則必生熱。濕不壅則氣條達上升不作熱。然非氣之升。則津液不化。無以旁流。氣即相火也。無相火以蒸化水穀。則凡水之入者。皆直流而下。何以成血熱液乎。非水之從。則亦無所滋以爲灌溉。水即濕也。周身之血脈津液。皆水濕所蒸化。而從氣以周流於身耳。故三焦水道也。而相火之腑使清氣升於上而津生。清氣水之清氣也。上焦膻中清氣所會。而肺金主生津液。和氣運於中而血榮。亦水之和氣也。中焦脾胃。氣血所由化。而脾實化水爲血。以歸於肝。會於膈俞待用於心包絡。然後濁降於下而便溺行。下焦小腸得火以分泌便溺而後水滲膀胱粕出大腸也。皆非火不爲化第是火炎或過。七情之鬱。房慾之過。飲食燒煿。濃酒厚味。以及天行暑熱。皆能令火過熾。而清冷遏之。貪涼過甚。飲冷過多。瓜李生寒。淒風時雨。皆足以遏抑方熾之火而水鬱而成濕。則濕熱相挾上焦不清而咽喉渴中焦不和而三關涸。三關即賁門幽門闌門也。下焦不出而煩燥淋瀝霍亂吐瀉瘧痢壯熱之諸病作矣。此方以統治三焦濕熱。殺炎火而降之。即以導鬱濕而下之。和之以炙甘草所以安后土而使水行地中也。劉氏曰此方惟體盛濕多之人宜服之以解暑利水。使濕從小便而出。若無濕之人而多服此。則反耗其津液。而轉渴甚矣。又當服生脈散。○本方加辰砂一錢。曰益元散。以鎮心除煩尤佳。若加薄荷。曰雞蘇散。以清肺。加青黛。曰碧玉散。以清肝。加紅麯五錢。則曰清六散。可治赤痢。加乾薑五錢。則曰温六散。可以治白痢。加生柏葉、生車前、生藕節。曰三生益元散。以治血淋。加木香五錢。曰行氣益元散。以治氣淋。加石首魚首中石枕煅灰五錢。曰消沙散。以治石淋。加牛黃少許。可治虛煩不眠。若去甘草而用吳茱萸。可治濕熱吞酸。

卷之四終